超简单拔罐消百病全书

主编 ■ 孙平 李海涛

江苏凤凰科学技术出版社
· 南京 ·

胸腹部罐口部位的划分

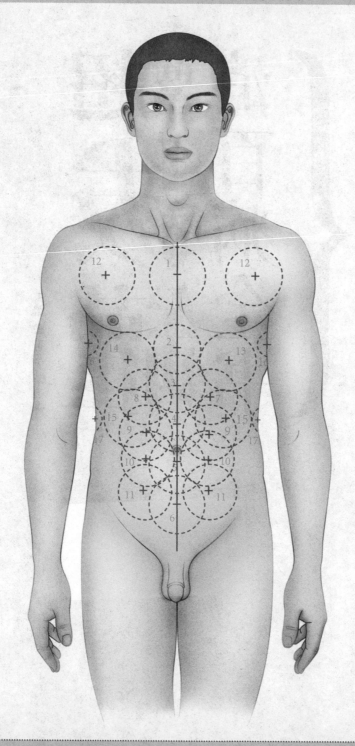

罐口部位	人体位置	穴 位	主 治
1 华盖区	前胸正中线上，在咽喉的凹陷与心口窝的凹陷之间的部分	华盖、紫宫、玉堂	咳嗽、咽肿、气喘、喉痹、呕吐、两乳肿痛
2 前心区	心口窝	鸠尾、巨阙	咳嗽、呕吐、咯血、哮喘、心病、胸痛、惊悸、癫痫
3 胃脘区	在心口窝的凹陷处下	上脘、中脘	腹痛、腹胀、积聚食不化、呕吐、纳呆、惊悸
4 肠区	与胃脘区相邻	水分、神阙、阴交	腹痛、腹胀、腹泻、积食不化、呕吐、痞块
5 脐中区	肚脐中央为罐口部位的中心	水分、神阙、阴交	腹痛、腹泻、水肿鼓胀、反胃吐食、大小便不利
6 气海区	肚脐下方	阴交、石门、气海	腹部鼓胀、月经不调、遗精、前列腺炎等
7 左胃区 8 右胆囊区	在以乳中和胸小线连线中点，向上和向下延伸成一条直线上	太乙、滑肉门	不思饮食、呕吐、腹胀、腹痛、消化不良
9 左右肠区	与肠区相邻	天枢、外陵	急慢性胃肠炎、肾炎、高血压、肝炎、胆囊炎等
10 左右结肠区	位于肚脐两侧	太巨、水道	呕吐、腹胀、腹痛、腹泻、遗尿、癫狂
11 左右小腹区	位于脐中旁	中府、云门	腹胀、腹痛、腹泻、前列腺病及胃肠疾病
12 前肺尖区	自前胸中线旁开，平第一肋骨间隙处，至肩头与第一肋骨间凹陷处	期门	烦热、恶寒、皮肤痛、面水肿、胸痛、肩背痛、肺胀满、胳膊不举
13 左乳根区 14 右期门区	胃脘区旁开，肋骨下沿处，直对乳中	鸠尾、巨阙	目眩、咳嗽、呕吐酸水、饮食不下、胸胁胀满
15 左右腹区	在乳中上下所成的直线上左乳根区和右期门区的下面	日月、承满、梁门	腹胀、腹水、消化不良、便秘、小腹寒痛
16 大包区	位于腑下，自心口窝外开至腑中线上，第6肋间隙中	大包穴	全身疼痛、胸胁胀痛、四肢弛缓无力、淤血凝滞
17 章门区	肠区旁开，与腋下第11肋尖端下缘相交处	京门、章门、带脉	面肿、呕吐、胁肋痛、腹胀、腹水、肠疝痛、腰痛

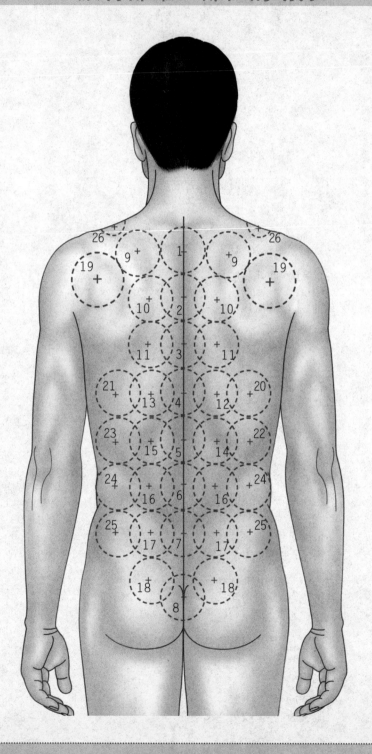

罐口部位	人体位置	穴 位	主 治
1 大椎区	第7颈椎与第1胸椎棘突之间的凹陷处	大椎、陶道	高血压、头痛、失眠、咳嗽、哮喘、呕吐
2 神道区	在大椎区下，第5、第6胸椎棘突之间的凹陷处	身柱、神通	发热恶寒、头痛、中风、小儿惊痫、抽搐
3 后心区胃脘区	在第7、第8胸椎间陷处，与前心区相对应	至阳、膈俞	心绞痛等心脏病，腰背病、疔疮、咳撒、气喘
4 后胃区	在后心区下面，第10胸椎棘突下	中枢、胆俞	痉挛、抽搐、寒热、脊背强急疼痛、胃脘痛、肝病
5 后肠区	属督脉，在第11、第12胸椎棘突间凹陷处	脊中	癫痫、呕吐、鼓胀、胃脘痛、消化不良
6 命门区	在第2、第3腰椎棘突间凹陷处，后腰的凹陷上端	悬枢、命门	水肿、失眠、腹痛、月经不调、胃炎、肠炎
7 腰中区	后腰的凹陷处，位于第4、第5腰椎棘突间凹陷处	腰阳关	腰骶痛、腰椎间盘突出、坐骨神经痛、下肢痿痹
8 尾根区	尾骨周围	腰俞、上髎、次髎、中髎、下髎	下肢麻痹，前列腺炎等男科病，妇科病，腰肌劳损等
9 肺区	位于肩胛骨边缘距脊椎最近处与脊椎连线的中点处，在大椎区斜下	大杼、风门、肺俞	感冒发热、伤风咳嗽、头痛、胸背痛
10 心俞区	第5胸椎棘突旁开，神道区旁	厥阴俞、心俞	牙痛、咳嗽、癫痫吐、失眠、健忘、胸闷
11 血会区	于后心区旁，罐口边缘接近脊椎	膈俞	发热恶寒、咳嗽气喘、咳逆吐血、背痛脊强

罐口部位	人体位置	穴 位	主 治
12 肝上尖区 13 脾上尖区	第9胸椎棘突旁开，后心区旁	肝俞、胆俞、脾俞	癫痫、眩晕、黄疸、头痛、中风、咳嗽、脊背痛
14 胆区 15 胰区	在后胃区旁，脾上尖区、肝上尖区的下面，第11、第12胸椎棘突旁	脾俞、胃俞	水肿、黄疸、呕吐、胃病、肝病、胆病、胰腺疼痛
16 肾俞区	在命门区旁	三焦俞、肾俞、气海俞	水肿、头痛、失音、遗尿、遗精、妇科病
17 腰区	在腰中区两侧	大肠俞、小肠俞、关元俞	腰脊强痛、痛经、精尿病、男科病、妇科病
18 中脊区	在尾根区两侧	中脊俞、白环俞	腰脊痛、腰部神经痛、阴部湿痒肿痛、下肢瘫痪
19 后肺尖区	在左右肺区旁，肩胛骨内边缘上端	天宗、秉风、天髎	肩关节周围炎、咳嗽、气喘、感冒、肺结核
20 肝区 21 脾区	在肩胛骨边缘下，与后胃区平行	阳纲	头痛、头晕、呕吐、泻泄、类风湿关节炎等
22 肝下尖区 23 脾下尖区	在肝区的下面，与后胃区平行，在肩胛骨下边缘向下再让开一个罐口部位	胃仓	头痛、头晕、呕吐、泻泄、类风湿关节炎
24 肾区	第1、第2腰椎棘突外开，在肾俞区旁，人体肾脏的体表部分	志室	两肋急痛、水肿、肝病、胃病、肾脏疾病
25 侧腰区	与腰中区平行，与左右腰区相邻，在肾区下	腰眼	腰腿病、下肢疼痛、瘫痪、肾炎
26 侧颈区	位于大椎与肩头连线中点的肩顶	肩井	肩背痛、肩背、颈淋巴腺炎、颈椎病、落枕

下肢部罐口部位的划分

罐口部位	人体位置	穴位	主治
股骨区（环跳区）	在骶管裂孔股骨大转子最高点连线外 1/3 与内 1/2 交界处	环跳	坐骨神经痛，类风湿性关节炎痛，下肢瘫痪麻痹
内外膝眼区	膝盖两侧的凹陷处	阴陵泉	坐骨神经痛，风湿、类风湿性关节炎，下肢麻痹
委中区	在膝盖的后中央	委中	下肢麻痹麻木，坐骨神经痛性关节炎

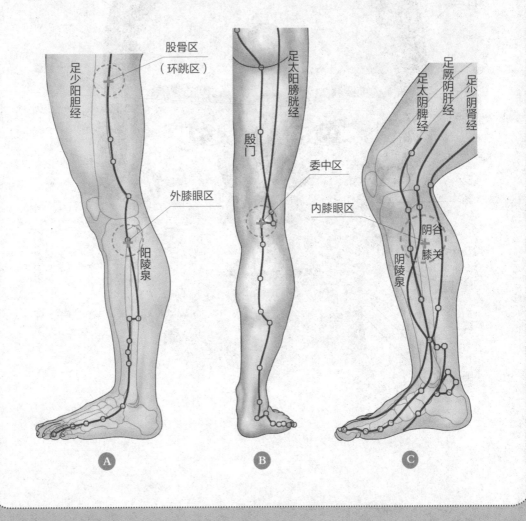

面部反射区

人的面部以鼻中线为分界线，从上到下，从鼻到耳，分别对应人体的不同部位。并且，左右两侧呈对称状。

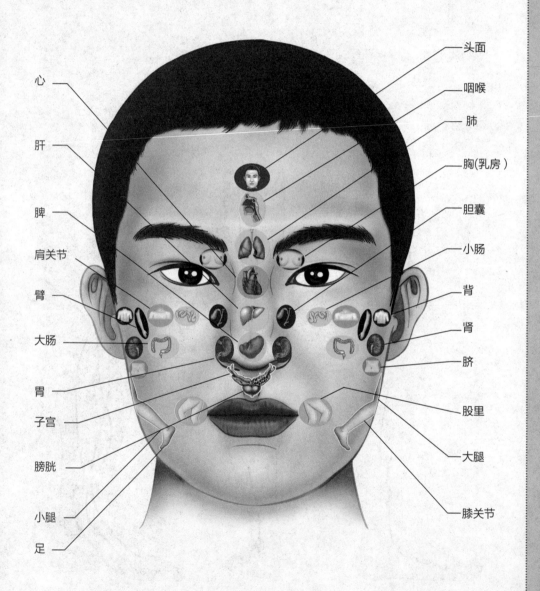

心
肝
脾
肩关节
臂
大肠
胃
子宫
膀胱
小腿
足

头面
咽喉
肺
胸(乳房）
胆囊
小肠
背
肾
脐
股里
大腿
膝关节

左脚背反射区

1 脸面
主治：面神经麻痹、脸部皮肤瘙痒。

2 眼睛
主治：眼睛疲劳、结膜炎、角膜炎、白内障、近视、远视、散光。

3 上身淋巴腺
主治：发热、各种感染、囊肿、肌瘤。

4 下身淋巴腺
主治：发热、囊肿、肌瘤、蜂窝组织炎、腿部水肿。

5 肩胛骨
主治：肩胛骨酸痛、背痛、五十肩、肩关节酸痛。

6 乳房、胸腔
主治：胸闷、经期乳房肿痛、乳腺炎。

7 横膈膜
主治：打嗝、腹部胀气、呕吐、胀气、腹痛、恶心。

8 内耳迷路
主治：头晕、眼花、耳鸣、目眩、高血压、低血压。

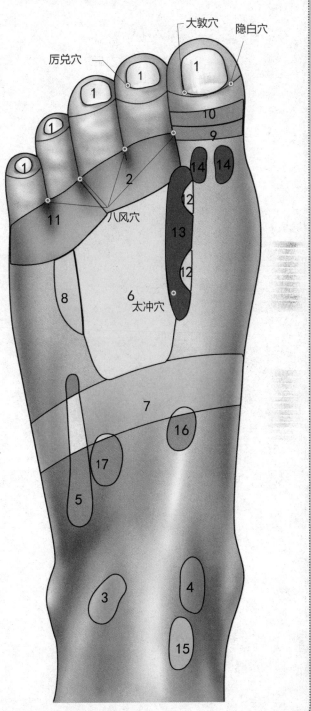

右脚背反射区

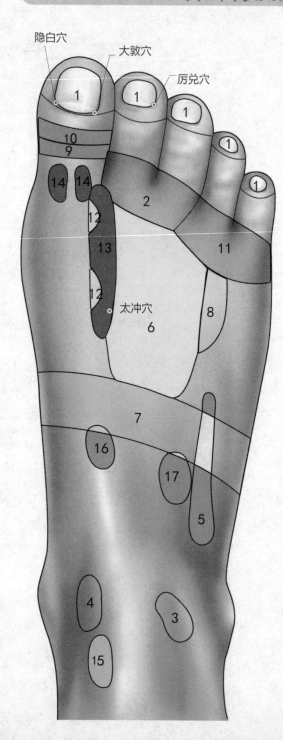

隐白穴　大敦穴　厉兑穴

9 下颌（牙）
主治：下颌感染化脓、下颌关节炎、打鼾、牙周炎、牙疼。

10 上颌（牙）
主治：上颌感染、上颌关节炎、牙周炎。

11 耳朵
主治：耳鸣、中耳炎、重听、外耳炎。

12 气管、喉部
主治：喉痛、气管炎、气喘、感冒、咳嗽。

13 胸部淋巴腺
主治：各种感染、发热、囊肿、乳房肿瘤、胸痛。

14 扁桃体
主治：感冒、喉咙痛、扁桃体发炎。

15 腹股沟
主治：生殖系统病变、性冷淡、疝气、不孕不育症。

16 内侧肋骨
主治：肋骨酸痛、胸闷气短、肋膜炎。

17 外侧肋骨
主治：肋骨的各种病变、闪腰、胸闷、胸紧、肋膜炎。

右脚底反射区

18 额窦
主治：鼻窦炎、发热、头痛。

19 头部
主治：脑震荡愈后的后遗症、偏头痛、头痛、脑充血。

20 脑下垂体
主治：甲状腺失调、肾上腺失调、脾胰功能失调。

21 脑干
主治：高血压、失眠、头晕、头重。

22 三叉神经
主治：偏头痛、面神经麻痹、腮腺炎、耳鸣、失眠。

23 斜方肌
主治：颈肩部酸痛、僵硬。

24 鼻腔
主治：鼻塞、鼻炎、鼻息肉。

25 颈项
主治：颈部酸痛、高血压、落枕。

26 甲状腺
主治：甲状腺功能亢进或不足。

27 肺和支气管
主治：咳嗽、肺癌、支气管肺炎。

28 肝脏
主治：肝炎、黄疸、肝硬化、肝癌。

29 膀胱
主治：膀胱炎、膀胱结石、尿道炎。

30 小肠
主治：肠胃胀气、急性肠炎、腹泻。

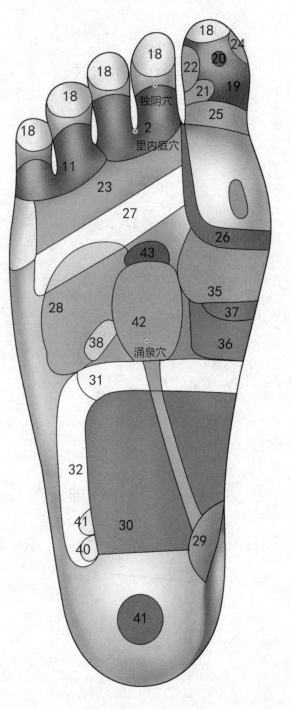

左脚底反射区

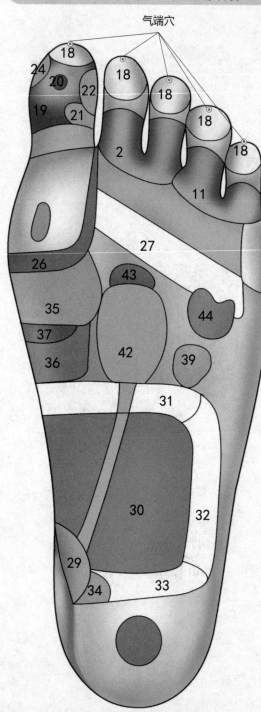

气端穴

18
24
20
22
18
19 21
18
2
18
11
18
27
26
43
35 44
37
36 42 39
31
30 32
29
34 33

31 横结肠
主治：便秘、腹泻、腹痛、肠炎。

32 降结肠
主治：便秘、腹泻、腹痛、肠炎。

33 直肠
主治：便秘、直肠炎。

34 肛门
主治：便秘、直肠炎、痔疮(外痔)。

35 胃部
主治：胃溃疡、胃胀气、胃痛、胃炎。

36 十二指肠
主治：消化不良、十二指肠溃疡。

37 胰脏
主治：糖尿病、新陈代谢不佳、胰囊肿。

38 胆囊
主治：胆结石、胆囊炎。

39 脾脏
主治：贫血、食欲不振、感冒。

40 阑尾
主治：下腹胀气、阑尾炎。

41 生殖腺
主治：生殖泌尿系统疾病。

42 肾脏
主治：肾功能不佳、风湿病、肾结石。

43 肾上腺
主治：心律不齐、昏厥、气喘、风湿病。

44 心脏
主治：呼吸困难、心力衰竭、心脏缺损。

掌部脏腑反射区

这是掌部脏腑反射区图，参照此图，按图索骥，可以快速掌握各反射区的准确位置，配合适当的按摩技巧，可达到自我保健、防治疾病的目的。

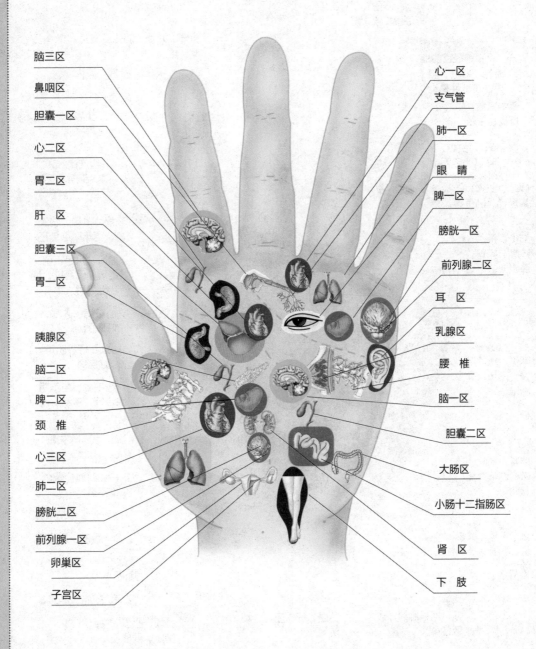

脑三区
鼻咽区
胆囊一区
心二区
胃二区
肝　区
胆囊三区
胃一区
胰腺区
脑二区
脾二区
颈　椎
心三区
肺二区
膀胱二区
前列腺一区
卵巢区
子宫区

心一区
支气管
肺一区
眼　睛
脾一区
膀胱一区
前列腺二区
耳　区
乳腺区
腰　椎
脑一区
胆囊二区
大肠区
小肠十二指肠区
肾　区
下　肢

手部反射区

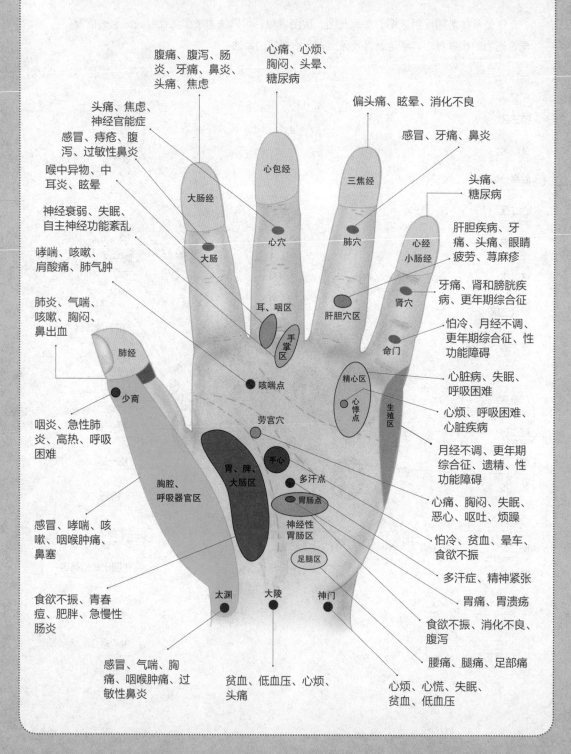

腹痛、腹泻、肠炎、牙痛、鼻炎、头痛、焦虑

心痛、心烦、胸闷、头晕、糖尿病

头痛、焦虑、神经官能症

偏头痛、眩晕、消化不良

感冒、痔疮、腹泻、过敏性鼻炎

感冒、牙痛、鼻炎

喉中异物、中耳炎、眩晕

头痛、糖尿病

神经衰弱、失眠、自主神经功能紊乱

肝胆疾病、牙痛、头痛、眼睛疲劳、荨麻疹

哮喘、咳嗽、肩酸痛、肺气肿

牙痛、肾和膀胱疾病、更年期综合征

肺炎、气喘、咳嗽、胸闷、鼻出血

怕冷、月经不调、更年期综合征、性功能障碍

心脏病、失眠、呼吸困难

心烦、呼吸困难、心脏病

月经不调、更年期综合征、遗精、性功能障碍

咽炎、急性肺炎、高热、呼吸困难

心痛、胸闷、失眠、恶心、呕吐、烦躁

怕冷、贫血、晕车、食欲不振

多汗症、精神紧张

感冒、哮喘、咳嗽、咽喉肿痛、鼻塞

胃痛、胃溃疡

食欲不振、消化不良、腹泻

食欲不振、青春痘、肥胖、急慢性肠炎

腰痛、腿痛、足部痛

感冒、气喘、胸痛、咽喉肿痛、过敏性鼻炎

贫血、低血压、心烦、头痛

心烦、心慌、失眠、贫血、低血压

大肠经
心包经
三焦经
心经
小肠经
心穴
肺穴
大肠
肝胆穴区
肾穴
耳、咽区
命门
手掌区
精心区
咳喘点
心悸点
生殖区
肺经
劳宫穴
少商
手心
胸腔、呼吸器官区
多汗点
胃、脾、大肠区
胃肠点
神经性胃肠区
足腿区
太渊
大陵
神门

14

心与其他脏器的关系

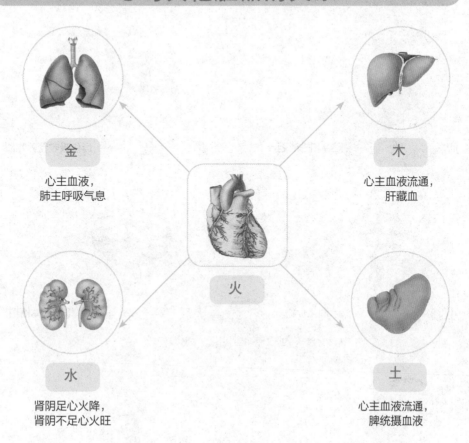

金
心主血液，
肺主呼吸气息

木
心主血液流通，
肝藏血

火

水
肾阴足心火降，
肾阴不足心火旺

土
心主血液流通，
脾统摄血液

心的功能

心主血脉。心脏推动血液在脉中运行至全身，我们的血液在脉中运行，都依赖于心脏的跳动而循环不已。脉是血液运行的通道，脉道如果不通畅，就会影响血液的正常运行。心主神明。又叫做心主神志或者心藏神。神明，广义上说，是指人体的外在表现，如脸色、眼神、言语、动作等；狭义地说，就是指人的精神、意识、思维等。心脏不仅有统领全身关窍、经络、脏腑、形体的生理活动的功能，还有控制人的意识、思维、精神及情志等心理活动的功能。

心的生理特性

心为阳脏，主阳气。心在五行中属火，与夏季的阳热相对应。心脏要运行血脉，振奋精神，调节水液代调，因此要保持强大的阳气。如果心的阳气衰减，则会造成血液滞塞，神智衰弱，水液代调失常等。

六腑与五行对应图

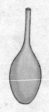

胆 → 木 → 贮存和排泄胆汁

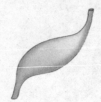

胃 → 土 → 运化吸收营养物质

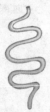

小肠 → 火 → 消化食物

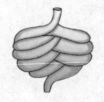

大肠 → 金 → 排泄人体糟粕

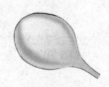

膀胱 → 水 → 贮尿和排尿

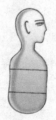

三焦 → 水 → 人体内脏运行、气血输布

五脏与五味、经脉的对应关系				
五脏	肝	心	脾	肺	肾
对应季节	春	夏	长夏	秋	冬
对应经脉	足厥阴、足少阳经	手少阴、手太阳经	足太阳、足阳明经	手太阴、手阳明经	足少阴、足太阳经
对应五味	酸	苦	甘	辛	咸
适宜食物	粳米、牛肉、大枣	赤小豆、狗肉、李子	大豆、猪肉、栗子	小米、鸡肉、桃子	鸡肉、桃、黄黍

保健养生"自然疗法"
——拔罐

中医自成体系，源远流长而又博大精深，拥有许多独特的治疗方法。这些方法的基本原理都是应用各种天然药物和物理方法，通过刺激体表穴位以调整脏腑功能来达到治疗疾病的目的。这些方法使用安全，疗效明显，对于如哮喘、中风后遗症等这些西医疗效欠佳的慢性病、疑难病也能收到意想不到的效果。在这些方法中，拔罐疗法就是最具代表性的一种，因为上述的这些优点，拔罐疗法也因而被称为21世纪的"自然疗法"或"绿色疗法"。

拔罐疗法，又称"火罐气"、"角法"。是一种以杯罐作工具，借助热力排去其中的空气以产生负压，使其吸着于穴位皮肤或者患处，通过吸拔和温热刺激等，造成人体局部发生淤血现象的一种治疗方法。

考古发现表明，早在西汉时期，中国就已经有了拔罐疗法。在湖南长沙马王堆汉墓中出土的《五十二病方》中，就有以兽角治疗疾病的记载。

东晋医学家葛洪著的《肘后备急方》里，也有角法的记载。唐代王焘著的《外台秘要》一书中，也曾介绍使用竹筒火罐来治病，如文内说："取三指大青竹筒，长寸半，一头留节，无节头削令薄似剑，煮此筒子数沸，及热出筒，笼墨点处按之，良久，以刀弹破所角处，又煮筒子重角之，当出黄白赤水，次有脓出，亦有虫出者，数数如此角之，令恶物出尽，乃即除，当目明身轻也。"唐代太医署还将"角法"单列为一门学科，学制三年，从理论、操作和临床等方面形成比较完整的医学体系。从以上介绍的情况看来，我国晋、唐时代就已非常流行用火罐疗病了。

唐以后的医家们，不仅继承了先人的成果，而且还进一步发展了拔罐疗法，使之发挥出了更大的作用。比如，宋代的医家就将拔罐疗法的适应证扩大到了内科疾病中。在宋代医书《苏沈良方》中，就有用火罐治疗久咳的记载。清代著名医药学家赵学敏曾用拔罐疗法治疗风寒头痛、风痹、腹痛等症。另一清代医家吴谦在《医宗金鉴·外科心法要诀》中记载了拔罐配合中医、针刺等治疗疾病的方法。

新中国成立后，拔罐疗法取得了更大的发展，临床应用从比较单一的范围已经扩展到内、外、妇、儿、骨、皮肤、五官等诸多分科。不仅如此，拔罐疗法还走出国门，受到了世界各国人民的喜爱。比如，拔罐疗法在法国被称为"杯术"，在前苏联被称为"淤血疗法"。总之，拔罐疗法已经被越来越多的人所接受。

本书共分11章，分别是拔罐疗法基础知识、拔罐与经络、拔罐疗法的实际操作、强身健体拔罐十法、内科疾病拔罐疗法、外科疾病拔罐疗法、妇科疾病拔罐疗法、儿科疾病拔罐疗法、皮肤科疾病拔罐疗法、五官科疾病拔罐疗法和美容科疾病拔罐疗法。从编辑逻辑上讲，这11章主要分为两大部分：前3章主要阐述的是拔罐疗法的一些基本理论知识和一般性的实践操作技巧，后8章主要论述的是拔罐疗法在治疗一些疾病时的具体应用，如采用拔罐疗法如何治疗糖尿病、如何治疗肩周炎，等等。

本书采用了读者易读、易学、易懂的图解形式。阅读时，读者可以一边读左边文字一边对照右边图解。对页左边的文字流畅优美，论述清晰，右边的图片写实详尽，将拔罐的过程、手法、技巧以及穴位的准确位置展现得一览无余。这样会对读者阅读、理解、掌握拔罐疗法带来诸多便利，同时亦可以为读者节省不少宝贵的时间。

由于受到篇幅的限制，拔罐疗法对于各种疾病的应用不能一一详述，但是我们衷心希望您在看完此书后，对拔罐疗法有一些基本的、正确的认识，或者是对拔罐疗法产生了一些兴趣，抑或通过拔罐疗法使自身的疾病得到了好转。

Contents 目录 ▶

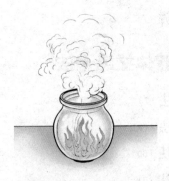

玻璃罐是现在最常用的拔罐器具之一，采用耐热质硬的透明玻璃制成，形状如笆斗，肚大口小，罐口平滑。

第一章　拔罐疗法基础知识

第二章　拔罐与经络

第三章　拔罐疗法的实际操作

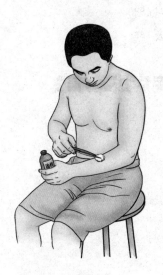

拔罐的消毒

在进行拔罐治疗前一般都要清洁皮肤、消毒罐具，此时就需要有消毒用品。拔罐选用的消毒用品一般都用酒精脱脂棉球。

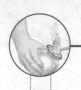

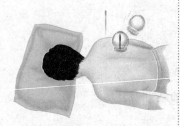

留针拔罐法

　　是指先选定穴位，并对其进行针刺，然后不出针在其上拔罐。此法多用于治疗时体位变动不大以及局部病痛而又病程较长的患者。

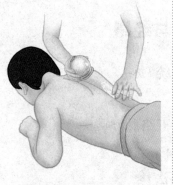

走罐法

　　本法又称推罐法或行罐法。多用于胸背、腹部、大腿等肌肉丰满、面积较大的部位。本法常用于治疗麻痹、肌肉萎缩、神经痛和风湿痹痛等症。

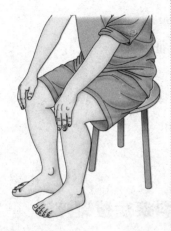

足三里穴

　　正坐，屈膝90°，手心对
髌骨(左手对左腿，右手对右
腿)，手指朝向下，无名指指端
处即是该穴。

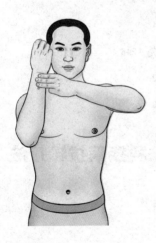

外关穴

　　取正坐或站位，一手屈肘
手背向前，一手三指并拢，食
指横纹贴住腕背横纹中点处，
与之相对的无名指边缘处即是
该穴。

第六章　　外科疾病拔罐疗法

第七章　　妇科疾病拔罐疗法

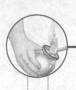

超简单拔罐消百病全书

第八章　儿科疾病拔罐疗法

第九章　皮肤科疾病拔罐疗法

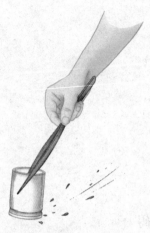

投火法

　　将质地柔软的纸点燃后投入罐内，迅速将罐扣在应拔部位上。

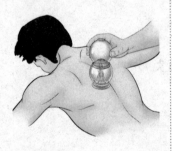

架火法

　　用不传热、不易燃的小物品放在应吸拔的部位上，然后再放上一个酒精棉球，点燃后将罐扣在其上。

第十章 五官科疾病拔罐疗法

第十一章 美容科疾病拔罐疗法

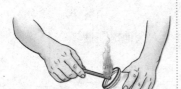

贴棉法

　　先取一块大小为0.5~1平方厘米的脱脂棉片，拉薄后用酒精浸湿，贴在罐内壁上中段处，用火点燃后迅速将罐扣在应拔部位上。

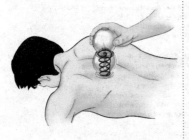

弹簧架法

　　指先用1根长短适宜的铁丝绕成弹簧状，将弹簧的一端制成钩状。需要时将一个浸有酒精的棉球挂在钩上，点燃后将罐扣住即可。

● 阅读导航

我们在此特别设置了阅读导航这一单元，对内文中各个部分的功能、特点等做一一说明，这必然会大大地提高读者在阅读本书时的效率。

标题
从这里开始我们的阅读旅程。

图解
将正文的内容用图的形式展示出来。

---

11 如何给罐具排气

排气是拔罐前的一项必备操作，与拔罐效果密切相关。排气法可以分为：火力排气法、水蒸煮排气法、抽气排气法和挤压排气法。

● 火力排气法

这是最常用的一种拔罐方法，即借助火焰燃烧时产生的热力，排去罐内空气，使之形成负压而吸着于皮肤上。具体来讲，火罐法又可以细分为以下六种。

投火法：这种方法多用于从侧面横拔人体的某些部位。具体操作方法是用镊子夹住酒精棉球，点燃后将酒精棉球投入罐内，然后迅速将罐扣在应拔部位上。或者不用酒精棉球，用软质纸也可以。即先将软质纸稍加折叠，折叠后的纸条长度要短于罐具的高度，点燃后投入罐内，不等等纸条烧完，就迅速将罐扣在应拔部位上，并用手加按压。这种方法的缺点是罐内有燃烧的物质，烧着的纸或酒精棉球落下来有可能烧伤皮肤，所以患者最好取侧位，罐子呈水平横拔。

闪火法：这种方法适合于各种体位。具体操作方法是用镊子夹住燃烧的软纸或酒精棉球，伸进罐内旋转片刻，然后迅速抽出，并立即将罐扣在应拔的部位上。此时罐内即可形成负压吸住皮肤。如果需要比较大的吸拔力时，可将正在燃烧的酒精棉球在罐内壁上涂擦，以使酒精沾在罐壁上燃烧。注意不要将酒精沾在罐口，这样会烫伤皮肤，然后将棉球抽出，并迅速将罐扣在应拔部位上。这种方法因罐内没有燃烧物，所以适用于各种体位。

贴棉法：这种方法适合于侧面横拔。具体操作方法是取一块大小为0.5～1平方厘米的脱脂棉片，拉薄后用酒精浸湿，贴在罐内壁上中段处，用火点燃后迅速将罐扣在应拔部位上。采用此法时应注意棉片所浸含的酒精应当适中；如果酒精太多，点燃后滴到罐口，容易烧伤皮肤；酒精过少则贴不到罐壁上。

滴酒法：这种方法适用于各种体位。具体操作方法是先在罐内底部滴入几滴酒精，然后将罐口横拔，旋转1～3周，以使酒精均匀地流过罐内壁上。注意不要让酒精流过罐口，以免灼伤皮肤，点燃后迅速将罐扣在应拔部位上。使用此种方法时，酒精不宜滴得过多，以免火焰随酒精流溢，烧伤病人。

架火法：这种方法适用于俯卧、仰卧时的大面积部位及四肢肌肉平坦、丰厚的部位。它的优点是可以不受燃烧时间的限制。具体的操作方法可以分为以下两种：

火

火力排气法是指借助火焰燃烧
这也是最常用的一种排气方法。其

投火法

将质地柔软的纸点燃后投入罐内，罐扣在应拔部位上。

贴棉法

先取一块大小为0.5～1平方厘米的棉片，拉薄后用酒精浸湿，贴在罐内壁处，用火点燃后迅速将罐扣在应拔部位上。

架火法

用不传热、不易燃的小物品放在应拔的部位上，然后再放上一个酒精棉球，后将罐扣在上上。

导语
总述这一节讲了什么。

精彩正文
简单易懂的文字，让你轻松读懂拔罐知识。

疾病名

标题即是疾病名，从这里找到你想治的病。

精确取穴

最新国际标准穴位图，直观展现每个穴位的精确位置。

网球肘

网球肘，是指手肘外侧的肌腱发炎疼痛。疼痛的产生是由于负责手腕及手指背向伸展的肌肉重复用力而引起的。患者会在用力抓握或提举物体时感到肘部外侧疼痛。网球肘是过劳性综合征的典型例子了。

● 诊断

1. 本病多数发病缓慢，患者自觉肘关节外上方活动疼痛，疼痛有时可向上或向下放射，感觉酸胀不适，不愿活动。

2. 手不能用力握物、捌镢、提壶、拧毛巾、打毛衣等运动都可使疼痛加重。

3. 一般在肱骨外上髁有局限性压痛点，有时压痛可向下放散，有时甚至在伸肌腱上也有轻度压痛及活动痛。

4. 局部无红肿，肘关节伸屈不受影响，但前臂旋转活动时可觉疼痛。严重者手指伸直、伸腕或执拔动作时即可引起疼痛。患肢在屈肘、前臂旋后位时伸肌群处于松弛状态，因面疼痛被缓解。

5. 有少数患者在阴雨天时自觉疼痛加重。

● 选穴及治疗方法

刺络罐法①：压痛点。

所选穴位：压痛点。

治疗方法：先找到压痛点，对压痛点进行常规消毒后，用三棱针刺入0.5～1分处，出血后迅速出针，随后用闪火法将小号火罐吸拔在点刺部位，留罐10～15分钟，并吸拔出血2毫升。每3日治疗1次。

刺络罐法②

所选穴位：曲池、手三里、肘尖。

治疗方法：让患者采取俯卧位，屈肘将手放在胸前以暴露患部，对所选穴位进行常规消毒后，以毫针刺入穴位。用捻转手法进行中等刺激，并使针感向四周扩散。出针后，用皮肤针在患病部轻轻叩打，以微出血为度，随后用闪火法将罐吸拔在患部，留罐10～15分钟，每日治疗1次。

拔罐选穴与治疗方法

精确取穴

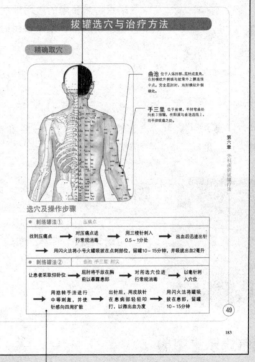

曲池 位于人体肘部，瓶肘成直角，在肘横纹外侧端与肱骨外上髁连线中点。完全屈肘时，则肘横纹外侧端处也。

手三里 位于前臂，手肘弯曲处向前3横指，在阳溪与曲池连线上，沿手掌侧摸凹处。

选穴及操作步骤

● 刺络罐法 ①	压痛点	
找到压痛点 →	对压痛点进行常规消毒 →	用三棱针刺入 0.5～1分处 → 出血后迅速出针
用闪火法将小号火罐吸拔在点刺部位，留罐10～15分钟，并吸拔出血2毫升		

● 刺络罐法 ②	曲池 手三里 肘尖	
让患者采取俯卧位 →	屈肘将手放在胸前以暴露患部 →	对所选穴位进行常规消毒 → 以毫针刺入穴位
用捻转手法进行中等刺激，并使针感向四周扩散 →	出针后，用皮肤针在患病部轻轻叩打，以微出血为度 →	用闪火法将罐吸拔在患部，留罐10～15分钟

精彩正文

清晰呈现疾病的诊断与拔罐治疗方法。

拔罐流程表

直观的流程表格，使复杂的拔罐操作步骤一目了然。

用1根长短适宜的铁丝绕成弹簧状，一端制成钩状。需要时将一个带有球的木柄挂在钩上，点燃后将罐扣住即可。

⑪

67

49

183

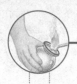

● 种类繁多的罐具

在古代，拔罐疗法一般选用动物的角来做罐具，但在后来漫长的发展过程中，罐具的种类逐渐丰富起来，主要有以下几种。

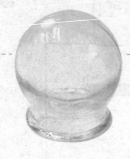

玻璃罐

采用耐热质硬的透明玻璃制成，形状如笆斗，肚大口小，罐口平滑。优点是使用时可以窥见罐内皮肤的淤血、出血等情况，便于掌握拔罐治疗的程度。

竹 罐

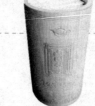

竹制品，用直径3~5厘米的竹子截成，一端留节为底，一端为口，磨制光滑，中间略粗，呈腰鼓状。

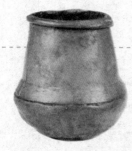

陶 罐

用陶土烧制而成，罐口平滑，中间略粗，吸附力强，不透明，易破碎。

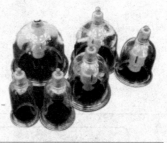

抽气罐示意图▶

抽气罐的分类

➡ **注射器抽气罐**
这种罐具用药瓶制成。将瓶底磨掉，制成光滑的罐口，但瓶口处的橡皮塞要保留，以作抽气之用。

➡ **空气唧筒抽气罐**
即用唧筒连接罐具制成，多用玻璃或有机玻璃制成。

➡ **橡皮排气球抽气罐**
即用橡皮排气球连接罐具而成。分为筒装式、精装式和组合式三种。

➡ **电动抽气罐**
即将罐具连接在电动吸引器上。

● 拔罐疗法常用的其他材料

除了选择相应的罐具之外，在进行拔罐疗法时还会应用到其他一些材料，具体如下。

拔罐时所用的燃料

酒精

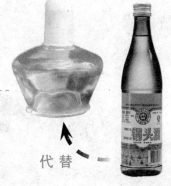

一般均选用热能高而又发挥快的酒精作为燃料。如果没有酒精，也可以采用高度数的白酒代替。

代 替

食用油

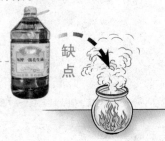

缺点

食用油料亦可作为燃料使用。但它的缺点是它燃烧比较慢，而且有烟，容易把皮肤弄脏。

纸片

纸片也可作为燃料使用，但不能选用那些厚硬且带色的纸张。因为这些纸张的热力不够，而且还很容易烫伤皮肤。

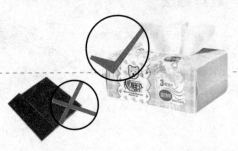

在进行拔罐治疗前一般都要用酒精脱脂棉球清洁皮肤、消毒罐具。

润滑剂

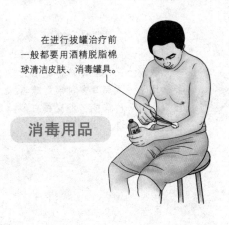

为了加强罐口与皮肤接口的密度，以保持火罐的吸拔力，在拔罐中经常会使用如凡士林、石蜡和植物油等润滑剂。

消毒用品

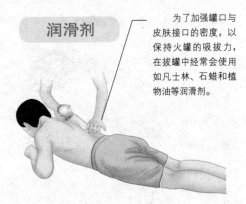

27

● 拔罐方法展示

如前面章节所述，按照拔罐的形式或者方法来分，拔罐可以分为单罐法、多罐法、刺络罐法、闪罐法等十几种。

多罐法

一般罐与罐的间距应小于 3.5 厘米。

3.5 厘米

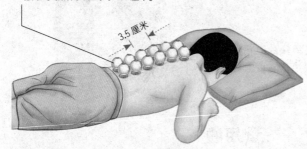

密排罐法

指罐具多而排列紧密的排罐法，这种方法多用于身体强壮的年轻人，或者病症反应强烈，发病广泛的患者。

疏排罐法

指罐具少而排列稀疏的排罐法，这种方法多用于年老体衰、儿童等患者，或者病症模糊、耐受能力差的患者。

一般罐与罐之间的间距应大于 7 厘米。

7 厘米

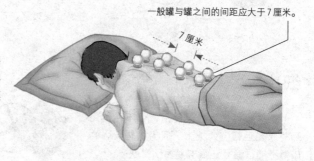

这种方法的特征是在人体上零星选穴拔罐。

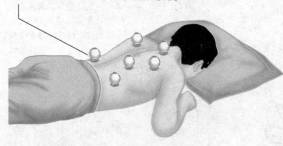

散罐法

散罐法又称星罐法，此法主要适用于一人患有多种疾病或者虽只患有一种疾病，但又具有多种病情的患者。

闪罐法与针罐法

闪罐法

指罐具吸拔在应拔部位后随即取下，反复操作至皮肤潮红时为止的一种拔罐方法。此法的兴奋作用较为明显，适用于肌肉萎缩、局部皮肤麻木、中风后遗症、内脏病等病症。

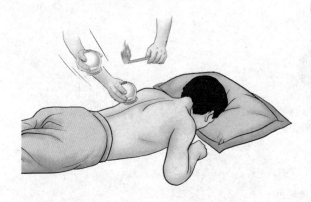

针罐法

不留针拔罐法，是指对穴位进行针刺后就立即出针，或者虽不立即出针，但必须至出针后，才在该部位拔罐的一种方法。

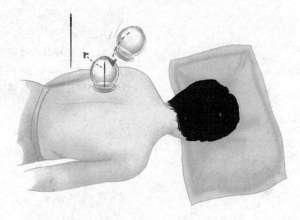

留针拔罐法，是指先选定穴位，并对其进行针刺，然后不出针在其上拔罐。此法多用于治疗时体位变动不大以及局部病痛而又病程较长的患者。

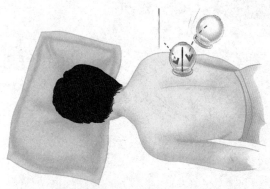

血罐法与走罐法

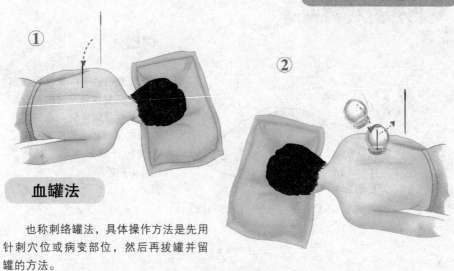

血罐法

也称刺络罐法，具体操作方法是先用针刺穴位或病变部位，然后再拔罐并留罐的方法。

走罐法

本法又称推罐法或行罐法。多用于胸背、腹部、大腿等肌肉丰满、面积较大的部位。本法常用于治疗麻痹、肌肉萎缩、神经痛和风湿痹痛等症。

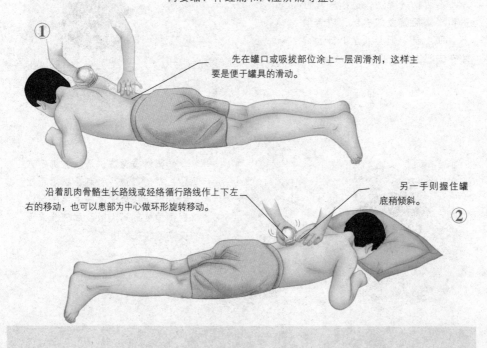

先在罐口或吸拔部位涂上一层润滑剂，这样主要是便于罐具的滑动。

沿着肌肉骨骼生长路线或经络循行路线作上下左右的移动，也可以患部为中心做环形旋转移动。

另一手则握住罐底稍倾斜。

指罐法、摇罐法、提罐法、转罐法

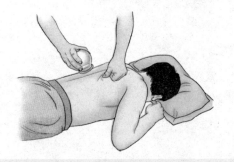

指罐法

指在需要拔罐的穴位上或病患处先用手指点按穴位或按揉患部，然后再拔罐的方法。

摇罐法

指对留在皮肤上的罐具进行有节奏的摇动。

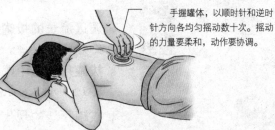

手握罐体，以顺时针和逆时针方向各均匀摇动数十次。摇动的力量要柔和，动作要协调。

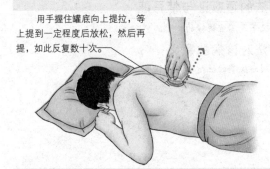

用手握住罐底向上提拉，等上提到一定程度后放松，然后再提，如此反复数十次。

提罐法

指将吸拔在皮肤上的罐体向上提拉，其作用机制是通过肌肤的上下移动，可以振荡与之相应的内脏，增强其功能。

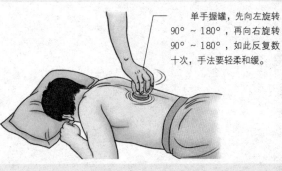

单手握罐，先向左旋转90°～180°，再向右旋转90°～180°，如此反复数十次，手法要轻柔和缓。

转罐法

转罐法是在摇罐的基础上发展起来的。通过增大对所留罐具的旋转力量，达到促进血液循环，增强治疗效果的目的。

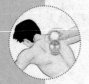

本章看点

● 源远流长的拔罐疗法
拔罐疗法，在中国有着非常悠久的历史。

● 拔罐疗法的中医作用机理
拔罐可以调节人体功能使之正常运行。

● 拔罐疗法的现代医学理论
拔罐是通过对皮肤表面的吸拔作用治疗疾病。

● 拔罐疗法的适应证与禁忌证
有一些情况下是不宜拔罐的。

● 拔罐疗法对诊病的意义
拔罐能够判断疾病的性质和轻重程度。

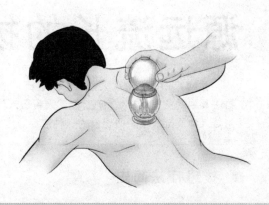

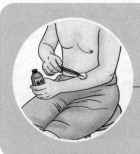

第一章
拔罐疗法基础知识

拔罐疗法是中国古代医学中一门独特的治疗方法，其历史源远流长，最早甚至可以追溯到西汉时期。经过数千年的发展，拔罐疗法已经家喻户晓，深受人们的喜爱，又因为它的种种优点，而被人们称为21世纪的"自然疗法"。本章就介绍一些拔罐疗法的基础知识，如拔罐疗法的治疗范围、禁忌证、所需材料以及中医和现代医学对拔罐疗法的认识，等等。

① 源远流长的拔罐疗法

拔罐疗法，又称"火罐气"、"吸筒疗法"等，是一种以杯罐作工具，借助热力排去其中的空气以产生负压，使其吸着于穴位皮肤或者患处，通过吸拔和温热刺激等，造成人体局部发生淤血现象的一种治疗方法。

● 拔罐疗法简史

拔罐疗法，在中国有着非常悠久的历史，因为古人常以兽角做罐治病，所以又称之为"角法"。考古发现表明，早在西汉时期，中国就已经有了拔罐疗法。在湖南长沙马王堆汉墓中出土的《五十二病方》中，就有以兽角治疗疾病的记载。

东晋医学家葛洪著的《肘后备急方》里，也有角法的记载。唐代王焘著的《外台秘要》一书中，也曾介绍使用竹筒火罐来治病，如文内说："取三指大青竹筒，长寸半，一头留节，无节头削令薄似剑，煮此筒子数沸，及热出筒，笼墨点处按之，良久，以刀弹破所角处，又煮筒子重角之，当出黄白赤水，次有脓出，亦有虫出者，数数如此角之，令恶物出尽，乃即除，当目明身轻也。"唐代太医署还将"角法"单列为一门学科，学制三年，从理论、操作和临床等方面形成比较完整的医学体系。从以上介绍的情况来看，我国晋、唐时代就已非常流行用火罐疗病了。

唐以后的医家们，不仅继承了先人的成果，而且还进一步发展了拔罐疗法，使之发挥出了更大的作用。比如，宋代的医家就将拔罐疗法的适应证扩大到了内科疾病中。在宋代医书《苏沈良方》中，就有用火罐治疗久咳的记载。清代著名医药学家赵学敏曾用拔罐疗法治疗风寒头痛、风痹、腹痛等症。另一清代医家吴谦在《医宗金鉴·外科心法要诀》中记载了拔罐配合中医、针刺等法治疗疾病的方法。

● 新时期的拔罐疗法

新中国成立后，拔罐疗法取得了更大的发展，临床应用从比较单一的范围已经扩展到内、外、妇、儿、骨、皮肤、五官等诸多分科。不仅如此，拔罐疗法还走出国门，受到了世界各国人民的喜爱。比如，拔罐疗法在法国被称为"杯术"，在苏联被称为"淤血疗法"。总之，拔罐疗法已经被越来越多的人所接受，又因为一系列的优点而被称作是 21 世纪的"自然疗法"。

拔罐疗法简史

　　拔罐疗法在古代被称为"角法"，历史悠久，甚至可以追溯到西汉时期。经过 2000 多年历代医家的改良，拔罐疗法已经发展成为一种可以治愈内、外、妇、儿、骨、皮肤、五官等科诸种疾病的重要的治疗手段。

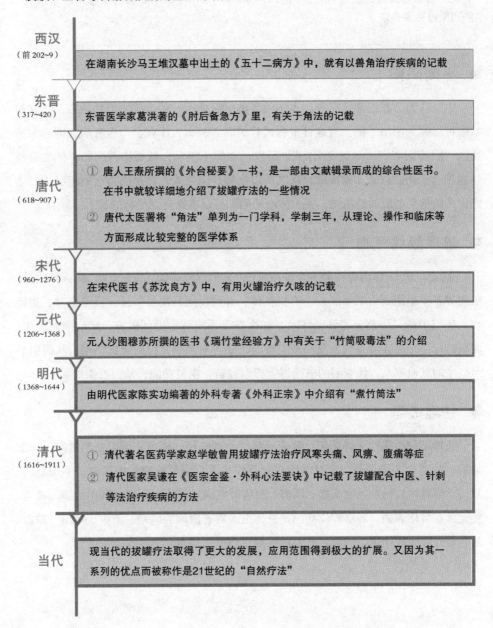

西汉
（前 202~9）
在湖南长沙马王堆汉墓中出土的《五十二病方》中，就有以兽角治疗疾病的记载

东晋
（317~420）
东晋医学家葛洪著的《肘后备急方》里，有关于角法的记载

唐代
（618~907）
① 唐人王焘所撰的《外台秘要》一书，是一部由文献辑录而成的综合性医书。在书中就较详细地介绍了拔罐疗法的一些情况
② 唐代太医署将"角法"单列为一门学科，学制三年，从理论、操作和临床等方面形成比较完整的医学体系

宋代
（960~1276）
在宋代医书《苏沈良方》中，有用火罐治疗久咳的记载

元代
（1206~1368）
元人沙图穆苏所撰的医书《瑞竹堂经验方》中有关于"竹筒吸毒法"的介绍

明代
（1368~1644）
由明代医家陈实功编著的外科专著《外科正宗》中介绍有"煮竹筒法"

清代
（1616~1911）
① 清代著名医药学家赵学敏曾用拔罐疗法治疗风寒头痛、风痹、腹痛等症
② 清代医家吴谦在《医宗金鉴·外科心法要诀》中记载了拔罐配合中医、针刺等法治疗疾病的方法

当代
现当代的拔罐疗法取得了更大的发展，应用范围得到极大的扩展。又因为其一系列的优点而被称作是21世纪的"自然疗法"

①

② 拔罐疗法的中医作用机理

中医认为，拔罐之所以可以祛病强身，总的来说是因为拔罐可以调节人体功能使之正常运行。比如，当人体的脏腑功能低弱时，就加强它们的功能；当人体的脏腑功能过于强大时，就削弱它们的功能。具体来说，中医所认为的拔罐疗法作用机制的原因主要有以下几种。

● 平衡阴阳

中医认为，在正常情况下，人体内各种组织处于一种有机协调的状态下，这种状态可以称为阴阳平衡。当这种平衡被打破时，那么人体就会产生疾病，即通常所说的"阴盛则阳病，阳盛则阴病"。所以，要想不生病，就要协调阴阳，使之重新达到相对平衡的状态。而拔罐疗法之所以能够产生疗效，正是因为它通过吸拔经络穴位来调整某些脏器的功能，使人体内的阴阳得以重新达到平衡的状态。

● 疏通经络气血

中医认为，人体内存在着一个经络系统，它们纵横捭阖，遍布全身，将人体内外、脏腑等各个组织器官联系成一个有机整体，并借以运行周身气血，营养全身。当经络系统当中的某一部分遭到破坏时，那么整个系统就会受到影响，疾病因此产生。而拔罐疗法正是在经络气血凝滞或空虚时，通过对经络穴位的吸拔作用，从而引导经络中的气血输布，使衰弱的脏腑器官得以亢奋，恢复功能，从而赶走疾病。

● 祛湿散寒

拔罐不仅有平衡人体阴阳、疏通经络气血的作用，而且还可以祛风散寒、祛湿除邪。如清代著名医药学家赵学敏在其著作《本草纲目拾遗》中就说，不用服药，只用火罐就可以治疗风寒头痛、风痹、腰痛等疾病。其作用原理是利用拔罐的吸力，将充斥在身体表面、经络穴位甚至是身体组织器官内部的风寒、淤血、痰湿、脓血、热毒等外邪吸拔出来。这样，有关的疾病自然就会痊愈。

拔罐疗法的现代医学理论 ③

现代医学认为，拔罐疗法之所以可以治疗疾病，是因为它通过对皮肤表面的吸拔作用，对人体各部分器官产生了一定的刺激作用，从而改善了人体的新陈代谢和免疫能力。具体如下：

● 机械刺激作用

拔罐时火罐吸拔在皮肤上，这种吸拔力可以使局部皮肤的毛细血管充血、破裂，破坏血管内的红细胞，使人体出现自身的溶血现象。吸拔力越大，这种溶血现象就越大，反之则越小。除此以外，这种吸拔力可以通过皮肤感受器、血管感受器等对大脑皮层产生刺激作用，并使之兴奋或者抑制。实验表明，当用轻而缓的手法拔罐时，可使神经受到抑制；当用强而急的手法拔罐时，可使神经得以兴奋。因此，拔罐正是通过对吸拔力大小的调节和不同的吸拔部位而调节整个人体的脏腑功能，并使之趋于平衡的。

● 温热刺激作用

在拔罐过程中，火罐中的温热刺激可以使局部皮肤的血管扩张，并促进其血液循环，加速新陈代谢，改善局部组织的营养状态，增强器官组织的活力。这些都对治疗疾病有一定的作用和影响。

● 增强白细胞的吞噬能力

拔罐前后的实验表明，拔罐可以提高人体白细胞的吞噬能力。拔罐后白细胞略有增加，但增长数量并不明显，只是其吞噬细胞的功能大大提高了。这一点就说明了，拔罐疗法可增强白细胞和网状内皮系统的吞噬能力，从而增强人体的抗病能力。

● 消炎功能

拔罐疗法可以引起人体神经体液的调节，可反射性地改变病变部位的血液循环和新陈代谢，促进病变组织的恢复和再生。火罐的吸拔力可引起局部血液循环的改善，可迅速带走炎性渗出物和致痛因子，从而消除疼痛和肿胀。在吸拔火罐以后，局部的白细胞数量可轻微增多并且其吞噬能力也会得到很大提高，因此细菌和病毒会被迅速吞噬，所以才会有消炎的作用。

4 拔罐疗法的适应证与禁忌证

如前所述，拔罐疗法经过数千年的演变发展，其治疗疾病的范围已经从比较单一扩展到了颇为广泛，但是也有一些情况下是不宜拔罐的。

● 拔罐疗法的适应证

循环系统方面的疾病：高血压、心脏供血不足以及心律失常等。

呼吸系统方面的疾病：急性支气管炎、慢性支气管炎、肺水肿、肺炎、哮喘、胸膜炎等。

消化系统方面的疾病：急性胃炎、慢性胃炎、急性肠炎、慢性肠炎、消化不良、胃酸过多等。

神经系统方面的疾病：神经性头痛、肋间神经痛、坐骨神经痛、四肢神经麻痹、面神经痉挛、颈肌痉挛等。

运动系统方面的疾病：肩关节痛、肩胛痛、颈椎痛、肘关节痛、腰椎痛、膝关节痛、髋部痛、踝部痛等。

妇科方面的疾病：痛经、月经过多、闭经、盆腔炎等。

外科疮伤方面的疾病：毛囊炎、急性乳腺炎、疖肿等。

健康保健方面：中医认为，拔罐疗法不仅可以治疗疾病，而且还可以无病防病、强身健体、固本培元。其原理是通过对皮肤、经络穴位等部位的吸拔，可以鼓动经脉气血在周身输布，濡养脏腑组织器官，调整机体的阴阳平衡，使气血得以调整，这样就可以达到强身健体的作用了。

● 拔罐疗法的禁忌证

虽然拔罐疗法有诸多好处，但是也有一些患者、人群或人体的某些部位是不适宜拔罐的。这些被称为"拔罐疗法的禁忌证"，具体有以下几种：①精神病、水肿、心力衰竭、活动性肺结核等病症不适宜拔罐；②患急性骨关节软组织损伤者，患病部位不宜拔罐；③关节肿胀或严重水肿者，不宜拔罐；④皮肤溃烂者，不宜拔罐；⑤患有严重过敏者，不宜拔罐；⑥患有传染性皮肤病者，不宜拔罐；⑦皮肤肿瘤患者，不宜拔罐；⑧患有出血倾向性疾病的，不宜拔罐；⑨颈部以及其他体表有大血管经过的部位不宜拔罐；⑩眼、耳、乳头、前后阴、心脏搏动处、毛发过多的部位以及骨骼凹凸不平的部位等，均不宜拔罐。

拔罐疗法对诊病的意义

拔罐不但可以治病，而且对于判断疾病的性质和轻重程度也有一定的帮助作用。

● 拔罐对诊病的意义

通过观察拔罐部位皮肤的变化就可以推断疾病的性质，下面就试举几例加以说明这个问题。

如果在拔罐处的皮肤上有轻微出血的现象，而且还有紫色块状出现，那么就说明皮下毛细血管可能已经受损。导致受损的原因可能是由风疹、麻疹以及猩红热等疾病引起的。这时就要做好相关疾病的预期治疗工作。

在患者的肩井穴上拔罐后，如果有紫色斑点出现，那么很有可能是患者有气郁型颈椎病；如果紫斑颜色很深且伴有局部发热，那么患者很可能是体内热毒炽盛；如果没有紫斑出现且没有发热现象，那么患者很可能是气虚或阳虚。如拔罐后患者局部皮肤有轻微瘙痒或皮纹出现，那么很有可能是受到风邪引起的。

拔罐后，如果患者被吸拔部位的皮肤上有许多小水疱出现，那么就说明患者很有可能发生水肿。心脏病、肝脏病、肾脏病和内分泌系统疾病都有发生水肿的可能。所以此时患者要特别注意查明自身有无此类疾病。除此以外，营养不良和某些寄生虫病也可能会导致水肿的发生。

● 拔罐对判断疾病轻重程度的意义

如果患者在每次拔罐治疗后，发现吸拔部位皮肤颜色逐渐变深，那么就说明自己的疾病在逐渐加深；如果发现吸拔部位皮肤颜色逐渐变浅，那么就说明疾病正在逐渐好转。据此说明，拔罐对判断疾病的轻重程度和疾病是否正在好转是有一定的积极意义的。

第一章 拔罐疗法基础知识

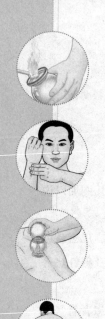

本章看点

● **人体的经络系统**

经络系统总体上由经脉和络脉组成。

● **十二经脉**

十二条经脉是表里经脉相合，络属相应脏腑。

● **奇经八脉与十五络脉**

奇经八脉是人体中别道奇行的经脉。

● **拔罐与腧穴**

腧穴就是人体经络气血输注于体表的部位。

● **拔罐的取穴手法**

常用拔罐的取穴方法有四种。

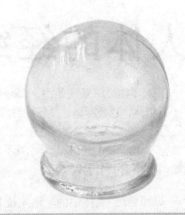

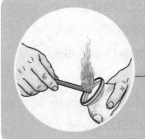

第二章
拔罐与经络

　　拔罐疗法是建立在中医经络穴位理论的基础之上的，其作用机制是通过对经络穴位的温热刺激而对人体五脏六腑产生亢奋或抑制作用，从而达到调整人体内部阴阳平衡并进一步治疗疾病的目的。因为，不同的经络穴位是对应不同的脏腑器官的，所以不同的疾病就需要刺激不同的穴位以达到有针对性的治疗。本章就对人体经络穴位做一个简单而比较系统的介绍，以使读者对拔罐疗法有更深入的了解。

⑥ 人体的经络系统

人体的经络系统是由十二经脉、奇经八脉、十二经筋、十二经别、十二皮部、十五络脉，以及浮络、孙络等组成。

● 经络的作用

联络脏腑：人体中的经络系统是一个纵横交错、沟通内外、联系上下的整体，它沟通了人体中脏器与脏器、脏与腑、脏腑与五官之间的联系，从而使人体成为一个有机的整体。除此之外，人体中五脏六腑、四肢百骸以及皮肉筋骨等组织，之所以能保持一种相对的平衡，完成正常的生理活动，也是依靠经络系统的联络沟通而完成的。

运行气血：经络还是人体气血运行的通道，气血只有通过经络系统才能被输送到周身。气血是人体生命活动的物质基础，其作用是濡润全身脏腑组织器官，使人体完成正常的生理功能。

抵御外邪：由于经络系统的作用是运行气血，那么它就可以使营卫之气密布周身，尤其是随着散布于全身的络脉，而密布于皮部。卫气是一种具有保卫机体功能的物质，它能够抵御外邪的入侵。外邪侵犯人体往往由表及里，先从皮毛开始，所以当外邪侵犯机体时，卫气就会首当其冲地发挥其抵御外邪、保卫机体的作用。

● 经络的应用

表明病理变化：因为经络系统是联络人体内外的通道，所以当人体患病时，经络又是一个病邪传入的途径。当人体在患有某些疾病的时候，常常会在其经络循行线上出现明显的压痛、结节或条索状的反应物，此时，这些部位的皮肤色泽、形态、温度等也都会起一定的变化。那么，通过对这些变化的观察，就可以推断疾病的病理变化。

指导辨证：因为经络都有固定的循行路线以及所络属的脏腑和组织器官，所以根据体表部位发生的病理变化，就可以推断疾病的经脉和病位所在。

指导治疗：因为经络内属脏腑，外络肢节，说明病理，所以在临床治疗时就常根据经脉循行线路而选用体表某些腧穴，以疏通经气，调节人体脏腑气血功能，从而达到治疗疾病的目的。

人体经络系统的组成

经络系统总体上由经脉和络脉组成，其中又可以细分为若干种，具体如下表：

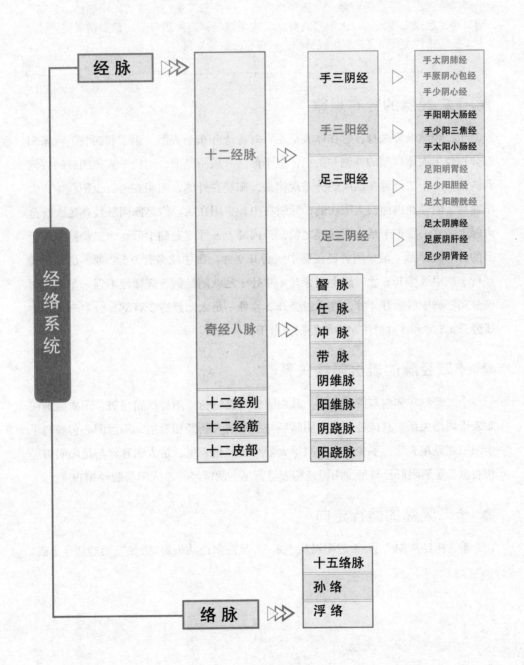

⑦ 十二经脉

十二经脉也被称为"正经"，是人体经络系统的主体，它们包括：手太阴肺经、手厥阴心包经、手少阴心经、手阳明大肠经、手少阳三焦经、手太阳小肠经、足阳明胃经、足少阳胆经、足太阳膀胱经、足太阴脾经、足厥阴肝经、足少阴肾经。这十二条经脉的主要特征是表里经脉相合，与相应脏腑络属。

● 十二经脉的分布规律

十二经脉纵贯全身，它在体表呈左右对称地分布于头面、躯干和四肢。六条阳经分别位于人体四肢的外侧和头面、躯干部。六条阴经则分别位于人体四肢的内侧和胸腹部。十二经脉在四肢的分布规律是，阳经在外侧，阳明在前，少阳在中，太阳在后；阴经在内侧，太阴在前，厥阴在中，少阴在后。但足厥阴肝经在足大趾至内踝上 8 寸一段走于足太阴脾经之前，至内踝上 8 寸才走到中间。十二经脉在躯干部的分布规律是：足少阴肾经在胸中线旁开 2 寸，腹中线旁开 0.5 寸处；足太阴脾经行于胸中线旁开 6 寸，腹中线旁开 4 寸处；足厥阴经循行规律性不强；足阳明胃经分布于胸中线旁开 4 寸，腹中线旁开 2 寸处；足太阳经行于背部，分别于背正中线旁开 1.5 寸和 3 寸处；足少胆经则分布于人体侧面。

● 十二经脉的表里属络关系

十二经脉在体内与脏腑相连，其中阴经属脏络腑，阳经属腑络脏，形成脏腑阴阳表里属络关系。具体是：手太阴肺经与手阳明大肠经相表里，手厥阴心包经与手少阳三焦经相表里，手少阴心经与手太阳小肠经相表里，足太阴脾经与足阳明胃经相表里，足厥阴肝经与足少阳胆经相表里，足少阴肾经与足太阳膀胱经相表里。

● 十二经脉的循行走向

手三阴经从胸走手，手三阳经从手走头，足三阳经从头走足，足三阴经从足走腹。

十二经脉的交接规律和流注顺序

十二经脉交接规律表

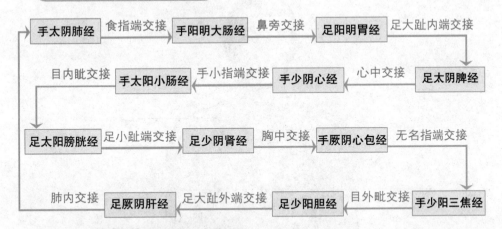

手太阴肺经 → 食指端交接 → 手阳明大肠经 → 鼻旁交接 → 足阳明胃经 → 足大趾内端交接 →

足太阴脾经 → 心中交接 → 手少阴心经 → 手小指端交接 → 手太阳小肠经 → 目内眦交接 →

足太阳膀胱经 → 足小趾端交接 → 足少阴肾经 → 胸中交接 → 手厥阴心包经 → 无名指端交接 →

手少阳三焦经 → 目外眦交接 → 足少阳胆经 → 足大趾外端交接 → 足厥阴肝经 → 肺内交接 →

十二经脉循环流注顺序表

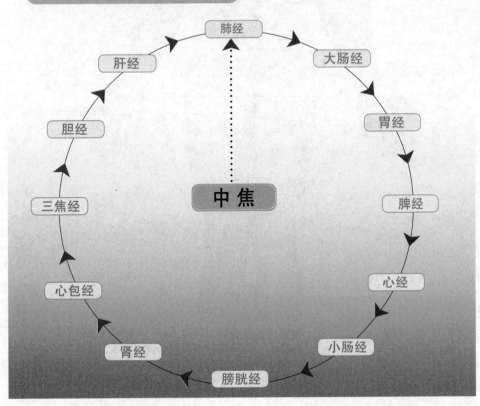

中焦

肺经 → 大肠经 → 胃经 → 脾经 → 心经 → 小肠经 → 膀胱经 → 肾经 → 心包经 → 三焦经 → 胆经 → 肝经

7

手太阴肺经

主治病症：咳嗽、气喘、气短、咯血、咽痛、外感伤风、循环部位痛麻或活动受限等。

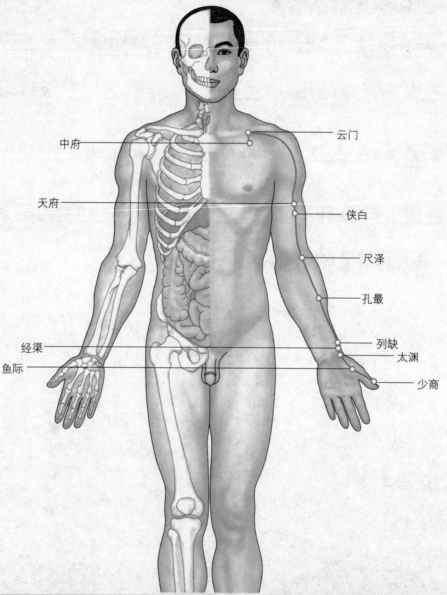

中府 天府 经渠 鱼际

云门 侠白 尺泽 孔最 列缺 太渊 少商

穴位数量	经络穴位走向	穴位分布
11个	起于中府 止于少商	2个穴位是在前胸上部，其他9个分布在上肢掌面桡侧

手阳明大肠经

主治病症：腹痛、肠鸣、泄泻、便秘、咽喉肿痛、齿痛、本经循行部位疼痛、热肿或寒冷麻木等。

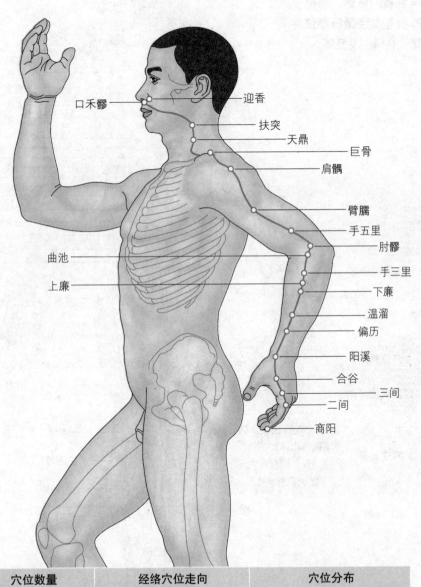

口禾髎
迎香
扶突
天鼎
巨骨
肩髃
臂臑
手五里
肘髎
手三里
下廉
温溜
偏历
阳溪
合谷
三间
二间
商阳
曲池
上廉

穴位数量	经络穴位走向	穴位分布
20个	起于商阳 止于迎香	5个穴位在颈、面部，其他15个则分布在上肢背面的桡侧

⑦

足阳明胃经

主治病症：肠鸣腹胀、水肿、胃痛、呕吐或消谷善饥、口渴、咽喉肿痛、鼻衄、胸部及膝髌等本经循行部位疼痛、热病、发狂等。

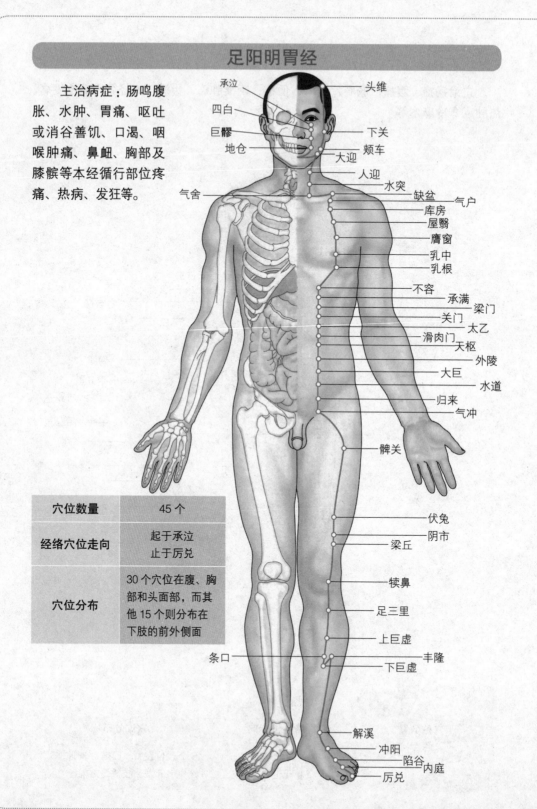

承泣　头维
四白　下关
巨髎　颊车
地仓　大迎
　　人迎
气舍　水突
　　缺盆　气户
　　库房
　　屋翳
　　膺窗
　　乳中
　　乳根
　　不容　承满　梁门
　　关门　太乙
　　滑肉门　天枢
　　外陵
　　大巨　水道
　　归来　气冲
　　髀关
　　伏兔　阴市
　　梁丘
　　犊鼻
　　足三里
　　上巨虚
条口　丰隆
　　下巨虚
　　解溪
　　冲阳
　　陷谷　内庭
　　厉兑

穴位数量	45 个
经络穴位走向	起于承泣 止于厉兑
穴位分布	30 个穴位在腹、胸部和头面部，而其他 15 个则分布在下肢的前外侧面

足太阴脾经

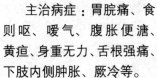

主治病症：胃脘痛、食则呕、嗳气、腹胀便溏、黄疸、身重无力、舌根强痛、下肢内侧肿胀、厥冷等。

穴位数量	21 个
经络穴位走向	起于隐白 止于大包
穴位分布	10 个穴位分布在侧胸腹部，而其他 11 个则分布在下肢内侧面

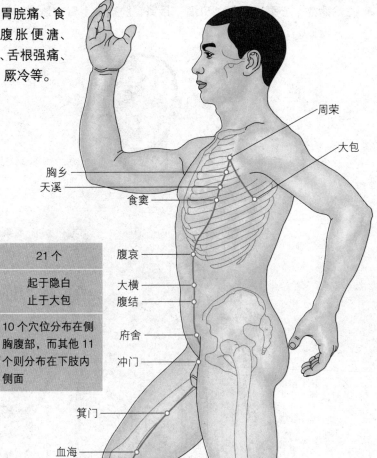

周荣

大包

胸乡

天溪

食窦

腹哀

大横

腹结

府舍

冲门

箕门

血海

阴陵泉

地机

漏谷

三阴交

商丘

公孙

隐白　大都　太白

手少阴心经

主治病症：心痛、咽干、口渴、目黄、胁痛、上臂内侧痛、手心发热等。

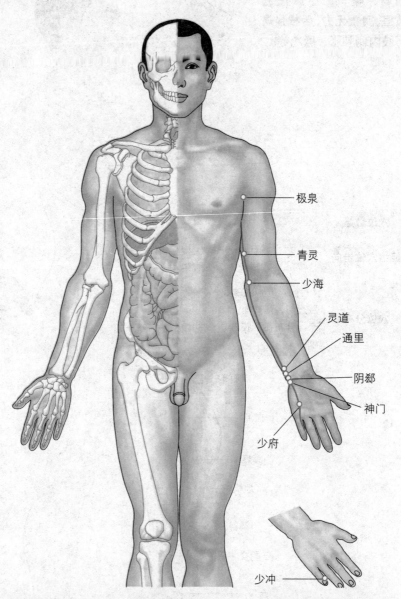

极泉

青灵

少海

灵道

通里

阴郄

神门

少府

少冲

穴位数量	经络穴位走向	穴位分布
9个	起于极泉 止于少冲	1个穴位在腋窝部，而其他8个穴位则位于上肢掌侧面的尺侧

超简单拔罐消百病全书

手太阳小肠经

主治病症：少腹痛、腰脊痛引睾丸、耳聋、目黄、颊肿、咽喉肿痛、肩臂外侧后缘痛等。

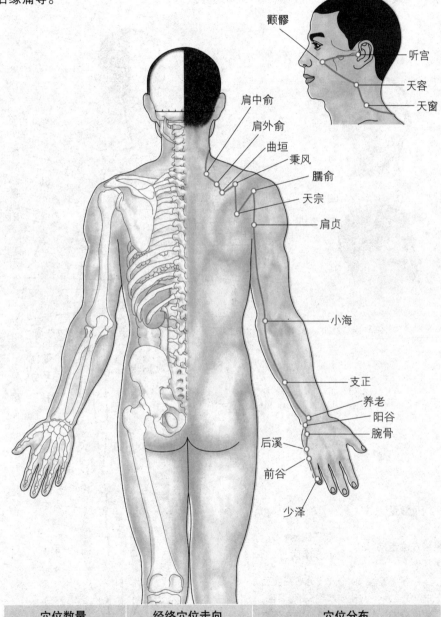

穴位数量	经络穴位走向	穴位分布
19个	起于少泽 止于听宫	8个穴位分布在上肢背面的尺侧，11个穴位在肩、颈、面部

7

足太阳膀胱经

主治病症：小便不通、遗尿、癫狂、疟疾、目痛、见风流泪、鼻塞多涕、鼻衄、头痛、项、背、臀部及下肢循行部位痛麻等。

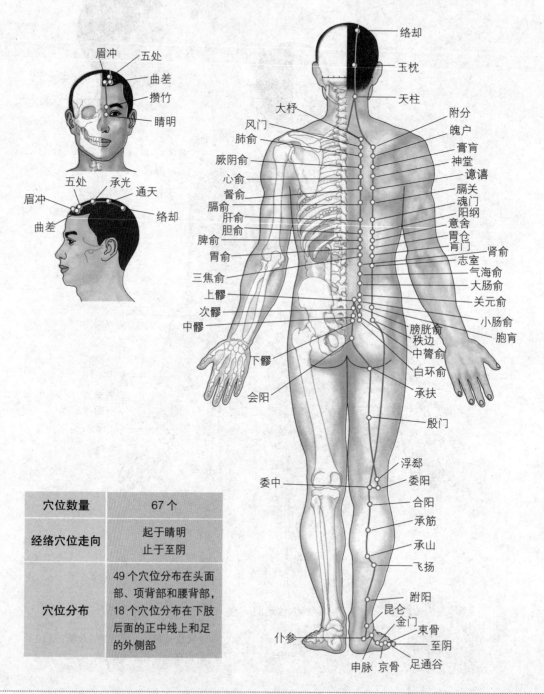

穴位数量	67 个
经络穴位走向	起于睛明 止于至阴
穴位分布	49 个穴位分布在头面部、项背部和腰背部，18 个穴位分布在下肢后面的正中线上和足的外侧部

超简单拔罐消百病全书

足少阴肾经

主治病症：咯血、气喘、舌干、咽喉肿痛、水肿、大便秘结、泄泻、腰痛、脊股内后侧痛、痿弱无力、足心热等症。

穴位数量	27个
经络穴位走向	起于涌泉 止于俞府
穴位分布	10个穴位分布在下肢内侧，17个穴位分布在胸腹部前正中线的两侧

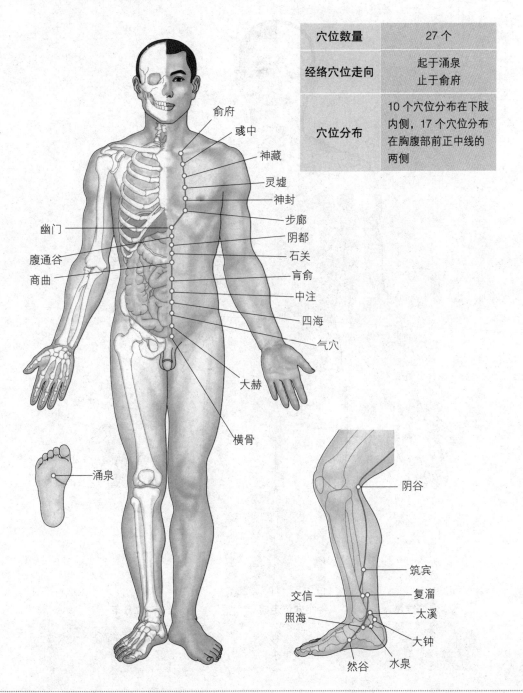

俞府
彧中
神藏
灵墟
神封
步廊
幽门
阴都
腹通谷
石关
商曲
肓俞
中注
四海
气穴
大赫
横骨
涌泉

阴谷
筑宾
交信
复溜
太溪
照海
大钟
然谷
水泉

手厥阴心包经

主治病症：心痛、胸闷、心悸、心烦、癫狂、腋肿、肘臂挛痛、掌心发热等。

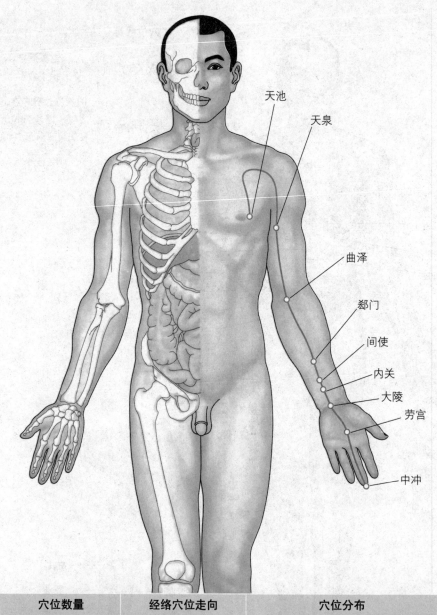

穴位数量	经络穴位走向	穴位分布
9个	起于天池 止于中冲	8个穴位分布在上肢掌面，1个穴位在前胸上部

手少阳三焦经

主治病症：腹胀、水肿、遗尿、小便不利、耳聋、喉咽肿痛、目赤肿痛、颊肿、耳后、肩臂肘部外侧痛等。

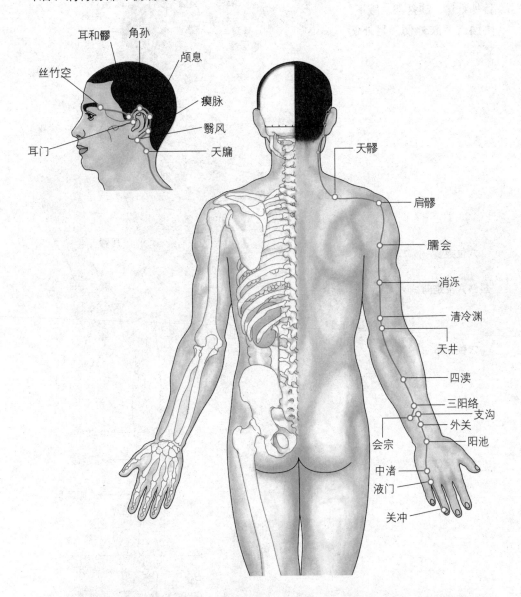

穴位数量	经络穴位走向	穴位分布
23个	起于关冲 止于丝竹空	13个穴分布在上肢背面，10个穴在颈部，耳翼后缘，眉毛外端

7

足少阳胆经

主治病症：口苦、目眩、疟疾、头痛、颌痛、目外眦痛、缺盆部、腋下、胸胁、下肢外侧、足外侧痛等。

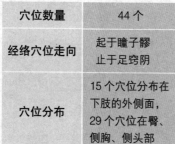

穴位数量	44 个
经络穴位走向	起于瞳子髎 止于足窍阴
穴位分布	15 个穴位分布在下肢的外侧面，29 个穴位在臀、侧胸、侧头部

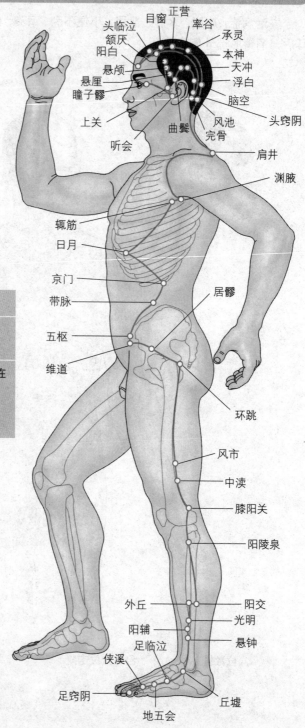

正营 目窗 头临泣 颔厌 率谷 承灵 阳白 本神 悬颅 天冲 悬厘 浮白 瞳子髎 脑空 上关 风池 头窍阴 听会 曲鬓 完骨 肩井 渊腋 辄筋 日月 京门 带脉 居髎 五枢 维道 环跳 风市 中渎 膝阳关 阳陵泉 外丘 阳交 阳辅 光明 足临泣 悬钟 侠溪 足窍阴 丘墟 地五会

足厥阴肝经

主治病症：腰痛、胸满、呃逆、遗尿、小便不利、疝气、少腹肿等症。

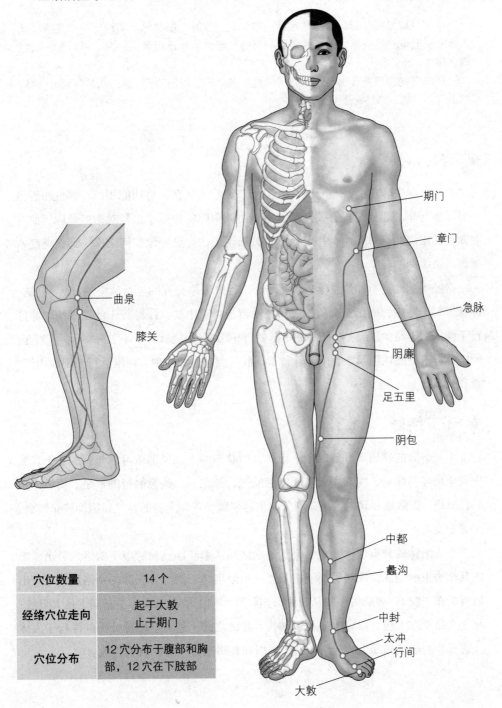

曲泉

膝关

期门

章门

急脉

阴廉

足五里

阴包

中都

蠡沟

中封

太冲

行间

大敦

穴位数量	14 个
经络穴位走向	起于大敦 止于期门
穴位分布	12 穴分布于腹部和胸部，12 穴在下肢部

⑦

8 奇经八脉与十五络脉

奇经八脉包括督脉、任脉、冲脉、带脉、阴维脉、阳维脉、阴跷脉、阳跷脉，是人体中别道奇行的经脉。其中的任脉和督脉，因为有自己所属的腧穴，所以和十二经脉合称为"十四经"。

络脉则是由经脉分出行于人体浅层的支脉。十二经脉和任、督二脉各自别出一络，加上脾之大络，总称十五络脉。

● 奇经八脉

奇经八脉的作用有二：一是沟通了十二经脉的联系，将功能相似、部位相近的经脉联系起来，起到统摄有关经脉气血，协调阴阳的作用；二是对十二经脉气血有着蓄积和渗灌的调节作用，打个比方，如果说十二经脉好像江河之水，那么奇经八脉就是水库湖泊。

奇经八脉的分布部位总体来说是与十二经脉纵横交互的。八脉中的督脉、任脉、冲脉皆起于胞中，同出于会阴。其中督脉行于背正中线，任脉行于前正中线，冲脉行于腹部汇于足少阴经。奇经中的带脉横行于腰部，阳跷脉行于下肢外侧及肩、头部，阴跷脉行于下肢内侧及眼，阳跷脉行于下肢外侧、肩和头项，阴维脉行于下肢内侧、腹和颈部。

● 十五络脉

十五络脉的作用要分别阐述。比如，四肢部的十二经别络可以起到加强十二经中表里两经的联系，沟通了表里两经的经气，补充十二经脉循行的不足。而躯干部的任脉络、督脉络和脾之大络，则分别沟通了腹、背和全身的经气，因而输布气血、濡养全身。

十五络脉的分布规律：十二经脉的别络均从本经四肢肘膝以下的络穴分出，走向其相表里的经脉，即阴经别络于阳经，阳经别络于阴经。任脉的别络从鸠尾分出以后散布于腹部；督脉的别络从长强分出经背部向上散布于头，左右别走足太阳经；脾之大络从在大包分出以后散布于胸胁。除此之外，还有从络脉分出的浮行于人体浅表部位的浮络和细小的孙络。这些浮络和孙络遍布全身，数不胜数。

拔罐与腧穴

腧穴即是穴位，"腧"有转输的含义，"穴"即孔隙的意思。所以说，腧穴就是人体经络气血输注于体表的部位。腧穴是拔罐的部位，在临床上要正确运用拔罐治疗疾病，就必须掌握好腧穴的定位和归经等基本知识。

● 腧穴的分类

从总体上来说，腧穴可以分为十四经穴、奇穴和阿是穴三大类。

十四经穴是位于十二经脉和任脉、督脉二脉上的腧穴，简称"经穴"。十四经穴与经脉的关系密切，它不仅可以反映本经经脉及其所属脏腑的病症，也可以反映本经经脉所联系的其他经脉和脏腑的病症。

奇穴又称"经外奇穴"，它有固定的穴名，也有明确的位置，但它们却不能归属于十四经脉。这些腧穴对某些病证具有特殊的治疗作用。

阿是穴又称压痛点、不定穴等，其多位于病变部位的周边。这一类腧穴的特点是既无具体名称，又无固定位置。

● 腧穴作用

近治作用：一切腧穴主治作用所具有的共同特点。所有腧穴均能治疗该穴所在部位及邻近组织、器官的局部病症。

远治作用：十四经腧穴主治作用的基本规律。在十四经穴中，尤其是十二经脉在四肢肘膝关节以下的腧穴，不仅能治疗局部病症，还可治疗本经循行所及的远隔部位的组织器官脏腑的病症，有的甚至可影响全身的功能。如合谷穴不仅可治上肢病，还可治颈部及头面部疾患，同时还可治疗外感发热病；足三里穴不但治疗下肢病，而且对调整消化系统功能，甚至人体防卫、免疫反应等方面具有一定的作用。

特殊作用：某些腧穴所具有的双重性良性调整作用和相对特异性。如天枢既可治泄泻，又可治便秘；内关穴在心动过速时可减慢心率，心动过缓时，又可提高心率。特异性，如大椎穴退热，至阴穴矫正胎位等。

总之，十四经穴的主治作用，归纳起来大体是本经腧穴可治本经病，表里经腧穴能互相治疗表里两经病，邻近经穴能配合治疗局部病。各经主治既有其特殊性，又有其共同性。

(10) 拔罐的取穴手法

　　穴位是人体脏腑经络气血输注于体表的部位。取穴的正确与否，直接影响拔罐的疗效。掌握正确的方法是准确取穴的基础。常用的拔罐的取穴方法有骨度分寸法、手指比量法、体表标志法和简易取穴法四种。

● 体表标志法

　　根据人体体表各种标志如凹陷、突起、缝隙、皱纹等而取定穴位的方法又称"自然标志定位法"。因其自然体表标志有固定与活动之别，故又分为固定标志与活动标志取穴法。

　　固定标志：参照人体上不受活动影响、固定不移的标志取穴的方法，如五官、毛发、指甲、乳头、脐窝以及骨节突起和凹陷、肌肉隆起等部位。利用这些标志取穴，准确、迅速、简便，易于初学者学习。

　　活动标志：根据做相应的动作姿势才会出现的标志取穴的方法，如皮肤的褶皱、肌肉部凹陷、关节间隙等。利用活动标志取穴时需摆出正确的体位、姿势才能准确取穴，因此，不如固定标志取穴简单易学。

● 手指比量法

　　以患者的手指作为标准尺度来量取穴位的方法，又称"手指同身寸取穴法"。因各人手指的长度、宽度与自身各部位存在一定的比例关系，因此，可以用手指比量来测量取穴。在自我施治时，用自己的手指比量更符合折算的要求，取穴更加精确，避免了施治人的手指尺度与被治人的手指尺度不一样的不足。手指比量法有三种，其适用范围各不相同。

　　中指同身寸：手指比量法中较常用的方法之一，中指弯曲时中节内侧两端横纹之间距离为1寸，适用于四肢部取穴的直寸和背部取穴的横寸。

　　拇指同身寸：以拇指第一关节的横度为1寸，适用于四肢部取穴的直寸。

　　横指同身寸：又称"一夫法"，食指、中指、无名指和小指并拢，以中指第二节纹线处四横并紧后的共同横行长度为"一夫"，四指宽度为3寸，适用于下肢、腹部和背部取穴的直寸。

体表标志法与手指比量法

　　体表标志法是根据人体体表各种标志如凹陷、突起、缝隙、皱纹等而取定穴位的方法，手指比量法是以患者的手指作为标准尺度来量取六位的方法。这两种方法是诸多取穴法中较简便易学的。

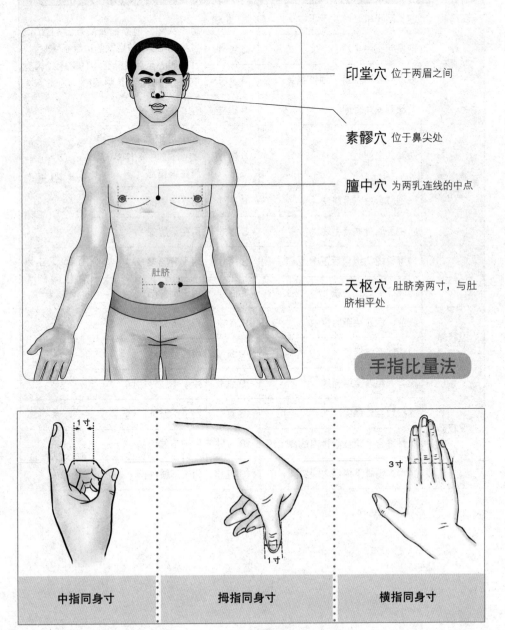

印堂穴 位于两眉之间

素髎穴 位于鼻尖处

膻中穴 为两乳连线的中点

天枢穴 肚脐旁两寸，与肚脐相平处

肚脐

手指比量法

1寸

1寸

3寸

中指同身寸

拇指同身寸

横指同身寸

10

常用骨度分寸表

骨度分寸法:将人体各部位分成若干等份,每一等份为 1 寸作为量取穴位的标准。

部位	起止点	分寸	说明	
头面部	前发际正中至后发际正中	12 直寸	用于头部,前额部及后颈部的直寸。当头发稀少,前后发的边缘不清楚时,可从眉心至后发际正中的第七颈椎骨下缘作 18 寸,其中眉心至前发际为 3 寸	
	前发际正中至眉心	3 直寸		
	后发际正中至第 7 颈椎棘突	3 直寸		
	前额两发角之间	9 横寸		
胸腹胁肋部	两乳头之间	8 横寸	女子可取两锁骨中点之间的距离作 8 寸,用在胸腹部	胸部及胁肋部取穴直寸,一般根据肋骨计算,每肋骨折作 1 寸 6 分
	胸剑联合中点至脐中	8 直寸	用在上腹部	
	脐中至耻骨联合上缘	5 直寸	用在下腹部	
背腰部	肩胛骨内侧缘至后正中线	3 横寸	用于背腰部	背部直寸以脊柱间隙为取穴根据
	肩峰缘至后正中线	8 横寸	用于肩背部	
上肢部	腋前、后纹头至肘横纹	9 直寸	用在上臂部	
	肘横纹至腕横纹	12 直寸	用在前臂部	
下肢部	股骨大粗隆至腘横纹	19 直寸	用于下肢外后侧	
	腘横纹至外踝尖	16 直寸	用于下肢外后侧	
	耻骨联合上缘至股骨内侧髁上缘	18 直寸	用于下肢内侧	
	胫骨内侧髁下缘至内踝尖	13 直寸	用于下肢内侧	

超简单拔罐消百病全书

常用骨度分寸图

骨度分寸法又叫"分寸折量法"这种方法是按照人体比例计算的。因此不论患者为成人、小孩或高矮胖瘦均可适用。

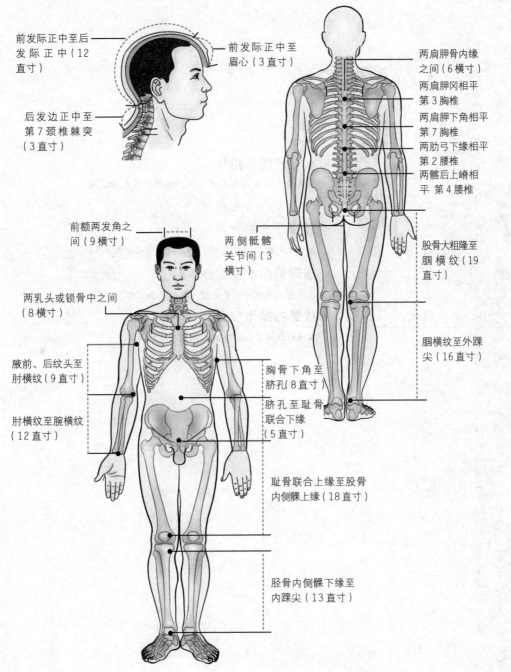

前发际正中至后发际正中（12直寸）

前发际正中至眉心（3直寸）

后发边正中至第7颈椎棘突（3直寸）

两肩胛骨内缘之间（6横寸）

两肩胛冈相平第3胸椎

两肩胛下角相平第7胸椎

两肋弓下缘相平第2腰椎

两髂后上嵴相平 第4腰椎

股骨大粗隆至腘横纹（19直寸）

前额两发角之间（9横寸）

两侧骶髂关节间（3横寸）

两乳头或锁骨中之间（8横寸）

腘横纹至外踝尖（16直寸）

腋前、后纹头至肘横纹（9直寸）

胸骨下角至脐孔（8直寸）

肘横纹至腕横纹（12直寸）

脐孔至耻骨联合下缘（5直寸）

耻骨联合上缘至股骨内侧髁上缘（18直寸）

胫骨内侧髁下缘至内踝尖（13直寸）

⑩

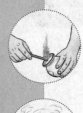

本章看点

● **如何给罐具排气**

排气法可以分为火力排气法、水蒸煮排气法、抽气
排气法和挤压排气法。

● **拔罐疗法的分类**

按照一定的方法进行归纳，拔罐疗法可以分成许多种。

● **拔罐前的准备工作**

在进行拔罐治疗前要进行一定的准备工作。

● **拔罐的操作步骤**

在做好拔罐前的准备后，就可以进行拔罐了。

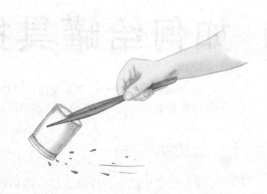

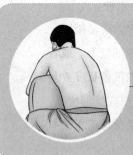

第三章
拔罐疗法的实际操作

  本章共分4节，主要介绍了一些拔罐疗法的实际操作问题。第一节是如何给罐具排气，介绍了几种给罐具排气的方法，如火罐法、水罐法、抽气罐法、挤压罐法等。第二节是拔罐疗法的分类，介绍了许多种相应不同病症的拔罐手法，如单罐法、多罐法、闪罐法、留罐法、走罐法、火罐法、药罐法等。第三节是拔罐前的准备工作，如让患者保持什么样的体位，应该准备什么必要的工具等等。第四节是拔罐的操作步骤，阐述了拔罐的各个阶段以及在每一阶段要注意的问题。

⑪ 如何给罐具排气

排气是拔罐前的一项必备操作，与拔罐效果密切相关。排气法可以分为火力排气法、水蒸煮排气法、抽气排气法和挤压排气法。

火力排气法

这是最常用的一种拔罐方法，即借助火焰燃烧时产生的热力，排去罐内空气，使之形成负压而吸着于皮肤上。具体来讲，火罐法又可以细分为以下六种。

投火法：这种方法多用于从侧面横拔人体的某些部位。具体操作方法是用镊子夹住酒精棉球，点燃后将酒精棉球投入罐内，然后迅速将罐扣在应拔部位上。或者不用酒精棉球，用软质纸也可以。即先将软质纸稍加折叠，折叠后的纸条长度要短于罐具的高度，点燃后投入罐内，不要等纸条烧完，就迅速将罐扣在应拔部位上，并稍加按压。这种方法的缺点是罐内有燃烧的物质，烧着的纸或酒精棉球落下来有可能烧伤皮肤，所以患者最好取侧位，罐子呈水平横拔。

闪火法：这种方法适合于各种体位。具体操作方法是用镊子夹住燃烧的软纸或酒精棉球，伸进罐内旋转片刻，然后迅速抽出，并立即将罐扣在应拔的部位上。此时罐内即可形成负压吸住皮肤。如果需要比较大的吸拔力时，可将正在燃烧的酒精棉球在罐内壁上涂擦，以使酒精沾在罐壁上燃烧。注意不要将酒精沾在罐口，这样会烫伤皮肤，然后将棉球抽出，并迅速将罐扣在应拔部位上。这种方法因罐内没有燃烧物，所以适用于各种体位。

贴棉法：这种方法适合于侧面横拔。具体操作方法是取一块大小为 0.5 ~ 1 平方厘米的脱脂棉片，拉薄后用酒精浸湿，贴在罐内壁上中段处，用火点燃后迅速将罐扣在应拔部位上。采用此法时应注意棉片所浸含的酒精应当适中；如果酒精太多，点燃后滴到罐口，容易烧伤皮肤；酒精过少则贴不到罐壁上。

滴酒法：这种方法适用于各种体位。具体操作方法是先在罐内底部滴入几滴酒精，然后将罐口横放，旋转 1 ~ 3 周，以使酒精均匀地流过罐内壁上。注意不要让酒精流过罐口，以免灼伤皮肤，点燃后迅速将罐具扣在应拔部位上。使用此种方法时，酒精不宜滴得过多，以免火焰随酒精流溢，烧伤病人。

架火法：这种方法适用于俯卧、仰卧时的大面积部位及四肢肌肉平坦、丰厚的部位。它的优点是可以不受燃烧时间的限制。具体的操作方法可以分为以下两种：火力排气法和水蒸煮排气法。

火力排气法

火力排气法是指借助火焰燃烧时产生的热力，以排去罐内空气产生负压的方法，这也是最常用的一种排气方法。具体来讲，火力排气法又可以细分为以下六种：

投火法

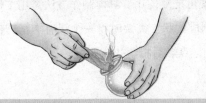

将质地柔软的纸点燃后投入罐内，迅速将罐扣在应拔部位上。

闪火法

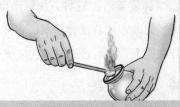

用镊子夹住燃烧的酒精棉球，伸进罐内旋转片刻，然后迅速抽出，并立即将罐扣在应拔的部位上。

贴棉法

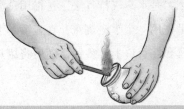

先取一块大小为 0.5 ~ 1 平方厘米的脱脂棉片，拉薄后用酒精浸湿，贴在罐内壁上中段处，用火点燃后迅速将罐扣在应拔部位上。

滴酒法

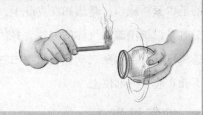

先在罐内底部滴入几滴酒精，然后将罐口横放旋转 1 ~ 3 周，以使酒精均匀地流过罐内壁上，点燃后迅速将罐具扣在应拔部位上。

架火法

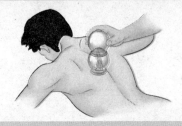

用不传热、不易燃的小物品放在应吸拔的部位上，然后再放上一个酒精棉球，点燃后将罐扣在其上。

弹簧架法

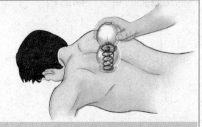

指先用 1 根长短适宜的铁丝绕成弹簧状，将弹簧的一端制成钩状。需要时将一个浸有酒精的棉球挂在钩上，点燃后将罐扣住即可。

⑪

一是用易燃的软布或软纸包住一枚铜钱或类似物品，制成毽子式的点火架。然后放在应吸拔的部位上，点燃软布或软纸（也可以用酒精棉球代替，放在点火架上点燃）。最后将罐扣在应拔的部位上。二是用木片、橘皮等不传热、不易燃的小物品放在应吸拔的部位上，然后再放上一个酒精棉球，点燃后将罐扣在其上。

弹簧架法：这种方法制作出来的弹簧架可反复使用。具体制作方法是用1根长短适宜的铁丝绕成弹簧状，将弹簧的一端制成钩状。需要时将一个浸有酒精的棉球挂在钩上，然后将此架放在应吸拔的部位上，点燃将罐扣住即可。

● 水蒸煮罐法

即利用煎煮水产生的热力排去空气的方法。这种方法又可细分为两类：一是水煮罐排气法，是指用水煮罐以使罐内形成负压的一种排气方法。具体操作方法是指先将竹罐放在沸水中煮2～3分钟，随后用镊子将罐具取出，甩去水液，或用折叠的毛巾紧捂罐口，趁热扣在皮肤上，即能吸住；二是水蒸气排气法，是指用蒸汽熏蒸罐具以排出罐内气体的方法。具体操作方法是先用一个水壶烧水，在壶嘴套上一条橡皮管，当水蒸气从壶嘴中喷出时，即将罐具套在管口上几秒钟，随后将罐具取下扣在应拔的部位上。

● 抽气排气法

即直接将空气从罐内抽出的方法。可以先将罐具扣在需要拔罐的部位上，然后用注射器从橡皮塞中抽出瓶内空气，使产生负压吸住。也可以用抽气筒套在塑料罐具的活塞上，将空气抽出。

水蒸煮排气法

用火可以排气，用水亦可以排气，下面就叙述两种用水排气的方式。

水煮罐排气法

①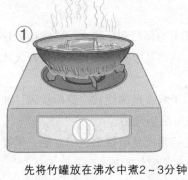

先将竹罐放在沸水中煮2~3分钟

③ 趁热将罐具扣在皮肤上，即能吸住

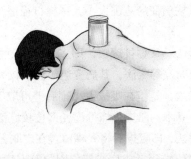

用折叠的毛巾紧捂罐口，以吸去水、保持罐内热度，防止空气进入

②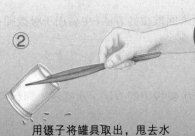

用镊子将罐具取出，甩去水

或

水蒸气排气法

具体操作方法是先用一个水壶烧水，在壶嘴套上一条橡皮管，当水蒸气从壶嘴中喷出时，即将罐具套在管口上几秒钟，随后将罐具取下扣在应拔的部位上。

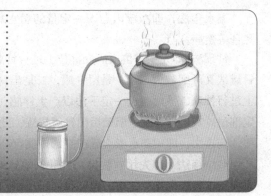

⑪

(12) 拔罐疗法的分类

按照一定的方法进行归纳，拔罐疗法可以分成许多种类，具体如下。

● 按拔罐的形式分类

单罐法，即单罐独用，主要用于病变范围较小的部位和压痛点。在拔罐治疗过程中，可按病变的范围大小，选择口径适当的罐具将其吸拔在病变部位或者人体穴位上。

多罐法，又称排罐法，即多罐并用，主要用于病变范围比较广泛的疾病，如腰背痛、胁肋痛等疾病，其病变组织面积较大，即可采用此法。

闪罐法，是指在吸拔上火罐后即可取下，然后再反复吸拔多次的方法，主要用于虚证、麻木、肌肉疼痛等病变部位较广泛或游移不定的疾病。

留罐法，即吸拔后将火罐留置在皮肤上一段时间的方法，主要用于治疗脏腑病、久病、病位较深者或病变部位固定等疾病，此法在实践中多与闪罐法相结合使用，即在大面积闪罐后，在腧穴及反应点处留罐。

走罐法，又称推罐，是指吸拔后在皮肤表面来回推拉的方法，主要用于吸拔腰背、大腿等面积较大、肌肉丰厚的部位。

● 按排气方法分类

火罐法，即利用火力燃烧排去空气，以产生吸拔力的方法；水罐法，即利用水蒸气的热气排去空气，以产生吸拔力的方法。

抽气罐法，即利用针管抽出空气，以产生吸拔力的方法。

挤压罐法，即用手挤压橡胶球排除空气，以产生吸拔力的方法。

● 按综合治疗方法分类

温水罐法，即在罐内贮入一定量的温水后再吸拔火罐的方法，主要用于表证、热证等疾病。

针罐法，即先在穴位或病变部位上进行针刺，然后再吸拔火罐的方法。具体来说，针罐法又可细分为二：一是留针罐，二是出针罐。前者是指先在一定部位或者穴位上进行针刺，然后通过一定手法以产生针感，留针拔罐。后者是指虽然也是先在一定部位或穴位上针刺，但随后出针再拔罐，此法多用于患病较深的部位。

药罐法，即用药水煮火罐或在罐内储存药液，然后再吸拔的一种方法。

刺络罐法，即先用三棱针、皮肤针等针刺穴位使之出血后再拔罐的一种方法，主要用于顽麻奇痒、扭伤、挫伤等症。

拔罐疗法的分类

拔罐疗法经过数千年的演变，已经发展得非常丰富。按照不同的角度和方法，拔罐疗法可以被分为以下几大类：

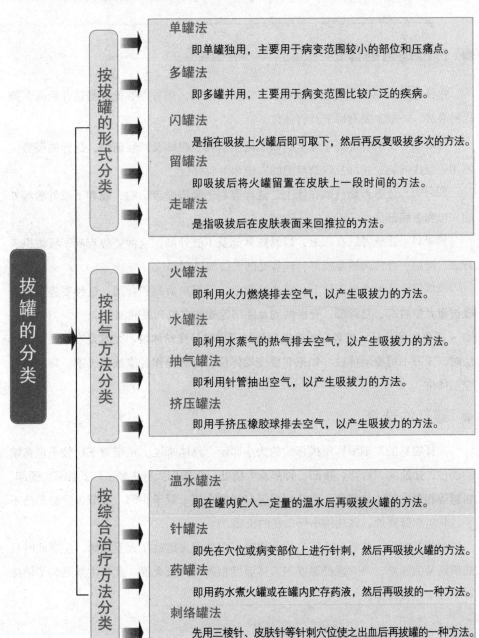

拔罐的分类

按拔罐的形式分类

单罐法
即单罐独用，主要用于病变范围较小的部位和压痛点。

多罐法
即多罐并用，主要用于病变范围比较广泛的疾病。

闪罐法
是指在吸拔上火罐后即可取下，然后再反复吸拔多次的方法。

留罐法
即吸拔后将火罐留置在皮肤上一段时间的方法。

走罐法
是指吸拔后在皮肤表面来回推拉的方法。

按排气方法分类

火罐法
即利用火力燃烧排去空气，以产生吸拔力的方法。

水罐法
即利用水蒸气的热气排去空气，以产生吸拔力的方法。

抽气罐法
即利用针管抽出空气，以产生吸拔力的方法。

挤压罐法
即用手挤压橡胶球排去空气，以产生吸拔力的方法。

按综合治疗方法分类

温水罐法
即在罐内贮入一定量的温水后再吸拔火罐的方法。

针罐法
即先在穴位或病变部位上进行针刺，然后再吸拔火罐的方法。

药罐法
即用药水煮火罐或在罐内贮存药液，然后再吸拔的一种方法。

刺络罐法
先用三棱针、皮肤针等针刺穴位使之出血后再拔罐的一种方法。

⑫

拔罐前的准备工作

在进行拔罐治疗前要进行一定的准备工作，这对防止意外的发生，提高治疗效果等有积极的意义。一般来说，在进行拔罐治疗前要做好以下几项准备工作。

● 选择适当的体位

选择体位的原则是便于拔罐施治，在治疗期间，患者能够比较舒适并长久保持这种姿势。一般主要有以下几种体位。

仰卧位：让患者仰卧于床上，以暴露出前胸、腹部及四肢前侧，这样的姿势主要用于吸拔前胸、腹部及四肢前侧的穴位和患病部位。

侧卧位：让患者侧身躺在床上，这样有利于吸拔患者胸胁、髋和下肢外侧等处的穴位和患病部位。

俯卧位：让患者趴在床上，以暴露背部及下肢外侧，这种姿势有利于吸拔患者背部、腰部、脊柱两侧及腿部后侧等处的穴位和患病部位。

俯伏位：让患者坐于椅上，趴在椅背上，暴露出后颈和背部，这种姿势有利于吸拔患者颈肩部、腰背部、脊椎两侧及膝部等处的穴位和患病部位。

需要注意的是，患者在治疗期间最好不要轻易变动体位，尤其是在采用留针罐法时，千万不可变动体位。如果非要变动体位，那么操作者应扶稳火罐，帮助患者变动体位。

● 罐具的选择

选择罐具的原则根据所拔部位的大小而定。具体来说，是指对于比较平坦宽阔的部位，如前胸、后背、腰部、臀部及大腿处，宜选用大号火罐；对于肩部、颈部、胳膊等相对比较小的部位，宜选用中等口径的火罐；对于头部、关节等骨骼凹凸不平且软组织薄弱处，宜选用小号口径的火罐。

如果是在秋、冬等寒冷季节拔火罐时，应先将火罐放在火上烘烤，注意此时只能烘烤罐的底部，当火罐的温度与人体温度相近时再拔火罐。此举主要是为了使患者不至于感冒着凉。

拔罐治疗时的体位

为了便于治疗，在进行拔罐时一般有以下几种体位可供选择，如果不是特殊需要，不能轻易变换体位，以防出现意外而受伤。

俯卧位

患者趴在床上，暴露背部及下肢外侧，这种姿势有利于吸拔患者背部、腰部、脊柱两侧及腿部后侧等处的穴位和患病部位。

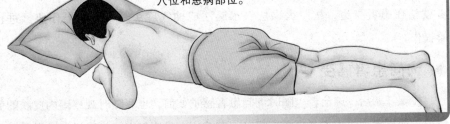

仰卧位

患者仰卧于床上，暴露出前胸、腹部及四肢前侧，这样的姿势主要用于吸拔前胸、腹部及四肢前侧的穴位和患病部位。

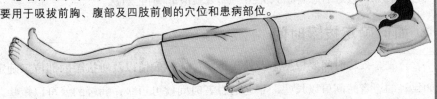

侧卧位

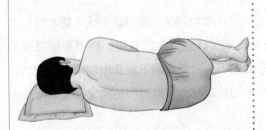

患者侧身躺在床上，这种姿势有利于吸拔患者胸胁、髋和下肢外侧等处的穴位和患病部位。

俯伏位

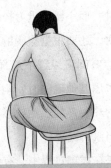

患者坐于椅上，趴在椅背上，这种姿势有利于吸拔患者颈肩部、腰背部、脊椎两侧及膝部等处的穴位和患病部位。

第三章　拔罐疗法的实际操作

⑬

73

14 拔罐的操作步骤

在做好拔罐前的准备后，就可以进行拔罐了。一般来说，拔罐的过程很简单，但在各个环节上有一些问题是需要注意的。

● 拔罐开始

首先让患者取一定适宜位置，以将选好的穴位和患病部位显露出来。然后施治者就站在患者身边，按照火罐法、水罐法或抽气罐法等不同的操作要领进行拔罐操作。

● 询问患者感受

拔罐开始后，施治者应随时询问患者感觉如何，也要随时观察罐内皮肤的变化情况。如果罐力过大患者感觉疼痛时，应放入少量空气以减轻吸拔力。操作方法是用一手拿住罐体稍倾斜，而用另一手指按压对侧皮肤，以形成微小空隙，使少量空气进入。如果拔罐后患者感到无力，那么就应起罐再拔1次。

● 如何确定拔罐时间

首先，拔罐时间要根据患者的年龄、体质、病情以及所拔罐的部位来确定。比如年轻的患者时间可以长些，年老的患者时间就可短些；病轻的就可以短些，病重的时间就可以长些；拔罐在头、面、颈、肩、上肢等部位的，时间就可以短些，拔罐在腰背、臀部、腹部及下肢部位的，时间就可以长些。

其次，还要根据罐具的不同来确定时间。比如大罐吸力强，那么1次只可拔5~10分钟；而小罐的吸力较弱，那么1次就可拔10~15分钟。

再次，还要根据拔罐的方法来确定时间。比如，在采用闪罐法或走罐法时，其留罐治疗时间应以罐下局部皮肤出现潮红或呈红豆点状的瘀块、瘀斑和淤斑等为准；在采用其他罐法时，则要因具体方法的不同而要求罐下皮肤出现紫斑、潮红、肿胀、灼热、疼痛、抽拉感等为准；在采用针罐时，留罐时间的决定因素则取决于针感和出血情况等。

如果在拔罐过程中，有些患者的皮肤出现水疱，那么就可用针挑破水疱，以加速病气的排出。但在挑刺水疱的时候，一定要注意防止伤口感染。

● 拔罐过程中的护理工作

1. 在拔罐过程中，应让患者保持一定的舒适体位，保证拔罐部位的平整，以使罐具稳定。

2. 在拔罐过程中，应保持室内温暖，让患者躺卧的地方远离风口，防止着凉。

3. 在拔罐过程中，应为患者加盖衣物以免着凉。施治者应仔细观察罐内皮肤隆起的程度和皮色变化，既要防止吸力不够，火罐脱落，又要防止因吸力过大或留罐时间太长而使患者皮肤出现较大水疱。

4. 如在患者身上拔出脓、血的，应用无菌棉球将之清洗干净，清洗后用纱布包裹；若拔罐局部皮肤出现水疱的，要用无菌针头刺破水疱边缘，挤出渗出液，然后再涂上甲紫溶液等消毒药水。

● 如何起罐

当治疗完毕，或者某个穴位、部位需要重新拔罐时，就到了起罐的时候。起罐的原则是动作应轻柔、协调，切不可生拉硬拔，以免损伤皮肤，使患者产生疼痛。具体操作方法是，先用一手握罐将其稍稍倾斜，然后再用另一手拇指在罐口边缘处挤压皮肤，以使气体进入罐内，此时罐具即可自然脱落。起罐后，患者所拔部位局部皮肤如出现水蒸气，那么可用棉球擦干；若起罐后皮肤干皱或有裂纹的，则应涂上植物油；若起罐后局部皮肤绷紧不适的，可轻轻按揉皮肤，使其放松；若起罐后有水疱的，可用无菌针挑破，用干净棉球擦干后再涂以甲紫溶液即可；针罐或刺络拔罐后，针口应用医用酒精消毒。若起罐后皮肤出现紫红斑点的，则属正常反应，无须特别处理。拔罐结束后，应让患者休息5~10分钟。

● 拔罐疗程

拔罐疗程的确定也是根据病情程度及患者自身状况等因素确定的。例如患有感冒、发热等急性病的，要每天拔罐1次；若是重病的，则每天拔罐2~3次；是慢性病的，要两天拔罐1次；若是在拔罐后患者皮肤出现淤斑、痧块等情况的，应待淤斑、痧块消退后再拔。一般来说，拔罐7~10天为一个疗程，中间隔3~5天后，再进行第2个疗程。

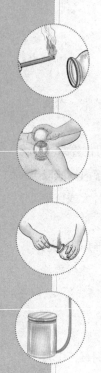

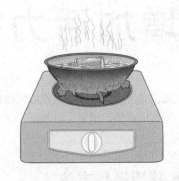

第四章
强身健体拔罐十法

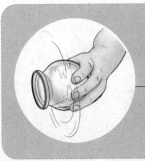

养生保健一直是个长盛不衰的话题，那么怎么才能有效做好养生保健？怎么才能青春永葆？怎么才能健康快乐呢？本章就如何用拔罐疗法强身健体进行全面系统的介绍，其中共包含十种方法：增加活力、祛除邪气、疏通经络、培补元气、调补精血、健脾开胃、滋肝明目、养心安神、强筋壮骨、润肤泽容。不管你是上班族、退休族，还是上学族，总有一种或几种拔罐法适合你。

⑮ 增加活力拔罐法

　　活力指旺盛的生命力。包括个体感到拥有的体力、情绪能量和认知灵活性三方面内容。用拔罐疗法拔相应穴位能使人身体健康强壮，精力充沛，饮食、睡眠良好等。同时还能稳定情绪，进而在工作中提高效率等。

● 拔罐操作方法

方　法	取　穴	操作方法
火罐法	关元、大椎、足三里	每日睡前在各穴位上留罐10～15分钟

精确取穴

关元 在人体的下腹部，前正中线上，从肚脐往下3 / 5处。

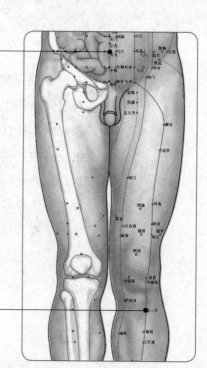

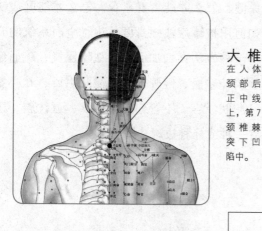

大椎
在人体颈部后正中线上，第7颈椎棘突下凹陷中。

足三里 位于小腿前外侧，当犊鼻穴下3寸，距胫骨前缘1横指（中指）处。

祛除邪气拔罐法

祛邪就是祛除体内的邪气，达到邪去正复的目的。疾病的发生与发展是正气与邪气斗争的过程。正气充沛，则人体有抗病能力，疾病就会减少或不发生；若正气不足，疾病就会发生和发展。使用拔罐疗法拔相应穴位可以达到扶正祛邪的作用。

● 拔罐操作方法

方 法	取 穴	操作方法
刺络拔罐	太阳、曲池、委中	用三棱针点刺各穴，然后将罐吸拔在点刺后的穴位上，留罐5~10分钟

精确取穴

太阳 在耳郭前面，前额两侧，外眼角延长线的上方。

委中 在膝后区，腘横纹中点。

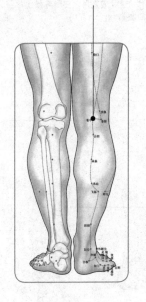

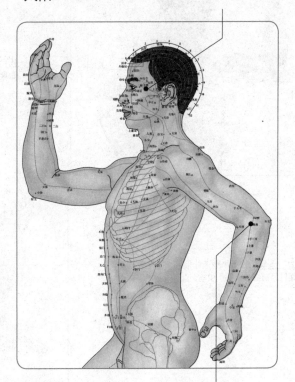

曲池 屈肘成直角，在肘弯横纹尽头筋骨间凹陷处。

疏通经络拔罐法

经络是运行气血、联系脏腑和体表及全身各部的通道，是人体功能的调控系统。

经络气血阻滞不通，就会造成有关部位的疼痛和肿胀，气血郁积化热，则出现红、肿、热、痛的症状。通过拔罐可以疏通经络，消除身体的不适。

● 拔罐操作方法

方 法	取 穴	操作方法
刺络拔罐	疼痛局部、曲池、足三里	在疼痛局部用梅花针轻轻叩刺出血后拔罐，使出血少许，再在曲池、足三里处留罐5～10分钟

精确取穴

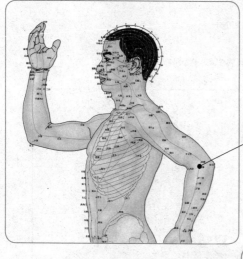

曲池 屈肘成直角，在肘弯横纹尽头筋骨间凹陷处。

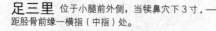

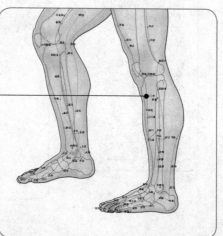

足三里 位于小腿前外侧，当犊鼻穴下3寸，距胫骨前缘一横指（中指）处。

培补元气拔罐法

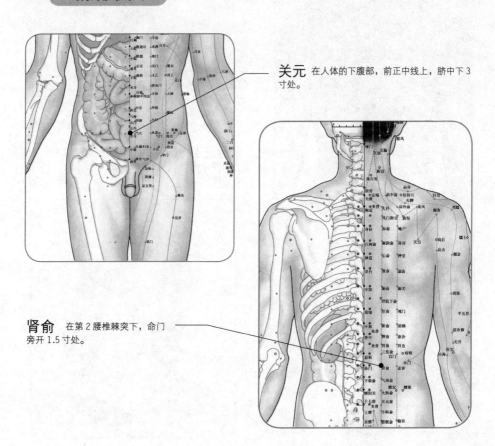

元气亦称"原气"，指人体组织、器官生理功能的基本物质与活动能力。

元气为人体健康的先天之本，是生命的原动力，元气充裕则身体健康，元气不足或受损则生病，元气耗尽则生命终结。通过拔罐疗法可以培补元气，增强身体免疫力，加强防病抗病的能力。

● 拔罐操作方法

方　法	取　穴	操作方法
火罐法	关元、肾俞	每日睡前各穴留罐5～10分钟

精确取穴

关元 在人体的下腹部，前正中线上，脐中下3寸处。

肾俞 在第2腰椎棘突下，命门旁开1.5寸处。

第四章　强身健体拔罐十法

81

⑲ 调补精血拔罐法

精血系精与血的统称，是维持人体生命活动的基本物质。

血本源于先天之精，而生成于后天饮食水谷；精的形成，亦靠后天饮食所化生。故有"精血同源"之说，精血的盈亏决定人体的健康与否。

● 拔罐操作方法

方法	取穴	操作方法
火罐法	肝俞、肾俞、足三里、血海、三阴交	每日择1~2穴留罐5~10分钟

精确取穴

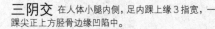

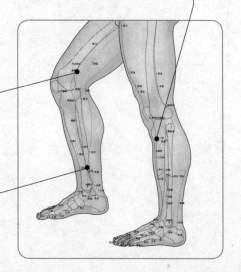

肝俞 在背部，当第9胸椎棘突下，旁开1.5寸处。

肾俞 在第2腰椎棘突下，命门旁开1.5寸处。

足三里 位于小腿前外侧，当犊鼻穴下3寸，距胫骨前缘一横指（中指）处。

血海 在大腿内侧，髌底内侧端上2寸处。

三阴交 在人体小腿内侧，足内踝上缘3指宽，踝尖正上方胫骨边缘凹陷中。

健脾开胃拔罐法

脾胃虚弱是因素体脾虚或饮食不节、情志因素、劳逸失调等原因引起脾的功能虚衰、不足的病症。

使用拔罐疗法，可以增强脾运化食物、输布水液、统摄血液的作用，同时加强肠胃的消化吸收能力。

● 拔罐操作方法

方 法	取 穴	操作方法
火罐法	中脘、气海、脾俞、胃俞、足三里	每日各穴留分钟罐5～10分钟

精确取穴

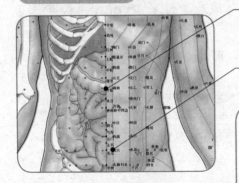

中脘 在上腹部，前正中线，距脐中上4寸处。

气海 在第2腰椎棘突下，命门旁开1.5寸处。

脾俞 在第11胸椎棘突下，脊中旁开1.5寸处。

胃俞 在背部，第12胸椎棘突下，旁开1.5寸。

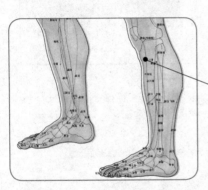

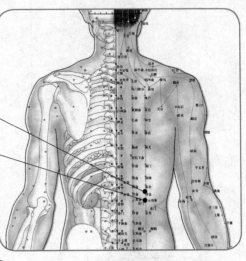

足三里 位于小腿前外侧，当犊鼻穴下3寸，距胫骨前缘一横指（中指）处。

滋肝明目拔罐法

　　肝与目通过经脉而互相联系，眼得肝血的濡养，才能维持正常的视力。

　　肝血不足时，可出现两眼干涩、视力模糊；肝火上犯时可见眼红肿疼痛；肝阳上扰时可见头昏眼花等病状。通过拔罐可以疏通肝与眼连接的经脉，达到滋肝明目的效果。

● 拔罐操作方法

方　法	取　穴	操作方法
火罐法	风池、肝俞、胆俞、肾俞、足三里、血海、太阳	每次选2~3穴留罐5~10分钟

精确取穴

风池 位于人体的后颈部，后头骨下，两条大筋外缘陷窝中。

肝俞 在背部，当第9胸椎棘突下，旁开1.5寸。

胆俞 在背部，当第10胸椎棘突下，旁开1.5寸。

肾俞 在第2腰椎棘突下，命门旁开1.5寸处。

血海 在大腿内侧，髌底内侧端上2寸处。

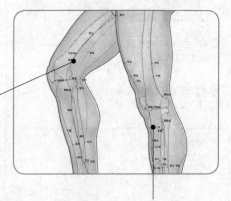

足三里 位于小腿前外侧，当犊鼻穴下3寸，距胫骨前缘一横指（中指）处。

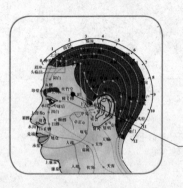

太阳 在耳郭前面，前额两侧，外眼角延长线的上方。

养心安神拔罐法

养心安神是指一种安神法。用于治疗阴虚而造成的心神不安。

心神不安的症状有心悸易惊，健忘失眠，精神恍惚，多梦遗精，口舌生疮，大便燥结。使用养心安神拔罐法可以治疗心神不安，消除以上一系列症状。

● 拔罐操作方法

方 法	取 穴	操作方法
火罐法	厥阴俞、心俞、肝俞、肾俞、三阴交	每次择2~3穴留罐5~10分钟

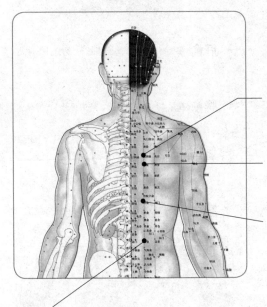

精确取穴

厥阴俞 背部，第5胸椎棘突上方，左右2指宽处。

心俞 第5胸椎棘突下，旁开1.5寸处。

肝俞 在背部，当第9胸椎棘突下，旁开1.5寸处。

肾俞 在第2腰椎棘突下，命门旁开1.5寸处。

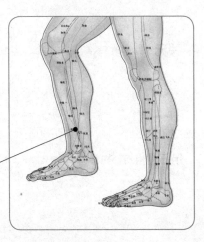

三阴交 在人体小腿内侧，足内踝上缘3指宽，踝尖正上方胫骨边缘凹陷中。

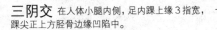

第四章 强身健体拔罐十法

强筋壮骨拔罐法

　　筋骨诸病为感受风寒湿邪或肝肾不足所致的筋骨疼痛，腰膝软弱无力，以及手足拘挛等疾患的总称。

　　使用拔罐法拔相关穴位，可以起到疏风散寒除湿，舒筋通络，滋补肝肾等功能。

● 拔罐操作方法

方 法	取 穴	操作方法
火罐法	肝俞、脾俞、肾俞、关元、腰俞、足三里	每次取2~3穴，留罐5~10分钟

精确取穴

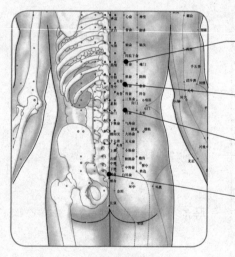

肝俞 在背部，当第9胸椎棘突下，旁开1.5寸处。

脾俞 在第11胸椎棘突下，脊中旁开1.5寸处。

肾俞 在第2腰椎棘突下，命门旁开1.5寸处。

腰俞 在骶部，当后正中线上，适对骶管裂孔。

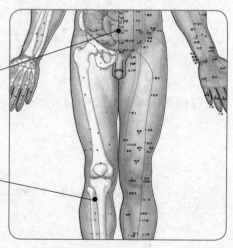

关元 在人体的下腹部，前正中线上，从肚脐往下3/5处。

足三里 位于小腿前外侧，当犊鼻穴下3寸，距胫骨前缘一横指（中指）处。

润肤泽容拔罐法

润肤泽容拔罐法是用火罐法拔颧髎、风池、大椎、血海、阴陵泉、三阴交达到润肤泽容效果的一种方法。

长期使用润肤泽容拔罐法可以红润面色，减少皱纹，防治皮肤干燥，缺乏弹性，使面部皮肤光洁柔嫩，富有弹性。

● 拔罐操作方法

方 法	取 穴	操作方法
火罐法	风池、大椎、肝俞、脾俞、肾俞、血海、阴陵泉、三阴交、颧髎	颧髎宜轻拔，微显潮红即可，其他穴位每次取2~3穴，留罐5~10分钟

精确取穴

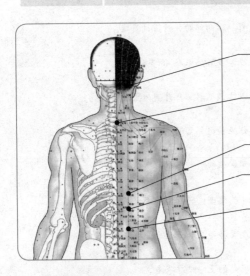

风池 位于人体的后颈部，后头骨下，两条大筋外缘陷窝中。

大椎 人体颈部后正中线上，第7颈椎棘突下凹陷中。

肝俞 在背部，当第9胸椎棘突下，旁开1.5寸处。

脾俞 在第11胸椎棘突下，脊中旁开1.5寸处。

肾俞 在第2腰椎棘突下，命门旁开1.5寸处。

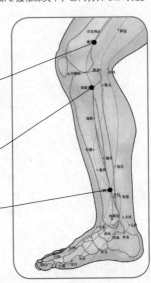

血海 在大腿内侧，髌底内侧端上2寸处。

阴陵泉 在人体的小腿内侧，膝下胫骨内侧凹陷处。

三阴交 在人体小腿内侧，足内踝上缘3指宽，踝尖正上方胫骨边缘凹陷中。

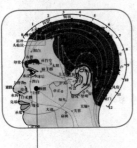

颧髎 在面部，当目外眦直下，颧骨下缘凹陷处。

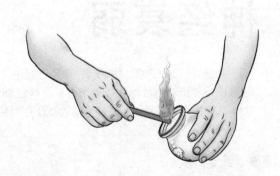

第五章
内科疾病拔罐疗法

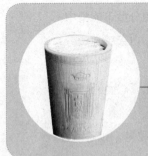

　　本章介绍了神经衰弱、支气管炎、肺炎、慢性胃炎、心绞痛、高血压、癫痫、糖尿病、慢性肾炎、坐骨神经痛等共十六种在日常生活中发病率比较高、比较典型的内科疾病的拔罐疗法。每小节的结构是先对某种疾病作一简介，然后阐述治疗该种疾病所应选取的穴位和具体的拔罐操作步骤。

(25) 神经衰弱

　　神经衰弱是一种常见的疾病,多见于青年人和中年人,其表现主要为:头痛、头晕、睡眠不好、记忆力减退,疲惫无力等。神经衰弱的病因不明,但是通常认为,这是由于高级神经过度紧张后,神经活动处于相对疲乏的一种状态。

● 诊断

　　1. 神经系统:如头痛、头晕、脑涨、耳鸣、眼花、记忆力减退、思想分散不能集中,容易激动,易怒,工作或学习时提不起精神,睡眠不好或整夜睡不着,白天感觉疲劳,腰背酸痛,脚软无力和全身各部分的似有似无的不良感觉等。

　　2. 循环系统:如心跳、气急、胸痛和出汗等。以这些症状为主的称为心血管神经官能症。

　　3. 消化系统:如胃口不好、胃部胀痛、呕吐、胸闷、腹泻和便秘等。以这些症状为主的称为胃肠神经官能症。

　　4. 生殖系统:如阳痿、早泄和遗精等。以这些症状为主的称为性神经官能症。

● 选穴及治疗方法

单纯火罐法

　　所选穴位:心俞、膈俞、肾俞和胸至骶段脊柱两侧膀胱经循行线。

　　治疗方法:让患者取俯卧体位,以充分暴露背部。医生先用拇指指腹在以上各穴反复用力按摩5次,然后再在膀胱经循行线上用闪火法各吸拔4罐,留罐30分钟。每3天治疗1次,连续6次为1个疗程。

刺络罐法

　　所选穴位:心俞、肾俞、脾俞、三阴交、足三里、内关。

　　治疗方法:让患者取坐位,对穴位皮肤进行常规消毒后,先用三棱针点刺各穴,然后再用闪火法将罐吸拔在点刺后的穴位上,留罐5分钟。吸拔的顺序是,先吸拔身体的一侧穴位,然后第二天再吸拔身体的另一侧穴位。在以后的治疗过程中,两侧的穴位要交替吸拔。这种治疗每日1次,10日为一疗程。

超简单拔罐消百病全书

拔罐选穴与治疗方法

精确取穴

足三里 位于外膝眼下3寸，距胫骨前嵴1横指处，当胫骨前肌上。

三阴交 位于小腿内侧，足内踝尖上3寸，胫骨内侧缘后方。

脾俞 位于第11胸椎棘突下，旁开1.5寸处。

内关 位于前臂正中，腕横纹上2寸，在桡侧屈腕肌腱同掌长肌腱之间。

心俞 位于第5胸椎棘突下，旁开1.5寸处。

膈俞 位于第7胸椎棘突下，旁开1.5寸处。

肾俞 位于第2腰椎棘突下，旁开1.5寸处。

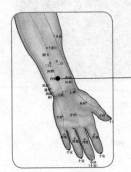

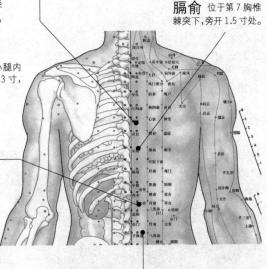

选穴及操作步骤

● **单纯火罐法**	心俞 膈俞 肾俞 胸至骶段脊柱两侧膀胱经循行线		
让患者取俯卧体位以充分暴露背部 →	用拇指指腹在以上各穴反复用力按摩5次 →	在膀胱经循行线上用闪火各吸拔4罐，留罐30分钟	

● **刺络罐法**	心俞 肾俞 脾俞 三阴交 足三里 内关		
让患者取坐位，然后对穴位皮肤进行常规消毒 →	用三棱针点刺各穴，然后再用闪火法将罐吸拔在点刺后的穴位上 →	留罐5分钟	

(25)

神经衰弱的对症药膳

● 莲子猪心汤

材料：

红枣15克，枸杞子15克，莲子（不去心）60克，猪心1个，蜜枣、食盐各适量

做法：

①猪心入锅中加水煮熟洗净，切成片。

②红枣、莲子、枸杞子泡发洗净，备用。

③把全部材料放入锅中，加清水适量，小火煲2个小时，加食盐调味即可。

功效：

本品具有益气镇惊、安神定志的功效，适合心胆气虚型的神经衰弱患者食用。

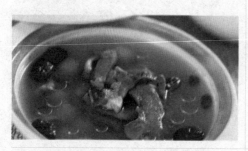

● 黄花木耳肉片汤

材料：

肉片200克，干黄花菜100克，上海青1棵，黑木耳1朵，食盐5克

做法：

①黄花菜去硬梗，打结，以清水泡软，捞起、沥干。

②黑木耳洗净，泡发至软，切粗丝；上海青洗净、切段。

③煮锅加4碗水煮沸后，下黄花菜、黑木耳、肉片，待肉片熟后，续下上海青，加食盐调味即成。

功效：

本品具有清热化痰、滋阴降火、交通心肾的功效，适合痰热扰心、心肾不交型的神经衰弱患者食用。

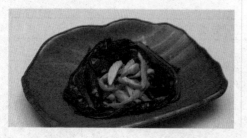

● 绿豆莲子百合粥

材料：

绿豆40克，莲子、百合、红枣各适量，大米50克，白糖适量，葱8克

做法：

①大米、绿豆均泡发洗净；莲子去心洗净；红枣、百合均洗净，切片；葱洗净，切成葱花。

②锅置火上，倒入清水，放入大米、绿豆、莲子一同煮开。

③加入红枣、百合同煮至浓稠状，调入白糖拌匀，撒上葱花即可。

功效：

本品清热化痰、镇心安神，适用于肝火扰心、痰热扰心型神经衰弱症。

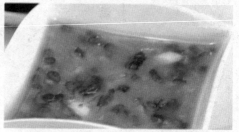

● 灵芝黄芪炖肉

材料：

灵芝少许、黄芪15克，瘦肉500克，料酒、葱、姜、食盐、胡椒粉各适量

做法：

①黄芪洗净润透、切片，灵芝洗净，葱、姜拍碎，瘦肉洗净后，放入沸水锅中余烫去血水捞出，再用清水洗净切成小方块。

②黄芪、瘦肉、葱、姜、料酒、食盐同入碗内，注入适量清水，隔水炖煮。煮沸后，捞去浮沫，改用小火炖，炖至瘦肉熟烂，用食盐、胡椒粉调味即成。

功效：

这道菜具有补中益气、补肺益肾、养心安神的功效。其中灵芝具有保护肝细胞、降血糖、调节自主神经、降低胆固醇、升高白细胞、提高机体免疫力等多种作用，适用于神经衰弱、失眠、食欲不振、慢性肝炎、高血压、冠心病、身体羸瘦等患者。

超简单拔罐消百病全书

● 灯心草百合炒芦笋

材料：

新鲜百合 150 克，绿芦笋 75 克，白果 50 克，益智仁 10 克，灯心草 5 克，食盐 4 克，色拉油 5 毫升

做法：

①将益智仁、灯心草如果煎药汁备用。

②将百合洗净泡软；芦笋洗净，切斜段；白果洗净。

③炒锅内倒入色拉油加热，放入百合、芦笋、白果翻炒，倒入药汁煮约 3 分钟，加入食盐调味即可食用。

功效：

本品滋阴降火、益气安神，适用于心肾不交、心胆气虚型的神经衰弱。

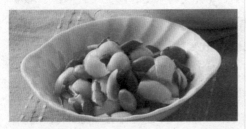

● 木耳竹茹汤

材料：

黑木耳 15 克，鸡血藤 15 克，竹茹 10 克，红枣 8 颗，冰糖适量

做法：

①将黑木耳和各中药材洗净。

②将所有原材料放入煲中，加水以大火煮沸后转小火煎至约 1 碗水的分量，加冰糖温热服食即可。

功效：

本品具有清热化痰、和中安神的功效，适合痰热扰心型的神经衰弱患者食用。

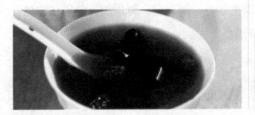

● 麦枣桂圆汤

材料：

瘦肉 350 克，干贝、黄精、生地黄、熟地黄各 10 克，食盐 6 克，鸡精 4 克

做法：

①瘦肉洗净，切块，汆水；干贝、黄精、生地黄、熟地黄分别洗净，切片。

②锅中注水，烧沸，放入瘦肉炖 1 个小时。

③再放入干贝、黄精、生地黄、熟地黄慢炖 1 个小时，加入食盐和鸡精调味即可。

功效：

本品具有滋阴降火、交通心肾、镇心安神的功效，适合心肾不交、肝火扰心型的神经衰弱患者食用。

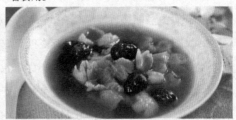

● 黄精蒸土鸡

材料：

黄精、党参、山药各 30 克，土鸡 1 只（重约 1000 克），姜、川椒、葱、食盐、味精各适量

做法：

①将土鸡洗净剁成 1 寸见方的小块。放入沸水中烫 3 分钟后，装入汽锅内，加入葱、姜、食盐、川椒、味精。

②再加入黄精、党参、山药盖好汽锅，放入蒸锅蒸 3 个小时即成。

功效：

黄精具有补中益气、润心肺、强筋骨等功效，可治虚损寒热、肺痨咯血、病后体虚羸瘦、筋骨软弱、风湿疼痛等。本菜适用于脾胃虚弱、体倦无力、面黄肌瘦、气血不足、神经衰弱者，但中寒腹泻、痰湿痞满、气滞者忌服。

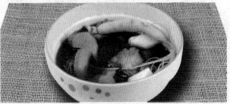

(26) 支气管炎

　　支气管炎是指气管、支气管黏膜及其周围组织的慢性非特异性炎症。临床上以长期咳嗽、咳痰或伴有喘息及反复发作为特征。支气管炎有急性、慢性之分。急性支气管炎是由病毒和细菌感染，或因物理、化学因素的刺激而引起的急性炎症。主要症状是咳嗽、胸骨后疼痛，偶尔也有哮鸣音和气急。慢性支气管炎也是由病毒、细菌感染，或是由物理、化学因素刺激所引起的。本病多发于中年以上的人。

● 诊断

　　慢性支气管炎与急性支气管炎两者区别较易，可根据下述三方面鉴别。

　　1. 病史：急性支气管炎一般在发病前无支气管炎的病史，即无慢性咳嗽、咳痰及喘息等病史。而慢性支气管炎均有上述呼吸道病史。

　　2. 病程及症状：急性支气管炎起病较快，开始为干咳，以后咳黏痰或脓性痰。常伴胸骨后闷胀或疼痛、发热等全身症状，多在 3 ~ 5 天内好转，但咳嗽、咳痰症状常持续 2 ~ 3 周才恢复。而慢性支气管炎则以长期、反复而逐渐加重的咳嗽为突出症状，伴有咳痰。咳痰症状是否与感染有关，时轻时重，还可伴有喘息，病程迁延。

　　3. 并发症：急性支气管炎多伴有阻塞性肺气肿及肺心病，而慢性支气管炎发展到一定阶段常伴有上述疾病。

● 选穴及治疗方法

单纯火罐法治疗急性支气管炎

　　所选穴位：大椎、风门、身柱、脾俞、膻中、中府、尺泽。

　　治疗方法：让患者取适宜体位，用闪火法或者投火法将火罐按穴位吸拔，留罐 20 分钟。每日 1 次。

单纯火罐法治疗慢性支气管炎

　　所选穴位：肺俞、脾俞、肾俞、中府、膻中、足三里、丰隆。

　　治疗方法：让患者取适宜体位，对穴位皮肤进行消毒后，再用闪火法吸拔穴位，留罐 15 分钟，以穴位皮肤红紫为准。每日治疗 1 次。

拔罐选穴与治疗方法

精确取穴

膻中 位于人体胸部，当前正中线上，平第4肋间，两乳头连线的中点。

中府 位于人体胸前壁的外上方，云门下1寸，平第1肋间隙，距前正中线6寸处。

大椎 位于人体的颈部下端，第7颈椎棘突下凹陷处。

风门 位于人体背部，当第2胸椎棘突下，旁开1.5寸处。

身柱 位于人体背部，当后正中线上，第3胸椎棘突下凹陷中。

肺俞 位于人体背部，当第3胸椎棘突下，旁开1.5寸处。

肾俞 位于人体腰部，当第2腰椎棘突下，旁开1.5寸处。

脾俞 位于人体背部，当第11胸椎棘突下，旁开1.5寸处。

足三里 位于外膝眼下3寸，距胫骨前嵴1横指，当胫骨前肌上。

尺泽 肘横纹中，肱二头肌腱桡侧凹陷处。

丰隆 位于人体外踝尖上8寸，条口穴外1寸，胫骨前嵴外2横指处。

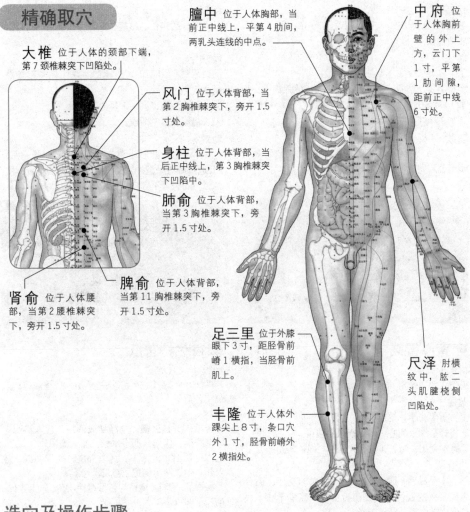

选穴及操作步骤

● 单纯火罐法	大椎 风门 身柱 脾俞 膻中 中府 尺泽
让患者取适宜体位 ➡	用闪火法或者投火法将火罐按穴位吸拔，留罐20分钟

● 单纯火罐法	肺俞 脾俞 肾俞 中府 膻中 足三里 丰隆	
让患者取适宜体位 ➡	对穴位皮肤进行消毒 ➡	用闪火法吸拔穴位，留罐15分钟，以穴位皮肤红紫为准

26

支气管炎的对症药膳

● 半夏桔梗薏苡仁汤

材料：
半夏 15 克，桔梗 10 克，薏苡仁 50 克，百合 5 克，冰糖适量

做法：
①半夏、桔梗用水略冲。
②将半夏、桔梗、薏苡仁、百合一起放入锅中，加水 1000 毫升煮至薏苡仁熟烂。
③加入冰糖调味即可。

功效：
　　本品具有燥湿化痰、理气止咳的功效，适合痰湿蕴肺型的慢性支气管炎患者食用。

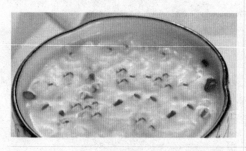

● 蜜心雪梨

材料：
雪梨 1 个，蜂蜜 60 毫升

做法：
①将雪梨洗净，挖出梨核。
②将蜂蜜倒入梨心中，入锅蒸熟即可。
③睡前食用，每日 1 次，连服 20 ~ 30 天。

功效：
　　本品具有润肺止咳、滋阴润燥的功效，适合患病日久的慢性支气管患者食用，症见干咳无痰或痰中带血丝、咽喉干燥。

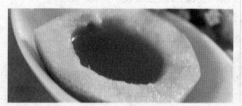

● 果仁鸡蛋羹

材料：
白果仁、甜杏仁、核桃仁、花生仁各 10 克，鸡蛋 2 个

做法：
①白果仁、甜杏仁、核桃仁、花生仁一起炒熟，混合均匀。
②打入鸡蛋液，调入适量的水。
③入锅蒸至蛋熟即成。

功效：
　　本品具有止咳平喘、益气补虚、润肠通便作用，适合肺气虚型慢性支气管炎、肺炎的患者食用，但腹泻的患者不宜食用。

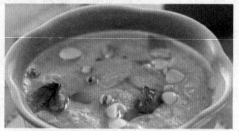

● 杏仁拌苦瓜

材料：
苦瓜 250 克，杏仁 50 克，枸杞子 10 克，香油、食盐、鸡精各适量

做法：
①苦瓜剖开，去瓤，洗净切成薄片，放入沸水中焯至断生，捞出，沥干水分，放入碗中。
②杏仁用温水泡一下，撕去外皮，掰成两瓣，放入开水中烫熟；枸杞子泡发洗净。
③将香油、食盐、鸡精与苦瓜搅拌均匀，撒上杏仁、枸杞子即可。

功效：
　　本菜具有止咳化痰、提神健脑的功效，对肺热咳嗽、咳吐黄痰的支气管炎患者有食疗作用。此外，苦瓜对热毒痢疾、疮肿、热病烦渴、小儿痱子、眼结膜炎等病也有很好的食疗效果。

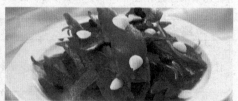

● 桑白杏仁茶

材料：
桑白皮、南杏仁、枇杷叶各10克，绿茶12克，红糖20克

做法：
①将杏仁洗净，打碎。
②桑白皮、绿茶、南杏仁、枇杷叶洗净，加水煎汁，去渣。
③加入红糖溶化，即可饮服。

功效：
　　本品具有泻肺平喘、止咳化痰的功效，适合慢性支气管炎伴热证者，咳吐黄痰者食用。

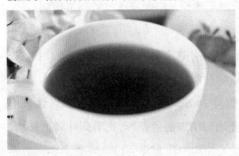

● 紫苏子牛蒡茶

材料：
紫苏子10克，牛蒡子10克，枸杞子5克，绿茶20毫升，冰糖适量

做法：
①枸杞子洗净后与紫苏子、牛蒡子一起放入锅中，加500毫升水用小火煮至沸腾。
②倒入杯中后，再加入冰糖、绿茶汁搅匀即可饮用。

功效：
　　本品具有发散风热、化痰止咳的功效，适合风热型慢性支气管炎患者食用。

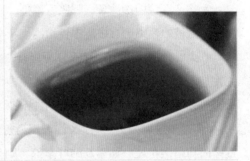

● 杏仁核桃牛奶饮

材料：
杏仁30克，核桃仁20克，牛奶200毫升

做法：
①将杏仁、核桃仁放入清水中洗净，与牛奶一起放入炖锅中。
②加适量清水后将炖锅置于火上烧沸，再用小火煎煮20分钟即可。

功效：
　　本品具有温肺定喘、润肠通便、健脾益胃、益智安神的功效。尤其适合肺虚咳嗽、便秘、神经衰弱、失眠、支气管炎等患者食用。

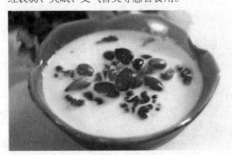

● 二仁汤

材料：
北杏仁10克，瓜蒌仁15克，猪瘦肉100克

做法：
①将猪瘦肉洗净，切细，备用。
②将猪瘦肉、杏仁、瓜蒌仁加适量水共煎汤，调味即可。

功效：
　　本品具有清热润肺、化痰止咳的功效，适合痰热郁肺型的慢性支气管炎患者食用。

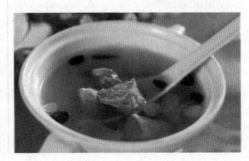

26

(27) 肺炎

肺炎是由细菌或病毒引起的急性肺部发炎。可由多种细菌、真菌、病毒或者寄生虫引起，化学物质、过敏等因素也能引起肺炎。肺炎按照发病部位区分，可分为大叶性、小叶性和间质性肺炎，尤其以大叶性肺炎居多。肺炎一般多发于冬、春两季。

● 诊断

下面就以大叶性肺炎为例，介绍一下肺炎的临床诊断。

1. 突然起病，寒战，高热，咳嗽，胸痛，咯铁锈色痰，出现口唇疱疹。

2. 病变部位叩诊浊音，呼吸音降低，听到湿啰音，语颤及支气管语音增强。

3. 血液中白细胞总数及中性增高。

4. 大叶性肺炎的病理过程分为充血、实变、消散三期。发病后 12 ~ 24 小时为充血期，肺部毛细血管扩张，肺泡内有少量浆液渗出，肺泡内仍含大量气体。X 线检查可无明显或仅有局部肺纹理增粗。发病后 24 小时左右，肺泡内充满炎性渗出物，病变逐步发展为实变期。X 线表现为密度均匀增加的致密影，先沿肺叶周边开始，逐渐向肺门侧扩展。如累及肺叶全部，则呈大片均匀致密影，以叶间裂为界，边界清楚，形状与肺叶的轮廓一致，不同肺叶的大叶性实变形状不同，X 线表现亦异。

● 选穴及治疗方法

单纯火罐法

所选穴位：大椎、身柱、肺俞。

治疗方法：让患者取俯卧位，先选用中等型号的玻璃火罐，然后用闪火法将罐吸拔在穴位上，留罐 10 ~ 15 分钟，以吸拔部位的皮肤变得红紫为准。每日治疗 1 次，连续吸拔 3 次。

刺络罐法

所选穴位：大椎、身柱、肺俞。

治疗方法：让患者取俯卧位，在对穴位皮肤进行常规消毒后，首先用三棱针点刺或用梅花针扣刺穴位周围皮肤至微微出血的程度，接着用闪火法将罐吸拔在穴位上，留罐 10 ~ 15 分钟，以吸拔出血 1 毫升左右为度。每日治疗一次。

拔罐选穴与治疗方法

精确取穴

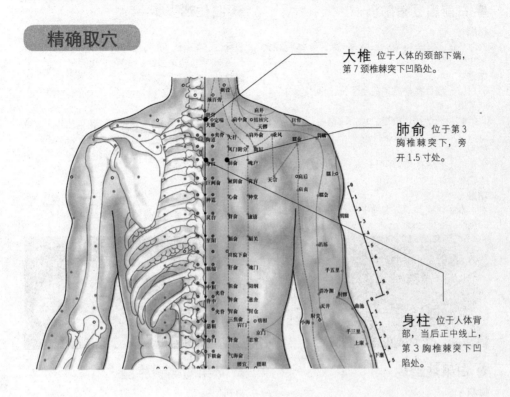

大椎 位于人体的颈部下端，第 7 颈椎棘突下凹陷处。

肺俞 位于第 3 胸椎棘突下，旁开 1.5 寸处。

身柱 位于人体背部，当后正中线上，第 3 胸椎棘突下凹陷处。

选穴及操作步骤

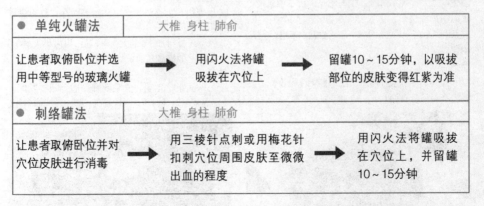

● 单纯火罐法	大椎　身柱　肺俞	
让患者取俯卧位并选用中等型号的玻璃火罐	用闪火法将罐吸拔在穴位上	留罐10～15分钟，以吸拔部位的皮肤变得红紫为准

● 刺络罐法	大椎　身柱　肺俞	
让患者取俯卧位并对穴位皮肤进行消毒	用三棱针点刺或用梅花针扣刺穴位周围皮肤至微微出血的程度	用闪火法将罐吸拔在穴位上，并留罐10～15分钟

27

肺炎的对症药膳

● 白前扁豆猪肺汤

材料：

白前 9 克，扁豆 10 克，猪肺 300 克，葱 25 克，食盐 3 克

做法：

①白前、扁豆择净后用清水漂洗，再用纱布包起来备用。

②猪肺冲洗干净，挤净血污，同白前、扁豆一起放入砂锅内，再将葱洗净放入，注入清水约 2000 毫升。

③先用大火烧沸，改用小火炖 1 个小时，至猪肺熟透，加少许食盐调味即可。

功效：

本品祛痰降逆，宣肺平喘，适合痰浊阻肺型的慢性肺炎患者食用。

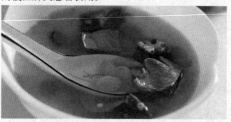

● 四仁鸡蛋粥

材料：

核桃仁、花生仁 40 克，鸡蛋 2 个，白果仁、甜杏仁各 20 克，白糖适量

做法：

①白果仁洗净，去壳、去皮；甜杏仁、核桃仁、花生仁洗净。

②将白果仁、甜杏仁、核桃仁、花生仁共研成粉末，用干净、干燥的瓶罐收藏，放于阴凉处。

③每次取 20 克加水煮沸，冲鸡蛋，成一小碗，加白糖搅拌均匀即可。

功效：

本品补气敛肺、止咳化痰，适合肺气虚弱，久病不愈的肺炎患者食用。

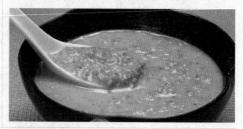

● 白果炖鹧鸪

材料：

白果 20 克，鹧鸪 1 只，生姜 10 克，食盐 5 克，味精 3 克，鸡精 5 克，胡椒粉 3 克

做法：

①鹧鸪洗净斩小块，生姜切片。

②净锅上火，加水烧沸，把鹧鸪下入沸水中余烫。

③锅中加油烧热，下入姜片爆香，加入适量清水，放入鹧鸪、白果煲 30 分钟，加入食盐、味精、鸡精、胡椒粉即可。

功效：

此汤具有清热宣肺、化痰止咳的功效，适合慢性肺炎患者食用。

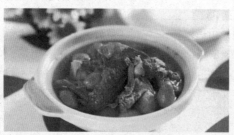

● 苹果雪梨煲牛腱

材料：

甜杏仁、苦杏仁、红枣各 25 克，苹果、雪梨各 1 个，牛腱 90 克，生姜、食盐各适量

做法：

①苹果、雪梨洗净，去皮，切薄片；牛腱洗净，切块，余烫后捞起备用。

②甜杏仁、苦杏仁、红枣和生姜洗净，红枣去核备用。

③将上述材料加水，以大火煮沸后，再以小火煮 1.5 个小时，最后加食盐调味即可。

功效：

本品止咳定喘、滋阴润肺。适合咽喉发痒干痛、音哑、急性肺炎、慢性肺炎、肺结核患者食用。

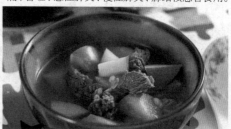

● 白果扒草菇

材料：
白果 15 克，草菇 450 克，陈皮 6 克，姜丝 10 克，葱花、花生油、食盐、味精、香油各适量

做法：
①将草菇洗净，切片；白果去皮煨好；陈皮泡后切成丝。
②锅内加少许底油，下葱花、姜丝爆香后，下入陈皮和草菇炒。
③最后加入白果，调入食盐、味精、香油翻炒均匀即可。

功效：
本品补气健脾，止咳化痰，适用于咳吐白痰或咳嗽痰少的肺炎患者食用。

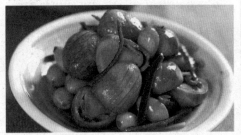

● 杏仁白萝卜炖猪肺

材料：
猪肺 250 克，南杏仁 30 克，白萝卜 200 克，花菇 50 克，上汤、生姜、食盐、味精各适量

做法：
①猪肺反复冲洗干净，切成大件；南杏仁、花菇浸透洗净；白萝卜洗净，带皮切成中块。
②将以上用料连同 1.5 碗上汤、姜片放入炖盅，盖上盅盖，隔水炖煮，先用大火炖 30 分钟，再用中火炖 50 分钟，后用小火炖 1 个小时即可。
③炖好后加食盐、味精调味即可。

功效：
杏仁可止咳平喘，白萝卜可生津清热，猪肺治肺虚咳嗽，三者搭配，可敛肺定喘、止咳化痰、增强体质，适合肺炎患者食用。

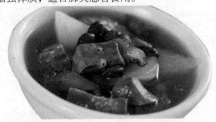

● 复方菊花茶

材料：
金银花 21 克，菊花、桑叶各 9 克，杏仁 6 克，芦根 30 克（鲜的加倍），蜂蜜适量

做法：
①将金银花、菊花、桑叶、杏仁、芦根用水略冲洗。
②放入锅中用水煮，将汤盛出。
③待凉后再加入蜂蜜即可。

功效：
本品具有清热润肺、止咳化痰的功效，可用于咳嗽、咳吐黄痰、发热、小便发黄的肺炎患者食用。

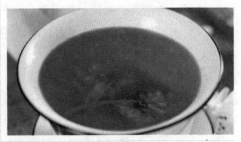

● 旋覆花乳鸽止咳汤

材料：
乳鸽 1 只，旋覆花、沙参各 10 克，山药 20 克，食盐适量

做法：
①将乳鸽去毛及肠杂，洗净切块。
②山药、沙参洗净切片；将旋覆花、放入药袋中，扎紧。
③将乳鸽、山药、沙参放入砂锅中，加药袋及食盐，用小火炖 30 分钟至肉烂，取出药袋即可。

功效：
本品清热化痰、补肺、益气、养阴，适合热痰郁肺、肺气阴两虚型的慢性肺炎患者食用。

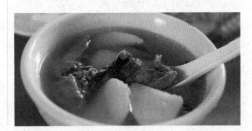

㉘ 慢性胃炎

　　慢性胃炎，是以胃黏膜的非特异性慢性炎症为主要病理变化的慢性疾病。成因一般来自三个方面：一是由急性胃炎转变而来；二是由其他疾病引起的继发炎症，如溃疡病、胃癌、胃扩张、胃下垂等；三是由饮食无节制、爱吃生冷辛辣食品、长期饮酒、过度吸烟、精神刺激等因素诱发所致。

● 诊断

　　1. 上腹部不适或疼痛，进食后加重；常有口臭、口苦、嗳气、恶心、食欲不振等症状。

　　2. 胃酸常增高，临床征象可似溃疡病，也可发生胃出血。后期可见营养不良、消瘦、贫血、舌萎缩，部分患者胃酸减低，有时出现腹泻，本病可恶变成胃癌。

　　3. 胃液分析。

● 选穴及治疗方法

单纯火罐法

　　所选穴位：胆俞、肝俞、脾俞、膈俞、胃俞、三焦俞、内关、足三里。

　　治疗方法：让患者取俯卧位，用闪火法将火罐吸拔在穴位上，留罐 15 分钟。2 天治疗 1 次，5 次为 1 个疗程。

刺络罐法

　　所选穴位：大椎、脾俞、胃俞、身柱、中脘、胃俞。

　　治疗方法：让患者取俯卧位或坐位，在对穴位皮肤进行常规消毒后，先用三棱针点刺穴位到出血的程度，然后再用闪火法将罐吸拔在点刺穴位上，留罐 10 分钟。每次做 1 组穴位，每 2 天为 1 个疗程。

闪罐法

　　所选穴位：中脘、天枢、关元。

　　治疗方法：让患者取俯卧位，暴露出腹部。首先用闪火法将玻璃火罐吸拔在穴位上，然后在每个穴位上连续闪罐 20 ~ 30 下，最后再留罐 10 分钟。病重时每日 1 次，待症状缓解后改为每 2 日 1 次。

拔罐选穴与治疗方法

精确取穴

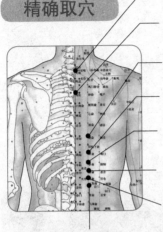

大椎 位于人体的颈部下端，第7颈椎棘突下凹陷处。

身柱 位于人体背部，当后正中线上，第3胸椎棘突下凹陷中。

膈俞 位于人体背部，当第7胸椎棘突下，旁开1.5寸处。

肝俞 位于人体背部，当第9胸椎棘突下，旁开1.5寸处。

胆俞 位于人体背部，当第10胸椎棘突下，旁开1.5寸处。

脾俞 位于人体背部，当第11胸椎棘突下，旁开1.5寸处。

胃俞 位于人体背部，当第12胸椎棘突下，旁开1.5寸处。

三焦俞 位于人体腰部，当第1腰椎棘突下，旁开1.5寸。

中脘 位于人体腹部，脐上4寸，即胸骨下端至脐连线之中点。

天枢 位于人体中腹部，肚脐向左右3指宽处。

关元 位于人体下腹部，前正中线上，当脐下3寸处。

足三里 位于外膝眼下3寸，距胫骨前嵴1横指，当胫骨前肌上。

内关 位于前臂正中，腕横纹上2寸，在桡侧屈腕肌腱同掌长肌腱之间。

选穴及操作步骤

● 单纯火罐法	胆俞 肝俞 脾俞 膈俞 胃俞 三焦俞 内关 足三里		
让患者取俯卧位	➡ 用闪火法将罐吸拔在穴位上，留罐15分钟		
● 刺络罐法	大椎 脾俞 胃俞 身柱 中脘 胃俞		
让患者取俯卧位或坐位	➡ 对穴位皮肤进行常规消毒	➡ 用三棱针点刺穴位到出血的程度	➡ 再用闪火法将罐吸拔在点刺穴位上，留罐10分钟
● 闪罐法	中脘 天枢 关元		
让患者取俯卧位以暴露出腹部	➡ 用闪火法将玻璃火罐吸拔在穴位上	在每个穴位上连续闪罐20～30下，最后再留罐10分钟	

28

慢性胃炎的对症药膳

● 牛奶木瓜甜汤

材料：

木瓜 200 克，牛奶 300 毫升

做法：

①将木瓜洗净，削皮，去籽，切成小块。

②将切好的木瓜放进碗中。

③加入牛奶即可食用。

功效：

木瓜有中和胃酸、生津止痛的 作用，可抑制胃酸分泌，有效保护胃黏膜，与牛奶同食可生津止渴、补虚开胃、保护胃黏膜，适合慢性胃炎患者食用。

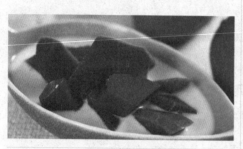

● 山药五宝甜汤

材料：

山药 200 克，莲子 150 克，百合 10 克，银耳 15 克，桂圆肉 15 克，红枣 8 颗，冰糖 80 克

做法：

①山药削皮，洗净，切段；银耳泡发，去蒂，切小朵；莲子淘净；百合用清水泡发；桂圆肉、红枣洗净。

②将材料放入煲中，加清水适量，中火煲 45 分钟。放入冰糖，以小火煮至冰糖溶化即可。

功效：

本品健脾养血、滋阴益胃，对胃阴亏虚，有胃灼热感的胃炎患者有较好疗效。

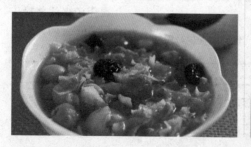

● 山药白术羊肚汤

材料：

羊肚 250 克，红枣、枸杞子各 15 克，山药、白术各 10 克，食盐、鸡精各 5 克

做法：

①羊肚洗净，切块，氽水；山药洗净，去皮，切块；白术洗净，切段；红枣、枸杞子洗净，浸泡。

②锅中烧水，放入羊肚、山药、白术、红枣、枸杞子，加盖。

③炖 2 个小时后调入食盐和鸡精即可。

功效：

本品具有健脾益气、暖胃宽中的功效，适合慢性胃炎患者食用。

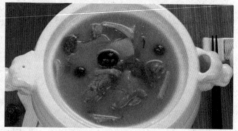

● 香菇冬瓜

材料：

干香菇 10 朵，冬瓜 500 克，海米、姜丝、食盐、味精、水淀粉、香油各适量

做法：

①干香菇泡发，洗净切丝；冬瓜去皮、籽，洗净挖成球状。

②锅中油烧热，爆香姜丝后放入香菇丝，倒入清水，放入洗净的海米煮开。

③放入冬瓜球煮熟，加食盐、味精调味，勾芡，淋上香油即可。

功效：

本品具有疏肝理气的功效，适合肝胃不和的慢性胃炎患者。

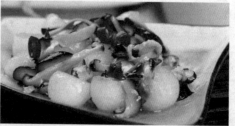

● 韭菜子蒸猪肚

材料：
韭菜子9克，猪肚1个，食盐、胡椒粉各适量

做法：
①猪肚洗净，将韭菜子放入肚内。
②猪肚放入碗中，加入食盐、胡椒粉。
③将装有猪肚的碗上笼蒸至烂熟即可。

功效：
　　本品具有温中行气、健脾和胃的功效，适合胃脘虚寒的胃炎患者食用。

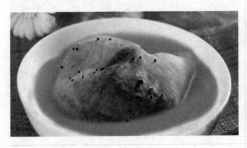

● 冬瓜蛤蜊汤

材料：
冬瓜50克，蛤蜊250克，生姜10克，食盐5克，胡椒粉2克，料酒约5毫升，香油少许

做法：
①冬瓜洗净，去皮，切丁块状；生姜切片。
②蛤蜊洗净，用淡食盐水浸泡1个小时后捞出沥干水分备用；炒锅内加入开水，将冬瓜煮至熟烂。
③放入蛤蜊、姜片及食盐、胡椒粉、料酒，大火煮至蛤蜊开壳后关火，捞出泡沫即可。

功效：
　　本品滋阴润燥、养胃生津，适合胃阴亏虚性的慢性胃炎患者。

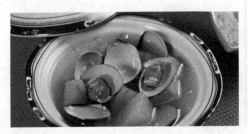

● 佛手延胡索猪肝汤

材料：
佛手、延胡索各9克，制香附6克，猪肝100克，食盐、姜丝、葱花各适量

做法：
①猪肝洗净，切片备用。
②将佛手、延胡索、制香附洗净，放入锅中，加适量水煮沸，再用小火煮15分钟左右。
③加入猪肝片，放适量食盐、姜丝、葱花调味，熟后即可食用。

功效：
　　本品具有疏肝解郁、行气止痛的功效，适合肝胃不和型的慢性胃炎患者。

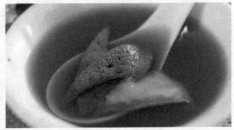

● 金针菇甲鱼汤

材料：
甲鱼1只，金针菇150克，枸杞子少许，食盐6克，味精3克

做法：
①甲鱼宰杀洗净，切成小块；金针菇、枸杞子洗净备用。
②锅中加水烧沸，下入甲鱼块焯去血水后，捞出。
③再将甲鱼块、金针菇、枸杞子加适量清水煮40分钟后，调入食盐、味精即可。

功效：
　　本品具有益气补虚、理气宽中、滋阴养胃、理气解痛、调和肝胃的功效，适合各个证型的慢性胃炎患者。

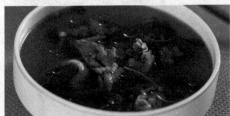

● 杨桃柳橙汁

材料：

杨桃 2 个，柳橙 1 个，柠檬汁、蜂蜜各少许

做法：

①将杨桃洗净，切块，放入半锅水中，煮开后转小火熬煮 4 分钟，放凉；柳橙洗净，切块，备用。

②将杨桃倒入杯中，加入柳橙和辅料一起调匀即可。

功效：

本品具有清热泻火、养胃生津的功效，适合肝胃郁热、胃阴亏虚型的慢性胃炎患者。

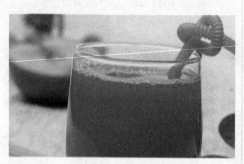

● 白扁豆粥

材料：

白扁豆 30 克，大米 200 克，山药 10 克，食盐 5 克、葱花适量

做法：

①将白扁豆、山药加水先煲 30 分钟。

②再加入大米和适量水煲至成粥。

③调入食盐，煲至入味，撒上葱花即可。

功效：

本品具有健脾补虚、健脾化湿的功效，适合脾胃气虚型的慢性胃炎患者食用。

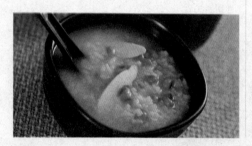

● 百合粳米粥

材料：

粳米及鲜百合各 50 克，麦芽糖 20 克

做法：

①将粳米洗净，泡发，备用；鲜百合掰片，洗净。

②将泡发的粳米倒入砂锅内，加水适量，用大火烧沸后，改小火煮 40 分钟。

③至煮稠时，加入百合片稍煮片刻，在起锅前，加入麦芽糖即可。

功效：

本品具有滋阴润燥、养胃生津的功效，适合胃阴亏虚型的胃炎患者食用。

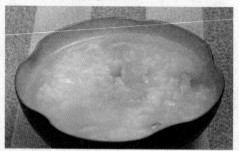

● 金针菇牛肉卷

材料：

金针菇 250 克，牛肉 100 克，青椒、红椒各 10 克，花生油 50 克，日本烧烤汁 30 克

做法：

①牛肉洗净，切成长薄片；青椒、红椒洗净，切丝；金针菇洗净备用。

②将金针菇、辣椒丝卷入牛肉片。

③锅中注花生油烧热，放入牛肉卷煎熟，淋上日本烧烤汁即可。

功效：

本品有健脾益胃、理气宽中、养胃生津的功效，适合肝胃不和、肝胃郁热以及胃阴亏虚型慢性胃炎患者。

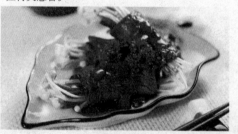

超简单拔罐消百病全书

● 小米粥

材料：
小米 1/2 杯，干玉米碎粒 1/4 杯，糯米 1/4 杯，白糖少许

做法：
①将小米、干玉米碎、糯米分别用清水洗净，备用。
②洗后的原材料放入电饭煲内，加清水后开始煲粥，煲至粥黏稠时加入白糖调味，倒出盛入碗内。

功效：
　　本品具有疏肝解郁、理气宽中的功效，适合肝胃不和型的慢性胃炎患者食用。

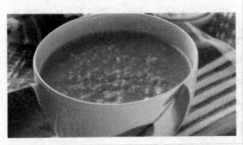

● 冬瓜红豆汤

材料：
冬瓜 200 克，红豆 100 克，食盐 3 克，鸡精 2 克、花生油适量

做法：
①冬瓜去皮洗净，切块；红豆泡发洗净备用。
②锅入水烧开，放入红豆余至八成熟，捞出沥干水分备用。
③锅下花生油烧热，放入冬瓜略炒，加入清水，放入红豆，加食盐、鸡精调味，煮熟装盘即可。

功效：
　　本品具有清热泻火、养胃生津的功效，适合肝胃郁热以及胃阴亏虚型的慢性胃炎患者。

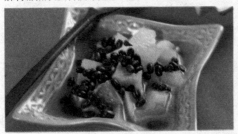

● 木瓜银耳猪骨汤

材料：
木瓜 100 克，银耳 10 克，猪骨 150 克，食盐 3 克，花生油 4 克

做法：
①木瓜去皮，洗净切块；银耳洗净，泡发撕片；猪骨洗净，斩块。
②热锅入水烧开，下入猪骨，煲尽血水，捞出洗净。
③将猪骨、木瓜放入瓦煲，注入水，大火烧开后下入银耳，改用小火炖煮 2 个小时，加食盐、花生油调味即可。

功效：
　　本品清热泻火、调和肝胃，适合肝胃郁热型的慢性胃炎患者食用。

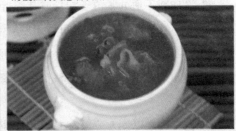

● 西瓜木瓜汁

材料：
西瓜 100 克，木瓜 1/4 个，生姜 1 克，柠檬 1/8 个，冰水 200 毫升，低聚糖适量

做法：
①将木瓜与西瓜去皮去籽，生姜、柠檬洗净后去皮，将这几种材料均以适当大小切块。
②将所有材料放入榨汁机一起搅打成汁，滤出果肉即可。

功效：
　　本品具有清热泻火、养胃生津的功效，适合肝胃郁热、胃阴亏虚型的慢性胃炎患者。

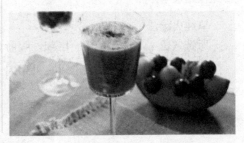

28

心绞痛

心绞痛，是冠状动脉供血不足，心肌急剧的暂时缺血与缺氧所引起的以发作性胸痛或胸部不适为主要表现的临床综合征。本病多见于男性，多数病人在 40 岁以上，劳累、情绪激动、饱食、受寒、阴雨天气、急性循环衰竭等为常见的诱因。

● 诊断

1. 心绞痛应是压榨紧缩、压迫窒息、沉重闷胀性疼痛，其实也并非"绞痛"。少数病人可为烧灼感、紧张感或呼吸短促伴有咽喉或气管上方压榨感。疼痛或不适感开始时较轻，逐渐增剧，然后逐渐消失，很少为体位改变或深呼吸所影响。

2. 疼痛或不适处常位于胸骨或其邻近，也可发生在上腹至咽部之间的任何水平处，但极少在咽部以上。有时可位于左肩或左臂，偶尔也可伴于右臂、下颌、下颈椎、上胸椎、左肩胛骨间或肩胛骨上区，然而位于左腋下或左胸下者很少。对于疼痛或不适感分布的范围，病人常用整个手掌或拳头来指示，仅用一手指的指端来指示者极少。

3. 诱发因素以体力劳累为主，其次为情绪激动。登楼、平地快步走、饱餐后步行、逆风行走，甚至用力大便或将臂举过头部的轻微动作，暴露于寒冷环境、饮用冷饮、身体其他部位的疼痛，以及恐怖、紧张、发怒、烦恼等情绪变化，都可诱发。但自发性心绞痛可在无任何明显诱因下发生。

● 选穴及治疗方法

刺络罐法
所选穴位：至阳。

治疗方法：当心绞痛发作时，首先要对穴位皮肤进行消毒，然后用三棱针迅速点刺至阳穴并使之出血，最后采用闪火法将罐吸拔至阳穴上，留罐 5 分钟，疼痛可得到快速缓解。

单纯火罐法
所选穴位：心俞、膻中、巨阙、膈俞。

治疗方法：让患者取右侧卧位，采用闪火法将罐吸拔在上述穴位上，留罐 10 分钟。患者疼痛可得到缓解。

拔罐选穴与治疗方法

精确取穴

心俞 位于第5胸椎棘突下、旁开1.5寸处。

膻中 位于胸部，当前正中线上，平第4肋间，两乳头连线的中点。

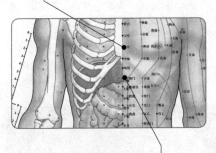

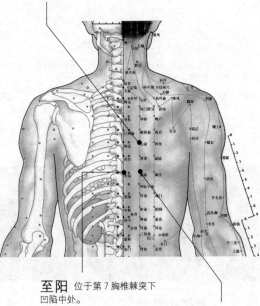

巨阙 位于人体前正中线，脐上6寸处。

至阳 位于第7胸椎棘突下凹陷中处。

膈俞 位于第7胸椎棘突下，旁开1.5寸处。

选穴及操作步骤

● 刺络罐法	至阳	
对穴位皮肤进行消毒 ➡	用三棱针迅速点刺至阳穴并使之出血 ➡	采用闪火法将罐吸拔至阳穴上，留罐5分钟
● 单纯火罐法	心俞 膻中 巨阙 膈俞	
让患者取右侧卧位 ➡	采用闪火法将罐吸拔在上述穴位上 ➡	留罐10分钟

29

心绞痛的对症药膳

● 海马排骨汤

材料：

海马 2 只，排骨 220 克，胡萝卜 50 克，味精 0.5 克，鸡精 0.55 克，食盐 1 克

做法：

①将排骨洗净，剁成若干块，氽烫备用；胡萝卜洗净切成小方块。

②将所有的材料放入汤煲中，放入适量水（水量不要太多，能盖过材料即可），用小火煲熟。快熟时放入所有的调味料即可。

功效：

　　此药膳可活血化淤、补肾壮阳、增强抵抗力，适用心血淤阻型的心绞痛患者食用。女性服用还可治疗由体虚所引起的白带增多症状。需要注意的是阴虚内热、脾胃虚弱者不宜服用此汤。

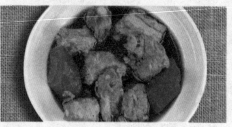

● 川芎黄芪炖鱼头

材料：

川芎 3 小片，枸杞子 10 克，黄芪 2 小片，鱼头 1 个，丝瓜 200 克，生姜、葱适量

做法：

①鱼头去鳞、鳃，洗净，剁成大块备用；丝瓜去皮，切成块状。

②锅内放入高汤、川芎、黄芪、姜片、枸杞子煮10 分钟，待发出香味后，改用小火保持微沸。

③把鱼头和丝瓜块放入汤中，用小火煮 15 分钟，加调味料即可。

功效：

　　此汤具有行气活血、祛风止痛的功效，可用于预防头晕、头痛、心绞痛。其中丝瓜可以活血通乳、化淤止痛，但脾湿胃寒的人不宜多食。

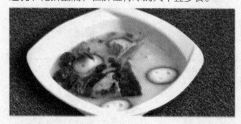

● 三七蛋花汤

材料：

三七 10 克，鸡蛋 2 个，食盐少许

做法：

①将三七去除杂质，洗净；锅置火上，倒入适量清水，将三七加水煮片刻，捞起，沥干，备用。

②另起锅，倒入适量水，待烧开后，打入鸡蛋煮至熟。

③再将备好的三七放入锅中，待再次煮沸后，加入食盐调味即可熄火，盛入碗中。

功效：

　　本药膳中的三七为主要药材，有利于增强记忆能力，并有明显的镇痛作用，特别是对头晕、头痛、共济失调、语言障碍等症状有明显改善作用。

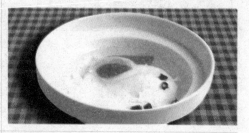

● 洋葱炒芦笋

材料：

洋葱 150 克，芦笋 200 克，食盐 3 克，味精少许

做法：

①芦笋洗净，切成斜段；洋葱洗净，切成片。

②锅中加水烧开，下入芦笋段稍焯后捞出沥水。

③锅中加油烧热，下入洋葱爆炒香，再下入芦笋稍炒，下入食盐和味精炒匀即可。

功效：

　　本品具有活血化淤、通脉止痛的功效，适合心血淤阻型的心绞痛患者食用。

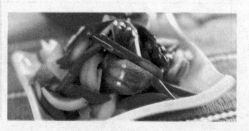

● 当归芍药炖排骨

材料：

当归、芍药、熟地黄、丹参各 15 克，川芎 7.5 克，三七 7.5 克，排骨 500 克，米酒适量

做法：

①将排骨洗净，余烫去腥，再用冷开水冲洗干净，沥水，备用。

②将当归、芍药、熟地黄、丹参、川芎入水煮沸，放入排骨，加米酒，待水煮开，转小火，续煮 30 分钟。

③最后加入磨成粉的三七拌匀，适度调味即可。

功效：

丹参既能补血，又能活血，常用于脸色萎黄、嘴唇及指甲苍白、头晕眼花、心慌心悸、心绞痛、舌质淡等病症，凡妇女月经不顺、血虚经闭、胎产诸病症均可使用；此外，还可用于疗治血虚、肠燥、便秘等病。

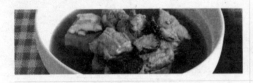

● 半枝莲蛇舌草茶

材料：

白花蛇舌草 50 克，半枝莲 50 克

做法：

①将半枝莲、白花蛇舌草冲净，盛入煮锅。

②加水至盖满材料，以大火煮开，再转小火慢煮 30 分钟。

③去渣取汁当茶饮。

功效：

本药膳具有清热、解毒、散淤、止血、止痛的功效。另外本药膳还可抗癌。其中白花蛇舌草性寒味甘苦，归心、肺、肝、大肠经，具有清热解毒、收敛利湿、消痈散结的功效。

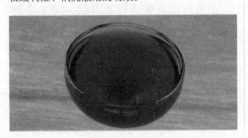

● 当归苁蓉炖羊肉

材料：

当归 10 克，肉苁蓉 15 克，山药 25 克，桂枝 5 克，黑枣 6 颗，核桃 15 克，羊肉 250 克，姜 3 片，米酒少许

做法：

①先将羊肉洗净，在沸水中余烫一下，去除血水和羊骚味。

②将所有药材放入锅中，羊肉置于药材上方，再加入少量米酒及适量水（水量盖过材料即可）。

③用大火煮滚后，再转小火炖约 40 分钟即可。

功效：

本药膳具有补气养血、促进血液循环的良好功效，气血淤滞不畅的人可以借助这道菜得到改善。当归和羊肉搭配，是产后的补益佳品，对产后身体虚弱、营养不良、贫血低热、汗多怕冷等症状有明显的疗效。

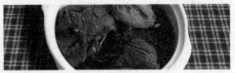

● 腐竹黑木耳瘦肉汤

材料：

猪瘦肉 100 克，腐竹 50 克，黑木耳 30 克，花生油 20 克，食盐、酱油各适量，味精、香油各 3 克，葱 5 克

做法：

①将猪瘦肉切丝、余水，腐竹用温水泡开切小段，木耳撕成小块备用。

②净锅上火倒入花生油，将葱爆香，倒入水，下入肉丝、腐竹、黑木耳，调入食盐、味精、酱油烧沸，淋香油即可。

功效：

本品具有活血化淤、通脉止痛的功效，适合心血淤阻型的心绞痛患者食用。

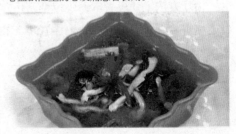

（30）高血压

高血压，又称原发性高血压，是一种以体循环动脉压升高为主的常见病。其发病原因尚不明晰，但通常认为与长期精神紧张和遗传有关。

● 诊断

1. 症状复杂，常见的有：头痛、头晕、头胀、耳鸣、心悸、四肢发麻、颈项僵硬、烦躁、失眠等。

2. 血压在 140 / 90 毫米汞柱以上。

3. 高血压的节律。

● 选穴及治疗方法

刺络罐法①

所选穴位：大椎。

治疗方法：让患者取坐位，在对穴位皮肤进行常规消毒后，先用三棱针在大椎穴上划出 1 厘米长的痕迹并使之有少量血液渗出，然后用闪火法将火罐迅速吸拔在穴位上，留罐 5 ~ 15 分钟。起罐后擦干净血迹并用棉纱包裹，以防感染。这种治疗每周 1 次，5 次为一个疗程。

刺络罐法②

所选穴位：肝俞、筋缩。

治疗方法：让患者取俯卧位，在对穴位皮肤进行常规消毒后，先用梅花针叩刺穴位并使之出血，然后用闪火法将罐吸拔在穴位上，留罐 5 ~ 10 分钟，吸拔至出血 2 ~ 3 毫升。两穴交替吸拔，两日 1 次。

留针罐法

所选穴位：大椎。

治疗方法：让患者取俯卧位暴露出背部。在对穴位皮肤进行消毒后，用 2 寸毫针迅速直刺入穴中 1 ~ 1.5 寸，当患者觉得针感下移时，将玻璃火罐吸拔在该穴位上，留罐约 20 分钟。每 2 日 1 次，10 次为 1 个疗程。以 3 个疗程为治疗限度，并且每个疗程之间必须间隔 7 日。

拔罐选穴与治疗方法

精确取穴

大椎 位于人体的颈部下端，第7颈椎棘突下凹陷中。

肝俞 在人体背部，当第9胸椎棘突下，旁开1.5寸处。

筋缩 位于人体背部，当后正中线上，第9胸椎棘突下凹陷中。

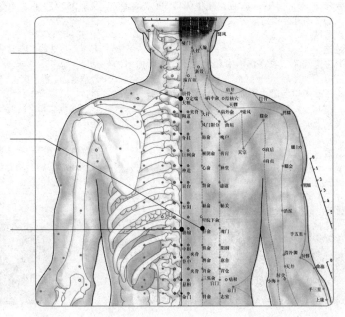

选穴及操作步骤

● 刺络罐法①	大椎	
让患者取坐位并对穴位皮肤进行常规消毒 →	用三棱针在大椎穴上画出1厘米长的痕迹使之有血液渗出 →	用闪火法将火罐迅速吸拔在穴位上，留罐5～15分钟
● 刺络罐法②	肝俞、筋缩	
让患者取俯卧位并对穴位皮肤进行常规消毒 →	用梅花针叩刺穴位并使之出血 →	用闪火法将罐吸拔在穴位上，留罐5～10分钟，吸拔至出血2～3毫升
● 留针罐法	大椎	
让患者俯卧位暴露出背部并对穴位皮肤进行常规消毒 →	用2寸毫针迅速直刺入穴中1～1.5寸 →	将玻璃火罐吸拔在该穴位上，留罐约20分钟

30

高血压的对症药膳

● 杜仲煮牛肉

材料：

杜仲 20 克，枸杞子 15 克，瘦牛腿肉 500 克，绍兴酒 2 汤匙，姜片、葱段少许，鸡汤 2 大碗，食盐适量

做法：

①牛肉洗净，放在热水中稍烫一下，去除血水，备用。

②将杜仲和枸杞子稍洗一下，然后和牛肉一起放入锅中，加适量水。

③开大火煮沸后，再转小火将牛肉煮至熟烂，起锅前拣去杜仲、姜片和葱段，用食盐调味即可。

功效：

本药膳以补肝肾、强筋骨、降血压见长，适用于治疗肾虚腰痛、腰膝无力、高血压等病症。此外，牛肉使本菜品更具有提升体力、抵抗疲劳的效果。但阴虚火旺者需谨慎服用。

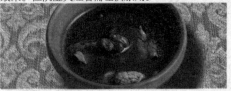

● 甜酒煮灵芝

材料：

灵芝 50 克，甜酒 1000 克，蜂蜜 20 克

做法：

①将灵芝洗净，切成片、晾干。将锅洗净，锅中加水放入灵芝，以中火熬煮。

②再加入甜酒，用小火慢慢熬煮，共煮至入味便可熄火。

③冷却至 35 ℃ 以下时，放入蜂蜜，搅拌均匀即可。

功效：

本药膳可强心护肝，祛痰降压。

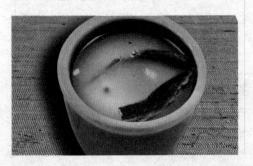

● 芹菜百合

材料：

芹菜 250 克，百合 100 克，红椒 30 克，食盐 3 克，香油 20 克

做法：

①将芹菜洗净，斜切成块；百合洗净；红椒洗净，切块。

②锅洗净，置于火上，加水烧开，放入切好的芹菜、百合、红椒余水至熟，捞出沥干水分，装盘待用。

③加入香油和食盐搅拌均匀即可食用。

功效：

芹菜含有丰富的维生素 P，可以增强血管壁的弹性、韧度和致密性，降低血压、血脂，可有效预防冠心病、动脉硬化等病的发生。百合具有滋阴、降压、养心安神的功效，可改善高血压患者的睡眠。

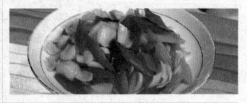

● 玉米红枣瘦肉粥

材料：

枸杞子 30 克，红枣 10 颗，玉米粒、瘦肉各 150 克，糯米适量

做法：

①红枣、枸杞子洗净，泡发 30 分钟，备用；瘦肉洗净，剁成肉末状；糯米可事先泡软，以便煮烂变稠。

②起锅倒水，大火烧至水开，放入糯米，煮沸后放入瘦肉和红枣。

③再次沸腾后转成小火，倒入玉米粒和枸杞子，待沸腾后煮半个小时，即可。

功效：

枸杞子有降血压、降胆固醇和防止动脉粥样硬化的作用，红枣内含有环磷酸腺苷，能消除疲劳、扩张血管、增加心肌收缩力、改善心肌营养，对防治心血管疾病有良好作用，和玉米、瘦肉、糯米搭配，可有效降低血压。

● 西芹多味鸡

材料：

红枣、川芎、当归各5克，鸡腿100克，西芹片10克，姜片、白话梅各5克，胡萝卜片10克，棉线、米酒、绍兴酒适量

做法：

①全部药材入锅，煮沸后滤取汤汁，备用。

②鸡腿去骨、洗净，用棉线扎紧，入锅煮沸，以小火焖煮5分钟，取出后与汤汁、米酒、绍兴酒拌匀，冷藏1天待用。

③将备好的胡萝卜片等辅料放在鸡腿上。

功效：

西芹有降压健脑、清肠利便、解毒消肿等功效，还有镇静和抗惊厥的作用。和性平味甘的鸡肉搭配，能起到很好的滋补的效果，有效治疗体虚引起的失眠多梦等症状。

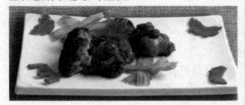

● 牡蛎豆腐羹

材料：

牡蛎肉150克，豆腐100克，鸡蛋1个，韭菜50克，花生油20克，食盐少许，葱段、香油各2克，高汤适量

做法：

①牡蛎肉洗净泥沙；豆腐洗净，切成细丝；韭菜洗净，切末；鸡蛋打入碗中备用。

②净锅上火倒入花生油，将葱炝香，倒入高汤，下入牡蛎肉、豆腐丝，调入食盐煲至入味。

③再下入韭菜末、鸡蛋，淋入香油即可。

功效：

本品具有滋阴潜阳、清肝泻火、补虚损的功效，可用于肝火旺盛及肝阳上亢所致的高血压症。

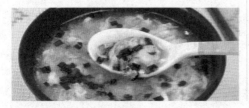

● 酸枣仁大米粥

材料：

酸枣仁（熟）15克，大米100克，白糖适量，清水适量

做法：

①将酸枣仁、大米分别洗净，酸枣仁用刀切成碎末。

②砂锅洗净置于火上，倒入大米，加水煮至粥将熟，加入酸枣仁末，搅拌均匀，再煮片刻。

③起锅前，加入白糖，甜味由自己决定，调好味即可。

功效：

酸枣仁养心、安神、敛汗，有一定的降压作用，和大米搭配煮粥有宁心、益气、镇静安神的作用。适用于高血压、神经衰弱、心悸、失眠、多梦等症。

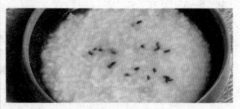

● 玉米须荷叶粥

材料：

玉米须、荷叶各10克，决明子20克，大米100克，食盐1克，葱5克

做法：

①大米洗净置冷水中泡发半个小时，捞出沥干；玉米须洗净，稍浸泡后，捞出沥干；决明子、荷叶洗净；葱洗净，切圈。

②锅置火上，先下入决明子、荷叶和玉米须，加适量水煎汁，去渣留汁。

③再放入大米煮至米粒开花、浓稠，调入食盐拌匀，撒上葱即可。

功效：

此粥可清热利水、润肠通便、降压降糖，适用于肝火旺盛或肝阳上亢所致的高血压病以及尿路感染、糖尿病、便秘等。

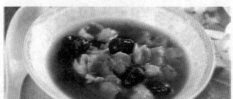

30

癫痫

癫痫，俗称羊癫风，是一种发作性神经异常的疾病。当此病发作时，患者的主要表现为突然性的意识丧失，全身出现抽搐症状。

癫痫分为原发性和继发性两种。原发性癫痫的病因，目前尚无法阐明；而继发性癫痫，则常是由脑膜炎、脑炎、脑血管痉挛、颅内疾病、低血糖、脑外伤和中毒等原因所引起。

● 诊断

（一）癫痫小发作

1. 症状：患者突然瞪目直视、呆立或呆坐，如果手中有拿东西会掉落，面色苍白。无跌扑和抽搐。

2. 发作时间：数秒钟即恢复正常。

（二）癫痫大发作

1. 症状：突然发作，有时会大叫一声，随即意识丧失，全身抽搐，咬牙，皮肤紫绀，口吐白沫或因舌、唇破而出现血沫，眼红，瞳孔扩大，大小便失禁。

2. 发作时间：这样持续数分钟后进入昏睡，经过半个小时以上，神志才慢慢清醒。醒后感觉头痛，精神疲倦，浑身疼痛不适，对发病时情况记忆不清。

● 选穴及治疗方法

出针罐法

所选穴位：大椎。

治疗方法：让患者取俯伏位，在对穴位皮肤进行常规消毒后，先用 2 寸毫针以 30° 角由大椎穴刺入约 1.5 寸深，若患者有触电感传至四肢，当立即出针，随后用闪火法将罐吸拔在大椎穴上，留罐 10 分钟。每 2 日 1 次。

刺络罐法

所选穴位：百会、印堂。

治疗方法：让患者取仰卧位，在对穴位皮肤进行常规消毒后，先用三棱针点刺穴位以放血，然后再用抽气罐吸拔穴位，留罐 10 分钟，每日 1 次。

拔罐选穴与治疗方法

精确取穴

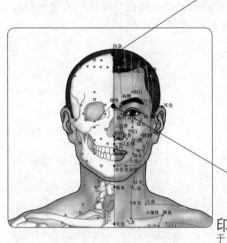

百会 位于头部,当前发际正中直上 5 寸,或两耳尖连线中点处。

大椎 位于人体的颈部下端,第 7 颈椎棘突下凹陷处。

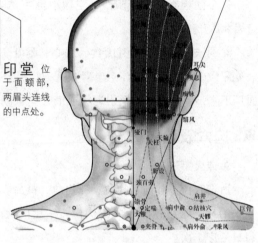

印堂 位于面额部,两眉头连线的中点处。

选穴及操作步骤

● 出针罐法	大椎	
让患者取俯卧位并对穴位皮肤进行常规消毒 ➡	用2寸毫针以30°角由大椎穴刺入约1.5寸深,当触电感传至四肢,当立即出针 ➡	用闪火法将罐吸拔在大椎穴上,留罐10分钟
● 刺络罐法	百会 印堂	
让患者取仰卧位对穴位皮肤进行常规消毒 ➡	用三棱针点刺穴位以放血 ➡	用抽气罐吸拔穴位,留罐10分钟

32 糖尿病

糖尿病，即尿中含糖的一种病症，它是一种以糖代谢紊乱为主的慢性内分泌疾病。它的发病原因是人体中促使糖代谢的胰岛素分泌过少时，糖的代谢速度变慢，从而使患者血糖上升，尿中含糖。糖尿病在严重的时候，会出现酮尿酸中毒昏迷，有可能危及生命。

● 诊断

1. 此病的主要特征：多饮、多食、多尿。

2. 皮肤容易反复感染，经常会生痈、疖。

3. 小便检查：尿糖阳性，空腹血糖 ≥ 7.8 毫摩尔 / 升，餐后 2 小时血糖 ≥ 11.1 毫摩尔 / 升。

4. 酮尿酸中毒：如有厌食、恶心、呕吐、腹痛，或嗅到苹果味时，应考虑糖尿病酮尿酸中毒的可能。注意患者表现为呼吸急促，严重的患者可出现昏迷，大口呼吸，血压下降，手足发冷，反射迟钝或消失。尿糖呈阳性，尿醋酮呈阳性。

● 选穴及治疗方法

单纯火罐法 ①

所选穴位：肺俞、脾俞、三焦俞、肾俞、足三里、三阴交、太溪。

治疗方法：让患者取俯伏位，采用闪火法将罐吸拔在穴位上，留罐 10 分钟。每日治疗 1 次。

单纯火罐法 ②

所选穴位：肾俞、肺俞、胃俞、大肠俞、阳池。

治疗方法：让患者取俯卧位以暴露出背部。然后用闪火法将罐吸拔在穴位上，留罐 15 ~ 20 分钟。每次选一侧穴位，每日 1 次，10 次为 1 个疗程。

●注意事项

本病患者在治疗期间要限制饮食，多食蔬菜、蛋白质及豆制品；在治疗时要注意不要让皮肤烫伤，以防感染。

拔罐选穴与治疗方法

精确取穴

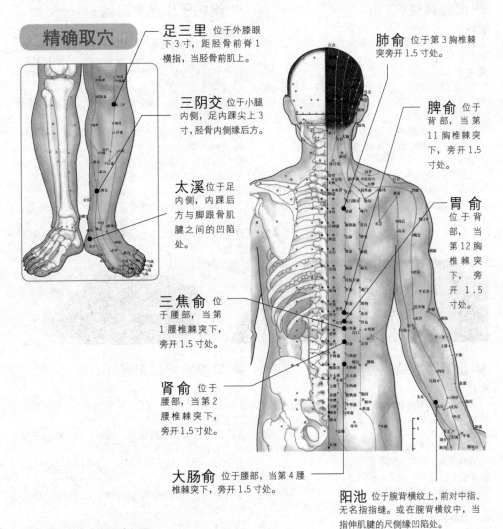

足三里 位于外膝眼下3寸，距胫骨前脊1横指，当胫骨前肌上。

三阴交 位于小腿内侧，足内踝尖上3寸，胫骨内侧缘后方。

太溪 位于足内侧，内踝后方与脚跟骨肌腱之间的凹陷处。

三焦俞 位于腰部，当第1腰椎棘突下，旁开1.5寸处。

肾俞 位于腰部，当第2腰椎棘突下，旁开1.5寸处。

大肠俞 位于腰部，当第4腰椎棘突下，旁开1.5寸处。

肺俞 位于第3胸椎棘突旁开1.5寸处。

脾俞 位于背部，当第11胸椎棘突下，旁开1.5寸处。

胃俞 位于背部，当第12胸椎棘突下，旁开1.5寸处。

阳池 位于腕背横纹上，前对中指、无名指指缝。或在腕背横纹中，当指伸肌腱的尺侧缘凹陷处。

选穴及操作步骤

● 单纯火罐法①	肺俞　脾俞　三焦俞　肾俞　足三里　三阴交　太溪
让患者取俯伏位 ➡	采用闪火法将罐吸拔在穴位上 ➡ 留罐10分钟
● 单纯火罐法②	肾俞　肺俞　胃俞　大肠俞　阳池
让患者取俯卧位以暴露出背部 ➡	用闪火法将罐吸拔在穴位上 ➡ 留罐15～20分钟

32

糖尿病的对症药膳

● 山药煮鲑鱼

材料：

山药 20 克，鲑鱼 80 克，胡萝卜 10 克，海带 10 克，芹菜末 15 克

做法：

①鲑鱼洗净、切块，下水氽烫，去腥味；山药、胡萝卜削皮，洗净，切小丁；海带洗净，切小片备用。

②山药丁、胡萝卜丁、海带片放入锅中，加 3 碗水煮沸，转中火熬成 1 碗水。

③加鲑鱼块煮熟，撒上芹菜末即可食用。

功效：

本药膳的主要功效是降血糖。山药含有可溶性纤维，能推迟胃内食物的排空，控制饭后血糖升高。还能助消化、降血糖，可用于糖尿病脾虚泄泻，小便频数。

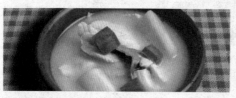

● 花椰菜炒蛤蜊

材料：

白茅根 75 克，胡萝卜、白萝卜各 1 个，西蓝花半朵，蛤蜊 500 克，淀粉、葱丝各适量

做法：

①白茅根加水煮 15 分钟后，沥浮渣；蛤蜊蒸好挖出蛤肉备用；西蓝花烫熟备用。

②胡萝卜、白萝卜切块，氽烫，捞起备用。

③烧热油锅，加入胡萝卜、白萝卜、白茅根及水，以小火焖煮至熟软，再加入西蓝花，以淀粉勾芡，最后将蛤肉淋上即可。

功效：

本药膳具有很好的降血糖功能。富含纤维素的西蓝花能有效降低肠胃对葡萄糖的吸收，进而能够降低血糖，有效控制糖尿病的病情，对高血压、心脏病也有调节和预防的功用。

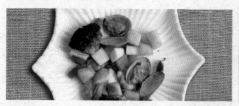

● 枸杞子生地黄肠粉

材料：

红枣 2 克，熟地黄 5 克，枸杞子 3 克，虾仁 20 克，韭菜 80 克，猪肉丝 4 克，香菜 1 克，河粉 100 克，淀粉、米酒各 5 克，甜辣酱、食盐、酱油各 3 克

做法：

①各种药材入碗，加水用中火蒸煮 30 分钟，制成药汁备用。

②虾仁去泥肠，猪肉丝、虾仁放入碗里，用调料腌渍 15 分钟。

③河粉切块，包入备好的材料，蒸 6 分钟，出锅时将药汁淋在肠粉上，撒上香菜即可。

功效：

本药膳含有多种营养成分，不仅能消炎杀菌，还能补钙。其中的虾仁能够补益肝肾、滋养气血、降血糖。但是患有阴虚内热及疮疡、目疾的病人忌食。

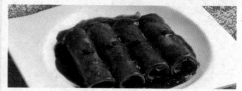

● 党参枸杞红枣汤

材料：

党参 20 克，枸杞子 12 克，红枣 12 克，白糖适量

做法：

①将党参洗净切成段备用。再将红枣、枸杞子放入清水中浸泡 5 分钟后再捞出备用。

②将所有的材料放入砂锅中，然后放入适量的清水，一起煮沸。

③煮沸后改用小火再煲 10 分钟左右，将党参挑出，喝汤时只吃枸杞子、红枣。

功效：

此汤可以滋肾固精，能够治疗阳痿、早泄、滑精等症，对于体虚滑脱等症状疗效显著。党参可以补中益气、和脾胃、补血、降血压，对于各种原因引起的衰弱症、贫血等病症有显著疗效。此外，党参还可以治疗肾炎，减少尿蛋白排出。

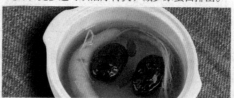

● 山药内金黄鳝汤

材料：

山药150克，鸡内金10克，黄鳝1条（约100克），生姜3片，食盐适量

做法：

①鸡内金、山药洗净；生姜洗净，切片。

②黄鳝剖开洗净，去除内脏，在开水锅中稍煮，捞起，过冷水，刮去黏液，切成长段。

③全部材料放入砂煲内，加适量清水，煮沸后改用小火煲1~2个小时，加食盐调味即可食用。

功效：

本药膳具有调节血糖、益肺气等功效。山药能有效抑制血糖升高，帮助消化。药膳中的黄鳝，含降低血糖和调节血糖的"鳝鱼素"，且所含脂肪极少，是糖尿病患者的理想食品。

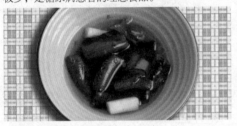

● 黑米饭

材料：

黑米60克，鸡蛋1个，包菜50克，葱花适量

做法：

①黑米淘净，浸泡好后放入电饭锅，加适量清水；包菜洗净切丝，备用。

②将包菜放入米里和匀，打开开关煮饭。

③鸡蛋打匀，煎成蛋皮，切丝，待电饭锅开关跳起，继续焖10分钟，将饭菜和匀盛起，撒上蛋丝、葱花即成。

功效：

本品可以与牛奶一同饮用，具有益气、生津、养血的功效，气血亏虚、津液不足、脾胃虚弱的糖尿病患者可经常食用。

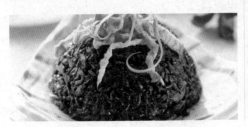

● 草菇扒芥菜

材料：

芥菜200克，草菇300克，大蒜10克，老抽、食盐、鸡精各适量

做法：

①将芥菜洗净，入沸水中余熟装盘；草菇洗净沥干。

②大蒜去皮切片。油锅烧热，大蒜爆香，倒入草菇滑炒片刻，再倒入老抽、少量水烹调片刻。

③加食盐、鸡精调味，将草菇倒在芥菜上即可。

功效：

本菜清热解毒、养阴生津、降压降脂，适合肺热伤津以及胃热炽盛的糖尿病患者食用。

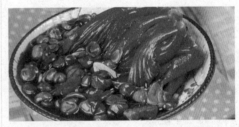

● 红豆黑米粥

材料：

黑米50克，红豆30克，猪腰10克，花生米10克，白萝卜20克，食盐、葱花各适量

做法：

①花生米洗净；黑米、红豆洗净后泡1个小时；白萝卜洗净切块；猪腰洗干净，切成腰花。

②将泡好的黑米、红豆、猪腰同入锅，加水煮沸，下入花生米、白萝卜，中火熬煮半个小时。

③等黑米、红豆煮至开花，调入食盐调味，撒上葱花即可。

功效：

本粥品具有补肾健脑、益肝明目、滋阴养血、促进新陈代谢的作用，比较适合糖尿病性血管并发症患者，还能减少高血压的发病率。

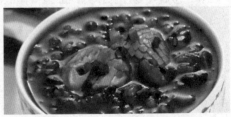

慢性肾炎

慢性肾炎，全称为慢性肾小球肾炎，系指由各种不同病因所引起的原发于肾小球的一种免疫性炎症性疾病。此病一般可分为下列几种类型：隐匿型、肾病型、高血压型和混合型。

● 诊断

1. 病史：可能有急性肾炎病史。

2. 水肿：面部和下肢常有缓起的水肿出现。

3. 面色苍白或萎黄，胃口不开、恶心、常感吃力、腰酸痛，一般无发热。

● 选穴及治疗方法

单纯火罐法

所选穴位：志室、胃仓、京门、大横。

治疗方法：让患者取一定适当体位，用闪火法将火罐吸拔在穴位上，留罐10分钟。每日1次。

温水罐法

所选穴位：天枢、气海、腰阳关、足三里、三阴交及第11～12胸椎棘突间、第1～2腰椎棘突间、第5腰椎下。

治疗方法：

让患者取侧卧位，先将玻璃火罐中倒入1/3的温水，然后用投火法将玻璃罐吸拔在穴位上并留罐10～15分钟。每日1次，两日1次也可以。

● 注意事项

本病患者要限制饮水，多食含食盐量低的食品，最好是优质蛋白食品。除此之外，患者还要注意休息，加强身体锻炼以提高免疫力。

拔罐选穴与治疗方法

精确取穴

胃仓 位于人体背部，当第 12 胸椎棘突下，旁开 3 寸处即是。

天枢 位于腹中部，距脐中旁开 2 寸处即是。

大横 位于腹中部，距脐中 4 寸处。

京门 位于人体侧腰部，章门后 1.8 寸处，当第 12 肋骨游离端的下方。

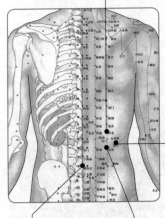

腰阳关 位于腰部，当后正中线上，第 4 腰椎棘突下凹陷中。

志室 位于腰部，当第 2 腰椎棘突下，旁开 3 寸处。

气海 位于腹中部，距脐下 1.5 寸。

足三里 位于外膝眼下 3 寸，距胫骨前嵴 1 横指，当胫骨前肌上。

三阴交 位于小腿内侧，足内踝尖上 3 寸，胫骨内侧缘后方。

选穴及操作步骤

● 单纯火罐法	志室 胃仓 京门 大横	
让患者取一定适当体位 ➡	用闪火法将火罐吸拔在穴位上 ➡	留罐10分钟
● 温水罐法	天枢 气海 腰阳关 足三里 三阴交	
让患者取侧卧位 ➡	将玻璃火罐中倒入 1/3 的温水 ➡	用投火法将玻璃罐吸拔在穴位上并留罐10～15分钟

慢性肾炎的对症药膳

● 车前空心菜猪腰汤

材料：

车前子150克，猪肾1只，空心菜100克，生姜少许，食盐6克，味精3克

做法：

①车前子洗净，加水800毫升，煎至400毫升。

②猪肾、空心菜洗净，猪肾切片，空心菜切段。

③再将猪肾、空心菜放入车前子水中，加入姜片和食盐，继续煮至熟，入味精即可。

功效：

本品具有补肾壮腰、利水通淋的功效，适合肾气亏虚的慢性肾炎患者食用。

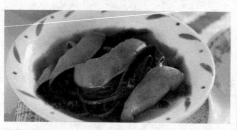

● 螺片玉米须黄瓜汤

材料：

海螺2个，黄瓜100克，玉米须30克，花生油10毫升，葱段、姜片、鸡精各3克，香油2毫升，食盐少许

做法：

①将海螺去壳洗净切成大片，玉米须洗净，黄瓜洗净切丝备用。

②炒锅上火倒入花生油，将葱、姜炝香，倒入水，下入黄瓜、玉米须、螺片，调入食盐、鸡精烧沸，淋入香油即可。

功效：

本品有清热利尿、滋阴生津，适合肝肾阴虚型慢性肾炎患者食用。

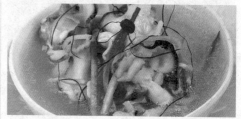

● 玉米须鲫鱼煲

材料：

鲫鱼450克，玉米须90克，莲子5克，食盐、味精各少许，葱段、姜片各5克

做法：

①将鲫鱼处理干净，在鱼身上打上几刀；玉米须洗净；莲子肉洗净备用。

②锅上火倒入油，将葱、姜炝香，下入鲫鱼略煎，倒入水，加入玉米须、莲子肉煲至熟，调入食盐、味精即可。

功效：

本品具有健脾益气、利水消肿的功效，对肾炎水肿、少尿、血尿的患者有很好的食疗作用。

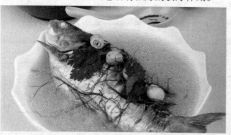

● 茯苓鸽子煲

材料：

鸽子300克，茯苓30克，食盐4克，姜片2克

做法：

①将鸽子宰杀净，斩成块余水；茯苓洗净备用。

②净锅上火倒入水，放入姜片，下入鸽子、茯苓煲至熟，调入食盐调味即可。

功效：

本品具有健脾益气、补肾助阳、利水消肿的功效，适合慢性肾炎伴脾气虚弱、食欲不振的患者食用。

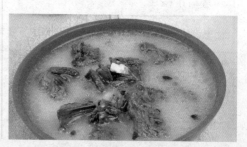

● 赤小豆炖鲫鱼

材料：
鲫鱼1条（约350克），赤小豆500克，车前子10克

做法：
①将鲫鱼处理干净；赤小豆、车前子洗净，备用。
②将鲫鱼、赤小豆、车前子放入锅内，加2000~3000毫升水清炖。
③炖至鱼熟豆烂即可。

功效：
　　本品具有健脾渗湿、利水消肿的功效，可辅助治疗湿热型慢性肾炎。

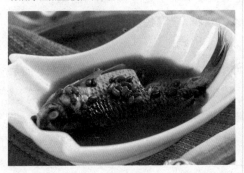

● 螺肉煲笋瓜

材料：
田螺肉300克，笋瓜125克，高汤适量，食盐少许

做法：
①将田螺肉洗净，笋瓜洗净切方块备用。
②净锅上火倒入高汤，下入笋瓜、螺肉、食盐煲至熟即可。

功效：
　　本品具有滋阴解渴、利尿通淋、清热消肿的功效，适合肝肾阴虚型慢性肾小球肾炎患者食用。

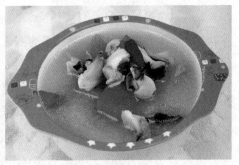

● 绿豆田鸡汤

材料：
田鸡300克，绿豆、海带各50克，食盐、鸡精各5克

做法：
①田鸡处理干净，去皮，切段，余水；绿豆洗净，浸泡；海带洗净，切片，浸泡。
②锅中放入田鸡、绿豆、海带，加入清水，以小火慢炖。
③待绿豆熟烂之后调入食盐和鸡精即可。

功效：
　　本品具有清热滋阴、利尿消肿的功效，适合肝肾阴虚型慢性肾炎患者食用。

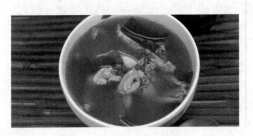

● 冬瓜竹笋汤

材料：
素肉块35克，冬瓜200克，竹笋100克，黄柏、知母各10克，食盐、香油各适量

做法：
①将素肉块洗净，放入清水中浸泡至软化，然后取出挤干水分备用；将冬瓜用清水洗净，切块备用；将竹笋用清水洗净，备用。
②黄柏、知母均用清水洗净，放入棉布袋中，和600毫升清水一起放入锅中，以小火煮沸。
③加入素肉块、冬瓜、竹笋混合煮沸，至熟后关火，取出棉布袋，加入食盐、香油即可食用。

功效：
　　冬瓜和竹笋都属于高钾低钠食物，可排钠降压、利尿消肿，并且还有清热泻火的作用。此外，黄柏和知母具有清热解毒等功效。此汤很适合内肾炎患者食用。

(34) 坐骨神经痛

坐骨神经痛，是指坐骨神经通路及其分布区域内的疼痛，是一种常见的周围神经疾病。根据病因，它可以分为根性坐骨神经痛和干性坐骨神经痛两种。前者多由如腰椎间盘突出、脊椎肿瘤等脊椎病等引起；后者则多由坐骨神经炎等引起，发病较急。

● 诊断

1. 体态：站立时，身体略向健康一侧倾斜，患病侧的下肢在髋、膝关节处微屈而足跟不着地。睡时，向健侧侧卧，病侧下肢髋、膝关节处呈微屈姿势。

2. 肌肉情况：患病一侧常有轻度的肌张力减弱，严重患者可有肌肉消瘦、肌肉弛软，并有压痛现象，以腓肠肌最为明显。

3. 疼痛：一般多由臀部或髋部开始，向下沿大腿后侧、腘窝、小腿外侧、向足背外侧扩散。疼痛常在咳嗽、用力、弯腰、震动时加剧。

4. 压痛点：腰部脊椎旁点（第 4 ~ 5 腰椎棘突平面离中线外 1.5 ~ 2 厘米）、坐骨孔点（在坐骨孔上缘，相当于秩边穴）、转子点（约相当于环跳穴）、窝点（相当于委中穴）。小腿外侧和外踝之后亦有压痛。

● 选穴及治疗方法

留针罐法

所选穴位：气海俞、环跳、殷门、关元俞、秩边、居髎。

治疗方法：让患者取侧卧位，在对穴位皮肤进行消毒后，首先用毫针刺入穴位中，然后用火罐吸拔在穴位上，留针并留罐 10 分钟。

刺络罐法

所选穴位：气海、环跳、殷门、关元俞、秩边、居髎。

治疗方法：让患者取俯卧位，在对穴位进行常规消毒后，首先用三棱针在穴位上作点刺，然后用闪火法将罐具吸拔在穴位上，留罐 10 ~ 15 分钟。每次吸拔一组穴，每 2 日 1 次。

超简单拔罐消百病全书

拔罐选穴与治疗方法

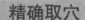 精确取穴

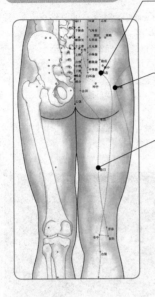

秩边 该穴位于人体的臀部，平第4骶后孔，骶正中嵴旁开3寸。

环跳 股骨大转子最凸点与骶管裂孔连线的外1/3与中1/3的交点处。

殷门 大腿后面，当承扶与委中的连线上，承扶下6寸处。

气海俞 位于腰部，当第3腰椎棘突下，旁开1.5寸处。

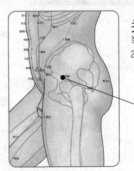

关元俞 位于身体骶部，当第5腰椎棘突下，左右旁开2指宽处。

居髎 位于人体的髋部，当髂前上棘与股骨大转子最凸点连线的中点处。

选穴及操作步骤

● 留针罐法	气海俞 环跳 殷门 关元俞 秩边 居髎	
让患者取侧卧位，对穴位皮肤进行消毒	用毫针刺入穴位中	用火罐吸拔在穴位上，留针并留罐10分钟
● 刺络罐法	气海 环跳 殷门 关元俞 秩边 居髎	
让患者取俯卧位并对穴位皮肤进行常规消毒	用三棱针在穴位上作点刺	用闪火法将罐具吸拔在穴位上，留罐10～15分钟

坐骨神经痛的对症药膳

● 花椒猪脚冻

材料：

花椒 15 克，猪脚 500 克，食盐 5 克

做法：

①猪脚剔去骨头，洗净，切小块，放入锅中，加入花椒。

②加水至盖过材料，以大火煮开，加食盐调味，转小火慢煮约 1 个小时，至汤汁浓稠。

③倒入方形容器内，待冷却即成冻，切块食用即可。

功效：

本品具有温中健胃、祛寒保暖的功效，适合坐骨神经痛、冻疮、畏寒怕冷、四肢冰凉的寒证患者食用。

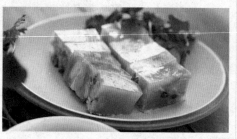

● 附子蒸羊肉

材料：

鲜羊肉 1000 克，附子 30 克，葱段、姜片、料酒、肉清汤、食盐、熟猪油、味精、胡椒粉各适量

做法：

①将羊肉洗净切片，余去血水；附子洗净。

②取一个大碗依次放入羊肉、附子、葱段、姜片、料酒、肉清汤、食盐、熟猪油、味精、胡椒粉，拌匀。

③再放入沸水锅中隔水蒸熟即可。

功效：

本品温肾强腰、祛寒除湿，适用于畏寒怕冷、腰背部冷痛的患者食用。

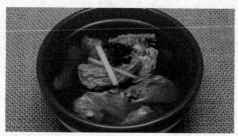

● 强筋党参牛尾汤

材料：

牛尾 1 条，牛肉 250 克，牛筋、黄芪各 100 克，红枣 50 克，党参 40 克，当归、枸杞子各 30 克，食盐适量

做法：

①将牛筋、牛肉洗净，切块；牛尾洗净，斩成段；红枣、黄芪、党参、当归、枸杞子洗净备用。

②将所有材料放入锅中，加适量水至盖过所有的材料。

③用大火煮沸后，转小火煮 2 个小时至熟透后即可。

功效：

本品补肾养血、益气固精，适于肾气虚弱、腰膝酸软疼痛的患者食用。

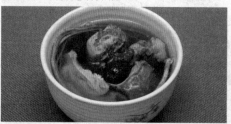

● 龟板杜仲猪尾汤

材料：

龟板 25 克，炒杜仲 30 克，猪尾 600 克，食盐适量

做法：

①猪尾剁段洗净，余烫捞起，再冲净一次。

②龟板、炒杜仲冲净。

③将上述材料盛入炖锅，加适量水以大火煮开，转小火炖 40 分钟，加食盐调味。

功效：

本品具有益肾健骨，壮腰强筋的功效，适合坐骨神经痛、腰膝酸痛的患者食用。

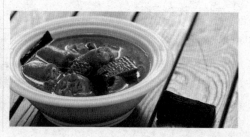

超简单拔罐消百病全书

● 独活羊肉汤

材料：

山药 200 克，独活 10 克，桂枝 10 克，羊肉 125 克，胡萝卜 75 克，清汤适量，食盐 5 克

做法：

①将独活、桂枝洗净，放入纱布袋中，扎紧。

②将山药去皮洗净切块；羊肉洗净切块余水；胡萝卜去皮洗净切块备用。

③煲锅上火倒入清汤，下入以上材料，调入食盐，煲至熟后将纱布袋取出即可。

功效：

本品温经散寒，胜湿止痛，对因风寒湿邪引起的坐骨神经痛有很好的疗效。

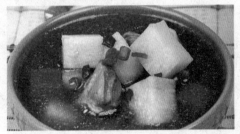

● 菊花山楂赤芍饮

材料：

红茶包 1 袋，菊花 10 克，山楂 15 克，赤芍 10 克，白糖少许，清水适量

做法：

①菊花、山楂、赤芍用水洗净。

②烧锅洗净，倒入适量清水，烧开后，加入菊花、山楂、赤芍煮 10 分钟。

③加入红茶包，待红茶入味后，用滤网将茶汁里的药渣滤出，起锅前加入白糖搅拌均匀即可。

功效：

本品可疏通血管、清肝明目、活血化淤，常食可预防高血压、脑血管硬化、冠心病、坐骨神经痛等病的发生。

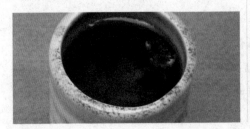

● 三七煮鸡蛋

材料：

三七 10 克，鸡蛋 2 个，食盐少许

做法：

①将三七用清水洗净，备用。

②锅洗净，置于火上，将三七放入锅中，加入适量清水，煮片刻。

③最后打入鸡蛋，煮至熟，再调入食盐即可。

功效：

本品具有活血化淤、止血止痛的功效，可治疗淤血阻滞型的坐骨神经痛。

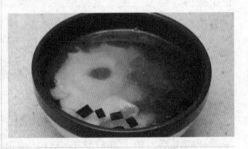

● 鸡血藤鸡肉粥

材料：

鸡肉 200 克，鸡血藤、生姜、川芎各 20 克，食盐 6 克

做法：

①鸡肉洗净，切片，余水；生姜洗净切片；鸡血藤、川芎洗净，放入锅中，加水煎煮，留取药汁备用。

②将余水后的鸡肉、生姜放入锅中，大火煮开，转小火炖煮 1 个小时，再倒入药汁，煮沸。

③加入食盐调味即可食用。

功效：

川芎能行气止痛、活血化淤，鸡血藤能活血化淤、通经通络，与川芎配伍，祛淤能力倍增，对气滞血淤所致的腹痛、痛经、坐骨神经痛均有很好的疗效。

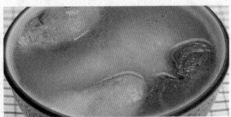

感冒

感冒是由病毒引起的上呼吸道感染。症状以鼻塞、喷嚏、流涕、咳嗽、咽痛、头痛、全身酸痛、乏力、怕冷等为主。四季均可发病，但以冬、春季节为多见。本病易在气候骤变时发生，如感受寒冷、淋雨等可诱发。

● 诊断

1.感冒是由呼吸道病毒引起的，其中以冠状病毒和鼻病毒为主要致病病毒。

2.病毒从呼吸道分泌物中排出并传播，当机体抵抗力下降，如受凉、营养不良、过度疲劳、烟酒过度、全身性疾病及鼻部本身的慢性疾病影响呼吸道畅通等，容易诱发感染。感冒发作后继发细菌感染。

3.感冒起病时鼻内有干燥感及痒感、打喷嚏、全身不适或有低烧，以后渐有鼻塞、嗅觉减退、流大量清水鼻涕、鼻黏膜充血、水肿、有大量清水样或脓性分泌物等。若无并发症，病程为 7 ~ 10 天。

4.感冒可能会引发细菌感染，但是千万不可随便使用药物治疗。在人体免疫系统杀死病毒后，绝大部分感染会自动痊愈。

● 选穴及治疗方法

闪罐法或单纯火罐法

所选穴位：大椎、风门、肺俞、曲池、印堂、太阳、合谷。

治疗方法：患者取俯卧位，暴露背部。采取闪火法将火罐吸拔在穴位上，然后取下，对穴位施连续闪罐，以皮肤潮红为度。每日 1 次。或施以单纯火罐，留罐10 ~ 15 分钟，每日 1 次；也可与贮水罐、药罐配合使用，留罐 15 ~ 20 分钟，每日 1 次。

刺络罐法

所选穴位：大椎。

治疗方法：患者取坐式俯伏位，消毒穴位皮肤后，用七星梅花针，中强刺激手法，叩刺大椎穴为中心的穴区 8 ~ 10 次，然后取中号玻璃罐，用闪火法将罐吸拔在穴位上，留罐 10 分钟左右，出血 1 ~ 2 毫升即可起罐。每日 1 次，一般 1 次即愈。

拔罐选穴与治疗方法

精确取穴

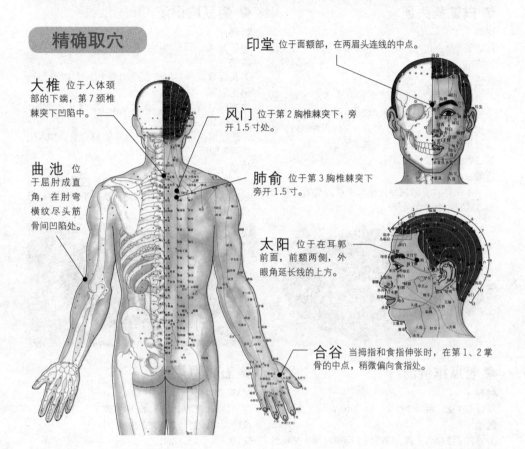

印堂 位于面额部，在两眉头连线的中点。

大椎 位于人体颈部的下端，第7颈椎棘突下凹陷中。

风门 位于第2胸椎棘突下，旁开1.5寸处。

曲池 位于屈肘成直角，在肘弯横纹尽头筋骨间凹陷处。

肺俞 位于第3胸椎棘突下旁开1.5寸。

太阳 位于在耳郭前面，前额两侧，外眼角延长线的上方。

合谷 当拇指和食指伸张时，在第1、2掌骨的中点，稍微偏向食指处。

选穴及操作步骤

● 闪罐法	大椎、风门、肺俞、曲池、印堂、太阳、合谷	
患者取俯卧位以暴露出背部 ➡	采取闪火法将火罐吸拔在穴位上，然后取下 ➡	对穴位施连续闪罐，以皮肤潮红为度
● 刺络罐法	大椎	
患者取坐式俯伏位，消毒穴位皮肤 ➡	用七星梅花针，中强刺激手法，叩刺大椎穴为中心的穴区8~10次 ➡	取中号玻璃罐，用闪火法将罐吸拔在穴位上，留罐10分钟左右

35

感冒的对症药膳

● 白芷鱼头汤

材料：

鳙鱼头1个，川芎5克，白芷1克，生姜5片，食盐适量

做法：

①将鱼头洗净，去鳃和内脏，起油锅，下鱼头煎至微黄，取出备用；川芎、白芷洗净。

②把川芎、白芷、生姜、鱼头一起放入炖锅内，加适量开水，炖锅加盖，小火隔水炖2个小时。

③最后加入食盐调味即可。

功效：

本品具有发散风寒、祛风止痛的功效，适合风寒感冒的患者食用。

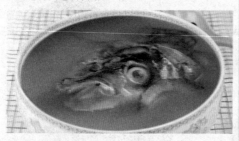

● 菊豆枸杞汤

材料：

菊花10克，绿豆30克，枸杞子20克，红糖适量

做法：

①将绿豆洗净，用清水浸约半个小时；枸杞子、菊花洗净。

②把绿豆放入锅内，加适量清水，大火煮沸后，小火煮至绿豆开花。

③然后加入菊花、枸杞子，再煮20分钟，加入红糖调味即可。

功效：

本品具有疏风散热、泻火利尿的功效，适合风热感冒、目赤肿痛、口渴喜饮、小便发黄的患者食用。

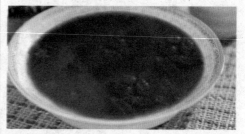

● 苦瓜排骨汤

材料：

排骨100克，苦瓜200克，麻黄10克，食盐适量

做法：

①将苦瓜洗净、去瓤，切成块；麻黄洗净；猪排骨洗净。

②把排骨、苦瓜、麻黄一同放入锅内，加适量清水，大火煮沸后改为小火煮1个小时。

③最后加入食盐调味即可。

功效：

本品具有发汗祛邪、宣肺止咳的功效。适合感冒汗出不畅、咳嗽痰多、鼻塞流涕的患者食用。

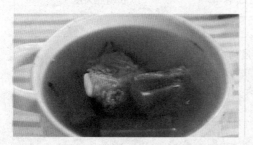

● 石膏退热粥

材料：

生石膏50克，葛根25克，淡豆豉2克，麻黄2克，桑叶5克，粳米100克，生姜3片

做法：

①将生石膏、葛根、淡豆豉、麻黄、生姜片、桑叶等洗净。

②将生石膏、葛根、淡豆豉、麻黄、生姜片、桑叶放进锅中，加入清水煎煮取汁去渣。

③将洗净的粳米加清水煮沸后，加入药汁煮成粥。

功效：

本品具有解表、发汗、清热的作用，适合感冒发热、头痛、口渴咽干的患者食用。

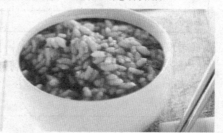

● 白扁豆山药粥

材料：

白扁豆 30 克，山药 50 克，粳米 100 克，冰糖适量

做法：

①锅中放入洗净的粳米、白扁豆，加水 1000 毫升，用大火烧开。

②再将山药洗净放入，转小火慢煮成粥。

③最后下入冰糖调匀即可。

功效：

解表祛湿、和中健脾。适合夏季暑湿感冒的患者食用，症见头痛、食欲不振、呕吐或伴腹泻等。

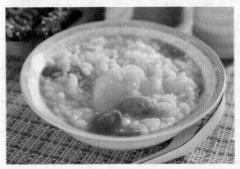

● 石膏汤

材料：

绿豆、石膏各 50 克，知母、金银花各 15 克

做法：

①先将绿豆、石膏加 1000 毫升水，煮至绿豆开裂后，加入知母和金银花。

②再共煎 15 分钟即可。

功效：

本品具有疏风散热、清热泻火、凉血解毒的功效，适合热毒炽盛的感冒患者食用。

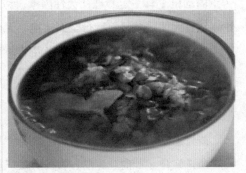

● 芦荟炒苦瓜

材料：

芦荟 350 克，苦瓜 200 克，食盐、味精、香油各适量

做法：

①芦荟去皮，洗净切成条；苦瓜去瓤，洗净，切成条，再焯水处理。

②炒锅加油烧热，放苦瓜条煸炒，再加入芦荟条、食盐、味精一起翻炒，炒至断生即可。

功效：

本品具有清热、解毒、凉血的功效，对外感风热的感冒患者有一定的辅助治疗作用。

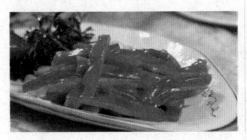

● 蒜蓉马齿苋

材料：

马齿苋 400 克，大蒜 10 克，食盐、味精、香油各适量

做法：

①马齿苋洗净；大蒜洗净去皮，剁成蓉。

②将洗干净的马齿苋下入沸水中稍余，捞出沥干水分，备用。

③锅中加油烧至九成热时，下入蒜蓉爆香，再下入马齿苋快速翻炒，出锅时，加食盐、味精炒匀即可出锅。

功效：

马齿苋和大蒜均有杀菌抗病毒的作用，常食可预防流行性感冒。

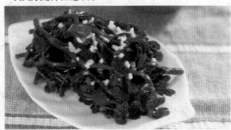

(36) 神经性呕吐

神经性呕吐为胃神经官能症的主要症状之一，是由于高级神经功能紊乱所引起的胃肠功能失调，但无器质性病变。中医认为，神经性呕吐的发病与不良的精神刺激及饮食失调等有关。

● 诊断

1. 症状表现：为进食后呕吐，一段时间内反复发作；患者否认自己怕胖或控制体重的动机；有一定心理社会性因素，患者可能以呕吐作为暂缓内心冲突的一种方法；体重无明显减轻；已行全面体检，无法找到解释该症状的躯体疾病。

2. 病因：各种因素导致的情绪混乱，对不愉快或感到憎恶的思想和经验的反应，精神过度紧张。

● 选穴及治疗方法

刺络罐法

所选穴位：肝俞、脾俞、胃俞、足三里、心俞。

治疗方法：患者取适宜体位，常规消毒穴位皮肤后，先以三棱针点刺各穴，然后用闪火法将罐吸拔在点刺的穴位上，留罐5分钟，每日1次。若患者失眠多梦、心悸、自汗等症状明显时，可采用此法加拔心俞穴和神道穴。

刺络走罐法

所选穴位：中脘、神阙。

治疗方法：患者取仰卧位，常规消毒腹部皮肤，采用梅花针从膻中穴至肚脐进行叩刺，轻叩刺3～5遍，然后用闪火法将罐吸拔在膻中穴上，从上至下进行推拉走罐，以皮肤潮红为度；再将罐留在中脘、神阙穴，留罐10分钟。每日或隔日1次。

● 注意事项

本病在治疗的同时，要注意精神上的调摄，使心情舒畅，消除顾虑，注意休息，饮食宜清淡。

拔罐选穴与治疗方法

精确取穴

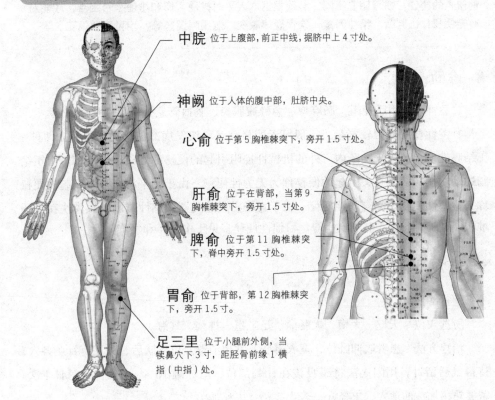

中脘 位于上腹部,前正中线,据脐中上4寸处。

神阙 位于人体的腹中部,肚脐中央。

心俞 位于第5胸椎棘突下,旁开1.5寸处。

肝俞 位于在背部,当第9胸椎棘突下,旁开1.5寸处。

脾俞 位于第11胸椎棘突下,脊中旁开1.5寸处。

胃俞 位于背部,第12胸椎棘突下,旁开1.5寸。

足三里 位于小腿前外侧,当犊鼻穴下3寸,距胫骨前缘1横指(中指)处。

选穴及操作步骤

● **刺络罐法**	肝俞、脾俞、胃俞、足三里、心俞	
患者取适宜体位,常规消毒穴位皮肤 →	以三棱针点刺各穴 →	用闪火法将罐吸拔在点刺的穴位上,留罐5分钟
● **刺络走罐法**	中脘、神阙	
患者取仰卧位,常规消毒腹部皮肤用闪火法 →	采用梅花针从膻中穴至肚脐进行叩刺,轻叩刺3~5遍 →	
将罐吸拔在膻中穴上,从上至下进行推拉走罐 →	将罐留在中脘、神阙穴,留罐10分钟	

36

(37) 便秘

便秘是指大便次数减少和粪便干燥难解。一般两天以上无排便，提示存在便秘。健康人的排便习惯可明显不同，必须根据本人平时排便习惯和排便是否困难，才能对有无便秘作出判断。精神因素、饮食规律改变、滥用强泻药等，均可导致便秘。

● 诊断

1. 急性便秘由肠梗阻、肠麻痹、急性腹膜炎、脑血管意外等急性疾病引起。

2. 慢性便秘病因较复杂，一般可无明显症状。按发病部位分类，可分为两种：①结肠性便秘。由于结肠内、外的机械性梗阻引起的便秘称为机械性便秘。由于结肠蠕动功能减弱或丧失引起的便秘称为无力性便秘。由于肠平滑肌痉挛引起的便秘称为痉挛性便秘。②直肠性便秘。由于直肠黏膜感受器敏感性减弱导致粪块在直肠堆积。见于直肠癌、肛周疾病等。习惯性便秘多见于中老年和经产妇女。

● 选穴及操作步骤

留针罐法

所选穴位：天枢、大横、大肠俞、足三里、神阙、气海。

治疗方法：患者取仰卧位，宽衣露肤。常规消毒穴位皮肤后，先用毫针刺各穴，待得气后留针，用闪火法将罐吸拔在针刺部位，留针罐10～15分钟，每日1次。若属热秘加拔曲池穴、丰隆穴；若为冷秘、虚秘加关元穴。

单纯火罐法

所选穴位：天枢、大肠俞、脾俞。

治疗方法：患者取适宜体位，用闪火法将罐吸拔在各穴，留罐10～15分钟。每日1次。

> **● 注意事项**
>
> 上述各法对便秘有明显的效果，治疗期间不可滥用泻下药。应多食蔬菜、水果，养成排便定时的习惯。

拔罐选穴与治疗方法

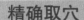

精确取穴

神阙 位于人体的腹中部,肚脐中央。

天枢 位于中腹部,肚脐左右两侧3指宽处。

脾俞 位于第11胸椎棘突下,脊中旁开1.5寸处。

大横 位于人体的腹中部,距脐中4寸处。

大肠俞 位于腰部,第4腰椎棘突下,旁开1.5寸处。

气海 位于下腹部,脐中下1.5寸,前正中线上。

足三里 位于小腿前外侧,当犊鼻穴下3寸,距胫骨前缘一横指(中指)处。

选穴及操作步骤

● 留针罐法	天枢、大横、大肠俞、足三里、神阙、气海	
患者取仰卧位,宽衣露肤	常规消毒穴位皮肤后,先用毫针刺各穴,待得气后留针	用闪火法将罐吸拔在针刺部位,留针罐10~15分钟
● 单纯火罐法	天枢、大肠俞、脾俞	
患者取适宜体位	用闪火法将罐吸拔在各穴,留罐10~15分钟	

便秘的对症药膳

● 黄连杏仁汤

材料：

黄连 5 克，杏仁 20 克，白萝卜 500 克，食盐适量

做法：

①黄连洗净；杏仁浸泡，去皮；白萝卜洗净，切块。

②白萝卜与杏仁、黄连一起放入碗中，移入蒸锅中，隔水炖。

③待萝卜炖熟后，调入食盐即可。

功效：

本品具有清热泻火、润肠通便、止咳化痰的功效，对肠热便秘、痔疮以及肺燥、久咳、气急等症有食疗作用。

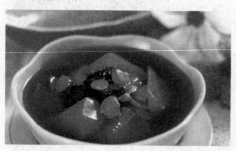

● 胡萝卜山竹汁

材料：

胡萝卜 50 克，山竹 2 个，柠檬 1 个，水适量

做法：

①将胡萝卜洗净，去掉皮，切成薄片；将山竹洗净，去掉皮；柠檬洗净，切成小片。

②将准备好的材料放入搅拌机，加水搅打成汁即可。

功效：

本品具有清热泻火、滋阴润肠的功效，适合肠胃积热的便秘者，症见舌苔黄腻、口气臭秽、咽干口渴、腹胀等。

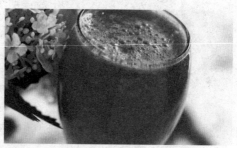

● 菠菜拌核桃仁

材料：

菠菜 400 克，核桃仁 150 克，香油、蚝油各 20 毫升，食盐 4 克，鸡精 1 克

做法：

①将菠菜洗净，焯水，装盘待用；核桃仁洗净，入沸水锅中余水至熟，捞出，倒在菠菜上。

②用香油、蚝油、食盐和鸡精调成味汁，淋在菠菜核桃仁上，搅拌均匀即可。

功效：

本品具有润肠通便的功效，适合老年人便秘、习惯性便秘以及痔疮等患者食用。

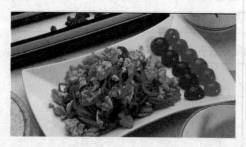

● 五仁粥

材料：

花生仁、核桃仁、杏仁各 20 克，郁李仁、火麻仁各 10 克，绿豆 30 克，小米 70 克，白糖 4 克

做法：

①小米、绿豆均泡发洗净；花生仁、核桃仁、杏仁均洗净。

②锅置火上，加入适量清水，放入除白糖以外所有准备好的材料，开大火煮开。

③再转中火煮至粥呈浓稠状，调入白糖拌匀即可。

功效：

此粥有润肠通便、清热泻火的功效，适合便秘患者食用。

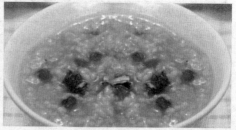

● 大黄通便茶

材料：
大黄 10 克，番泻叶 10 克，蜂蜜 20 毫升

做法：
①番泻叶洗净，备用。
②大黄用适量水煎煮半个小时。
③熄火加番泻叶、蜂蜜，加盖焖 10 分钟，取汁即可。

功效：
　　本品具有清热、泻火的作用，适合胃肠燥热引起的燥屎便结、腹部疼痛的患者食用。

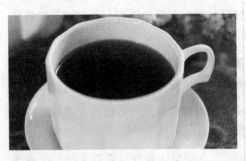

● 马铃薯炒蒜薹

材料：
马铃薯 300 克，蒜薹 200 克，食盐 3 克，鸡精 2 克，蒜 5 克，酱油、水淀粉各适量

做法：
①马铃薯洗净去皮，切条状；蒜薹洗净，切段；蒜去皮洗净，切末。
②锅入水烧开，放入蒜薹焯水后，捞出沥干备用。
③锅下油烧热，入蒜爆香后，放入马铃薯、蒜薹一起炒，加食盐、鸡精、酱油调味，待熟时用水淀粉勾芡装盘即可。

功效：
　　本品含有丰富的膳食纤维，具有促进胃肠蠕动、预防便秘和痔疮的功效。

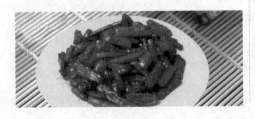

● 上海青拌花生仁

材料：
油菜 300 克，花生仁 100 克，醋、香油各适量，食盐 3 克，鸡精 1 克

做法：
①将上海青洗净，沥干，入沸水锅中焯水，沥干，装盘；花生仁洗净，入油锅中炸熟，捞出控油，装盘。
②将醋、香油、食盐和鸡精调成味汁，淋在上海青和花生仁上，搅拌均匀即可。

功效：
　　油菜具有润肠通便、活血化淤、消肿解毒、强身健体的功效。对于便秘所致的舌红苔黄腻、口臭等有很好的食疗作用。

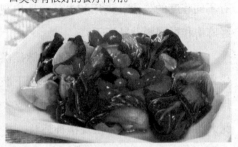

● 玉米须荷叶粥

材料：
玉米须、荷叶各 10 克，决明子 20 克，大米 100 克，食盐 1 克，葱 5 克

做法：
①大米洗净置冷水中泡发半个小时，捞出沥干；玉米须洗净，稍浸泡后，捞出沥干；决明子、荷叶洗净；葱洗净，切圈。
②锅置火上，先下入决明子、荷叶和玉米须，加适量水煎汁，去渣留汁。
③再放入大米煮至米粒开花、浓稠，调入食盐拌匀，撒上葱即可。

功效：
　　此粥可清热利水、润肠通便、降压降糖，适用于肝火旺盛或肝阳上亢所致的高血压病以及尿路感染、糖尿病、便秘等。

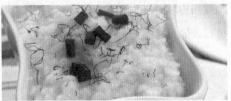

37

(38) 脑血栓

脑血栓是在脑动脉粥样硬化斑块基础上，在血流缓慢、血压偏低的条件下，血液的有形成分附着在动脉的内膜形成血栓，称之为脑血栓。脑血栓轻微者表现为一侧肢体活动不灵活、感觉迟钝、失误，严重者可出现昏迷、大小便失禁，甚至死亡。

● 诊断

1. 颈内动脉系统：病变发生在颈内动脉时，脑血栓的症状在临床上表现为"三偏症"，即偏瘫、偏身感觉障碍、偏盲。同时有可能伴有精神症状，主侧半病变尚有不同程度的失语、失用和失认，还出现特征性的病侧眼失明伴对侧偏瘫、动眼神经麻痹和视网膜动脉压下降。

2. 大脑前动脉：由于前交通动脉提供侧支循环，近端阻塞时可无症状；周围支受累时，常侵犯额叶内侧面，常出现下肢瘫痪，并可伴有下肢的皮质性感觉障碍及排尿障碍；深穿支阻塞，影响内囊前支，常出现对介中枢性面舌瘫及上肢轻瘫。双侧大脑前动脉闭塞时可出现精神症状，并伴有双侧瘫痪。

3. 大脑中动脉：主干闭塞时有"三偏症"，主侧半球病变时尚有失语。这种部位血栓最为常见。

● 选穴及操作步骤

单纯火罐法

所选穴位：①大椎、心俞、肝俞、脾俞；②风门、膈俞。

治疗方法：患者选侧卧位，用闪火法将罐吸拔在穴位上，留罐15分钟。每次1组穴，每日1次。

刺络罐法

所选穴位：①大椎、心俞、肝俞、脾俞；②风门、膈俞。

治疗方法：患者取侧卧位，常规消毒穴位皮肤后，每次1组穴，先用三棱针点刺或用皮肤针叩刺至微出血，然后用闪火法将罐吸拔在叩刺的穴位上，留罐10分钟。每日或隔日1次，15日为1个疗程，休息5日再进行下一个疗程。

拔罐选穴与治疗方法

精确取穴

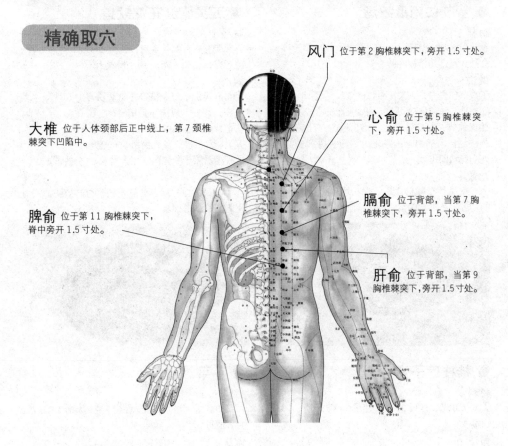

风门 位于第2胸椎棘突下，旁开1.5寸处。

大椎 位于人体颈部后正中线上，第7颈椎棘突下凹陷中。

心俞 位于第5胸椎棘突下，旁开1.5寸处。

膈俞 位于背部，当第7胸椎棘突下，旁开1.5寸处。

脾俞 位于第11胸椎棘突下，脊中旁开1.5寸处。

肝俞 位于背部，当第9胸椎棘突下，旁开1.5寸处。

选穴及操作步骤

● **单纯火罐法**	①大椎 心俞 肝俞 脾俞 ②风门 膈俞	
患者选侧卧位 ➡	用闪火法将罐吸拔在穴位上，留罐15分钟	
● **刺络罐法**	①大椎 心俞 肝俞 脾俞 ②风门 膈俞	
患者取侧卧位，常规消毒穴位皮肤 ➡	每次1组穴，先用三棱针点刺或用皮肤针叩刺至微出血 ➡	用闪火法将罐吸拔在叩刺的穴位上，留罐10分钟

38

脑血栓的对症药膳

● 薏苡仁南瓜浓汤

材料：

薏苡仁 35 克，南瓜 150 克，洋葱 60 克，奶油 5 克，食盐 3 克，奶精少许

做法：

①薏苡仁洗净，入果汁机打成薏苡仁泥。

②南瓜、洋葱洗净切丁，均入果汁机打成泥。

③锅炖热，将奶油融化，将南瓜泥、洋葱泥、薏苡仁泥倒入锅中煮滚并化成浓汤状后加食盐，再淋上奶精即可。

功效：

本品具有降低血压、保护血管、抗动脉硬化的功效，还可健脾益气。对脑血栓有一定功效。

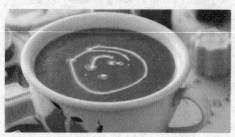

● 五灵脂红花炖鱿鱼

材料：

五灵脂 9 克，红花 6 克，鱿鱼 200 克，生姜 5 克，葱 5 克，食盐 5 克，绍酒 10 毫升

做法：

①将五灵脂、红花洗净；鱿鱼洗净，切块；生姜洗净，切片；葱洗净，切段。

②把鱿鱼放在蒸盆内，加入食盐、绍酒、姜、葱、五灵脂和红花，注入清水 150 毫升。

③把蒸盆置于蒸笼内，用大火蒸 35 分钟即成。

功效：

本品活血化淤、通脉止痛，可有效防治淤血阻窍型的脑血栓。

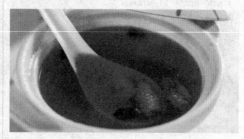

● 桂枝莲子粥

材料：

大米 100 克，桂枝 20 克，莲子 30 克，地龙 10 克，白糖 5 克

做法：

①大米淘洗干净，用清水浸泡；桂枝洗净，切小段；莲子、地龙洗净备用。

②锅置火上，注入清水，放入大米、莲子、地龙、桂枝熬煮至米烂。

③放入白糖稍煮，调匀便可。

功效：

此粥具有温通经络、熄风止痉的作用，适合风痰阻络的脑血栓、中风患者食用。

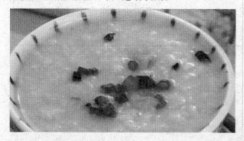

● 芹菜炒鳝鱼

材料：

芹菜 200 克，鳝鱼 25 克，食盐 5 克，味精 3 克，葱、姜各适量

做法：

①将芹菜洗净后，切成小段；葱切段；姜切丝。

②将鳝鱼洗净，切成片，用食盐腌渍入味。

③锅上火加油烧热，爆香葱、姜后，下入鳝鱼爆炒，再加入芹菜段炒匀，调入味即可。

功效：

本品鳝鱼可滋补肝肾、通络化淤，芹菜可降压降脂，所以本品对动脉硬化、高血压等引起的脑梗死有很好的疗效。

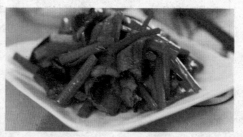

● 天麻川芎枣仁茶

材料：

天麻6克，川芎5克，枣仁10克

做法：

①将天麻洗净，用淘米水泡软后切片。

②将川芎、枣仁洗净。

③将川芎、枣仁、天麻一起放入碗中，冲入白开水，加盖10分钟后即可饮用。

功效：

　　本品具有行气活血、平肝潜阳的功效，适合高血压、动脉硬化、脑梗血栓、中风的患者食用。

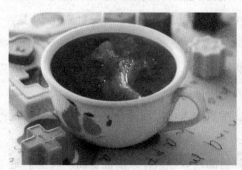

● 丹参赤芍生地黄饮

材料：

赤芍、生地黄各16克，丹参10克，生甘草3克

做法：

①将赤芍、生地黄、丹参、甘草洗净，放入锅中。

②锅中加水700毫升，大火煮开后转小火续煮10分钟即可关火。

③滤去药渣，留汁，分两次服用。

功效：

　　本品具有清热解毒、凉血化淤的功效，对脑血栓有一定疗效。

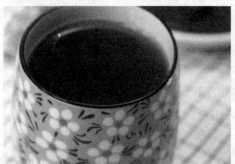

● 红花绿茶饮

材料：

红花8克，绿茶3克

做法：

①红花、绿茶洗净，备用。

②将红花、绿茶放入杯中，冲入200毫升沸水，加盖焖10分钟即可饮用。

③可反复冲泡至茶味渐淡。

功效：

　　本品具有活血化淤、降低血压的功效，适合高血压、动脉硬化以及脑血栓等患者食用。

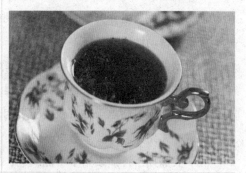

● 绞股蓝茶

材料：

绞股蓝15克

做法：

①绞股蓝洗净，备用。

②将绞股蓝放入壶中，冲入沸水即可饮用。

③可反复冲泡至茶味渐淡。

功效：

　　本品具有益气养血、降低血压的功效，适合高血压引起的脑血栓患者食用。

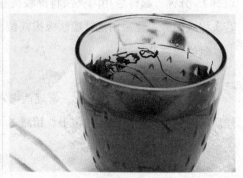

(39) 偏头痛

偏头痛是反复发作的一种搏动性头痛。发作前常有闪光、视物模糊、肢体麻木等先兆，同时可伴有神经、精神功能障碍。它是一种可逐步恶化的疾病，发病频率通常越来越高。本病与颅脑血管舒缩功能失调有关，常因体内的一些生化因素和激素变化而引起发作。

● 诊断

1. 普遍型偏头痛：发作性中度到重度搏动性头痛，伴恶心、呕吐或畏光。体力活动使头痛加剧。发作开始时仅为轻度到中度的钝痛或不适感，几分钟到几小时后达到严重的搏动性痛或跳痛。

2. 典型偏头痛：可分为先兆期和头痛期。

（1）先兆期：视觉症状最常见，如畏光、眼前闪光、火花，或复杂视幻觉，继而出现视野缺损、暗点、偏盲或短暂失明。少数病人可出现偏身麻木、轻度偏瘫或言语障碍。先兆大多持续 5 ~ 20 分钟。

（2）头痛期：疼痛多始于一侧眶上、眶后部或额颞区，逐渐加重而扩展至半侧头部，甚至整个头部及颈部。头痛为搏动性，呈跳痛或钻凿样，程度逐渐加重发展成持续性剧痛。常伴恶心、呕吐、畏光、畏声。

● 选穴及治疗方法

出针罐法

所选穴位：大椎、风门、肝俞、肺俞。

治疗方法：患者取俯伏位，常规消毒穴位皮肤后，用毫针行针刺各穴，得气后留针 15 分钟，起针后用闪火法将罐吸拔在穴位上，留罐 10 ~ 15 分钟，隔日 1 次。若头痛顽固者，宜采用挑针罐法吸拔穴位，留罐 10 ~ 15 分钟，每次取 2 ~ 3 穴。

刺络罐法

所选穴位：风池、肝俞、太阳。

治疗方法：患者取俯伏位，常规消毒穴位皮肤后，以三棱针点刺穴位至微出血，然后用闪火法将罐吸拔在穴位上，留罐 5 ~ 10 分钟。每日 1 次。

拔罐选穴与治疗方法

精确取穴

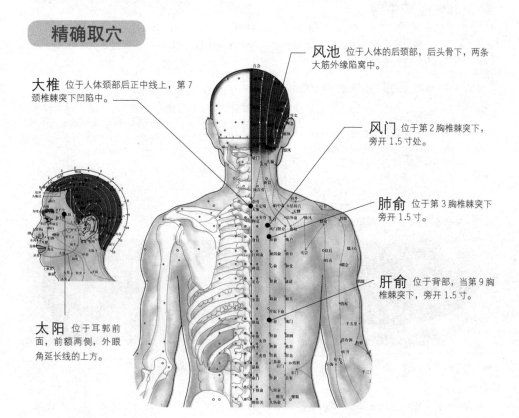

风池 位于人体的后颈部，后头骨下，两条大筋外缘陷窝中。

大椎 位于人体颈部后正中线上，第7颈椎棘突下凹陷中。

风门 位于第2胸椎棘突下，旁开1.5寸处。

肺俞 位于第3胸椎棘突下旁开1.5寸。

肝俞 位于背部，当第9胸椎棘突下，旁开1.5寸。

太阳 位于耳郭前面，前额两侧，外眼角延长线的上方。

选穴及操作步骤

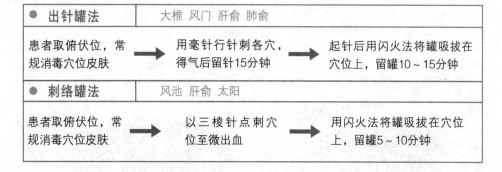

● 出针罐法	大椎 风门 肝俞 肺俞		
患者取俯伏位，常规消毒穴位皮肤	→	用毫针行针刺各穴，得气后留针15分钟	→ 起针后用闪火法将罐吸拔在穴位上，留罐10～15分钟
● 刺络罐法	风池 肝俞 太阳		
患者取俯伏位，常规消毒穴位皮肤	→	以三棱针点刺穴位至微出血	→ 用闪火法将罐吸拔在穴位上，留罐5～10分钟

偏头痛的对症药膳

● 天麻地龙炖牛肉

材料：

牛肉 500 克，天麻、地龙各 10 克，食盐、胡椒粉、味精、葱段、姜片、酱油、料酒、芫荽各适量

做法：

①牛肉洗净，切块，入锅加水烧沸，略煮捞出，牛肉汤待用。

②天麻、地龙洗净。

③油锅烧热，加葱段、姜片煸香，加酱油、料酒和牛肉汤烧沸，加食盐、胡椒粉、味精、芫荽、牛肉、天麻、地龙同炖至肉烂，拣去葱段、姜片即可。

功效：

天麻能息风、定惊、治眩晕、头风头痛、肢体麻木、半身不遂、语言蹇涩。牛肉能强肾健体。因此，本品有平肝息风、通络止痛的功效，适合偏头痛的患者食用。

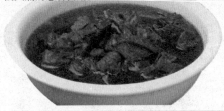

● 虫草炖雄鸭

材料：

冬虫夏草 5 枚，雄鸭 1 只，姜片、葱花、陈皮末、胡椒粉、食盐、味精适量

做法：

①将冬虫夏草用温水洗净。

②鸭洗净，斩块，再将鸭块放入沸水中焯去血水，然后捞出。

③将鸭块与虫草先用大火煮开，再用小火炖软后加入姜片、葱花、陈皮末、胡椒粉、食盐、味精，调味后即可。

功效：

本品具有益气补虚、补肾强身作用，适合肾虚头痛患者食用。

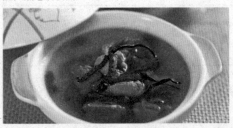

● 天麻川芎鱼头汤

材料：

丝瓜 300 克，蒜 20 克，食盐 5 克，味精 1 克，枸杞子、生抽少许

做法：

①丝瓜去皮后洗净，切成块状，排入盘中。

②蒜去皮，剁成蓉，下油锅中爆香，再加食盐、味精、枸杞子、生抽拌匀，舀出淋于丝瓜排上。

③将丝瓜入锅蒸 5 分钟即可。

功效：

丝瓜能清暑凉血、祛风化痰、通经络、行血脉，还能用于治疗热病身热烦渴；大蒜能杀菌、促进食欲、调节血脂、血压、血糖，两者合用，对血淤头痛有一定的食疗作用。

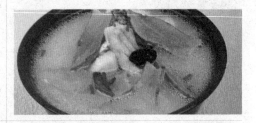

● 龟板杜仲猪尾汤

材料：

炒杜仲 30 克，龟板 25 克，猪尾 600 克，食盐 2 小匙

做法：

①猪尾剁段洗净，余烫捞起，再冲净一次。

②龟板、炒杜仲洗净。

③将上述材料盛入炖锅，加 6 碗水以大火煮开，转小火炖 40 分钟，加食盐调味。

功效：

本品具有滋阴补肾、益气补虚的功效，适合肾虚型头痛患者食用。

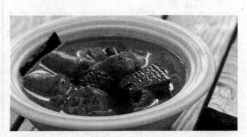

● 核桃鱼头汤

材料：

桂圆肉 25 克，青鱼头一个（约 500 克），豆腐 250 克，核桃仁 15 克，姜片 10 克，葱段 15 克，胡椒粉及食盐各适量

做法：

①将桂圆肉、核桃仁洗净；豆腐洗净，切成大块。

②鱼头去鳞，去内脏，洗净。

③将鱼头、豆腐、姜片、葱段、核桃仁、桂圆肉一同放入锅中，用大火煮沸后转小火煮 30 分钟，加食盐、胡椒粉调味即可。

功效：

本品具有活血化淤、通窍止痛的功效，适合血淤型头痛患者食用。

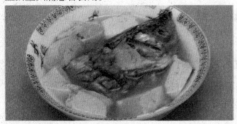

● 枸杞子佛手粥

材料：

枸杞子 10 克，佛手 15 克，大米 100 克，红糖 3 克，葱花少许

做法：

①大米洗净，下入冷水中浸泡半个小时后捞出沥干水分；佛手、枸杞子洗净，用温水泡至回软备用。

②锅置火上，倒入清水，放入大米，以大火煮开。

③加入佛手、枸杞子煮至粥呈浓稠状，调入红糖拌匀，撒上葱花即可。

功效：

此粥有疏肝理气、活血化淤、健脾开胃之功效，可用于气滞血淤所致的高血压症、心绞痛、月经不调、痛经、偏头痛等症，还可用于消化不良、腹胀疼痛等。

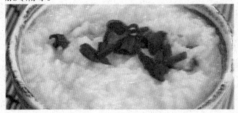

● 首乌核桃羹

材料：

大米 100 克，核桃 50 克，何首乌 10 克，枸杞子、食盐适量

做法：

①何首乌洗净，加 5 碗水熬成汤汁，煮沸；去掉渣滓，保留汤汁，备用。

②将大米淘洗干净，放入锅中，加枸杞子，加入备好的何首乌汁一同熬煮约 30 分钟，直至大米软烂。

③加入洗净的核桃、食盐调味即可。

功效：

本品具有滋阴补肾、活血化淤的功效，适合肾虚、血淤型头痛患者食用。

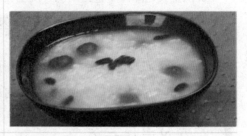

● 当归煮芹菜

材料：

当归 10 克，芹菜 500 克，生姜、葱各 10 克，食盐、味精、芝麻油各适量

做法：

①当归浸软，切片；芹菜去叶，洗净，切成滚刀片；生姜切片，葱切段。

②将当归、芹菜、生姜、葱同放炖锅内，加水烧沸，改用小火炖煮，加入食盐、味精、芝麻油即成。

功效：

当归具有活血养血功效，芹菜有降压利尿的功效。此药膳适宜高血压引起的偏头痛、头晕、水肿者，也适用于因血虚风动所致的面部及身体抽搐等症。

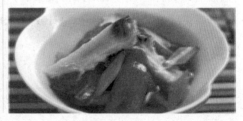

④ 男性性功能障碍

男性性功能障碍是指男性在性欲、阴茎勃起、性交、性高潮、射精性活动的五个阶段中，其中某个阶段或几个阶段、整个阶段发生异常而影响性活动的正常进行。最多见的男性性功能障碍是阴茎勃起和射精异常。男性性功能是一个复杂的生理过程，涉及各方面，诸如神经、精神因素、内分泌功能、性器官等，其中大脑皮质的性条件反射起着尤为重要的主导作用。

● 诊断

1. 性欲障碍：包括性冷淡、性厌恶、性欲亢进等。

2. 阴茎勃起障碍：包括阳痿、阴茎勃起不坚、阴茎异常勃起等。

3. 性交障碍：包括性交昏厥、性交失语、性交癔症、性交猝死、性交恐惧症、鸡精症等。

4. 射精障碍：包括早泄、遗精、不射精、逆行射精、射精疼痛、血精等。

5. 上述四个方面可以单独出现，也可多个同时出现，称为混合性性功能障碍。

● 选穴及治疗方法

单纯火罐法

所选穴位：气海、关元、中极。

治疗方法：患者取仰卧位，暴露腹部，采用闪火法将火罐吸拔在穴位上，留罐15～20分钟。每日1次，10次为1个疗程。

出针罐法

所选穴位：心俞、肾俞、关元、三阴交。

治疗方法：患者先取俯卧位，常规消毒背部穴位皮肤后，用毫针行针刺穴中，得气后留针15分钟，起针后用闪火法将罐吸拔在针刺的穴位上，留罐15分钟。然后患者改为仰卧位，消毒穴位皮肤后，用毫针行针刺各穴，得气后留针15分钟。起针后拔罐，留罐15分钟。每日或隔日1次，10次为1个疗程。

拔罐选穴与治疗方法

精确取穴

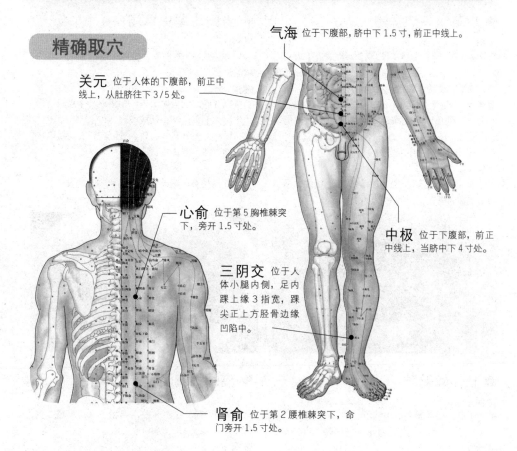

气海 位于下腹部，脐中下1.5寸，前正中线上。

关元 位于人体的下腹部，前正中线上，从肚脐往下3/5处。

心俞 位于第5胸椎棘突下，旁开1.5寸处。

中极 位于下腹部，前正中线上，当脐中下4寸处。

三阴交 位于人体小腿内侧，足内踝上缘3指宽，踝尖正上方胫骨边缘凹陷中。

肾俞 位于第2腰椎棘突下，命门旁开1.5寸处。

选穴及操作步骤

● 单纯火罐法	气海 关元 中极	
患者取仰卧位，暴露腹部 ➡	采用闪火法将火罐吸拔在穴位上，留罐15~20分钟	

● 出针罐法	心俞 肾俞 关元 三阴交	
患者先取俯卧位，常规消毒背部穴位皮肤 ➡	用毫针行针刺穴中，得气后留针15分钟 ➡	起针后用闪火法将罐吸拔在针刺的穴位上，留罐15分钟
➡ 患者改为仰卧位，消毒穴位皮肤后，用毫针行针刺各穴，得气后留针15分钟		➡ 起针后拔罐，留罐15分钟

40

149

男性性功能障碍的对症药膳

● 虫草海马炖鲜鲍

材料：

新鲜大鲍鱼 1 只，海马 4 只，鸡 500 克，瘦肉 200 克，金华火腿 30 克，冬虫夏草 10 克，生姜 2 片，花雕酒、味精、食盐、鸡粉、浓缩鸡汁各适量

做法：

①海马、鲍鱼、鸡洗净，鸡剁块；瘦肉、火腿均洗净切粒；冬虫夏草洗净。

②所有材料放入锅中隔水炖 4 个小时。

功效：

本品具有滋阴补肾、壮阳填精的功效，适合阳事不举、痿软不用的患者食用。

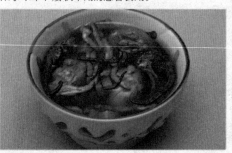

● 杜仲鹌鹑汤

材料：

鹌鹑 1 只，杜仲 20 克，山药 100 克，枸杞子 25 克，红枣 6 颗，生姜 5 片，食盐 8 克，味精 3 克

做法：

①鹌鹑洗净去内脏，剁成块。

②杜仲、枸杞子、山药、红枣、生姜洗净。

③把以上用料放入锅内，加水适量，大火煮开后，改小火煲 3 个小时，再调食盐、味精即可。

功效：

本品具有补肾壮阳、强腰壮骨的功效，对肾虚阳痿、腰膝酸软的患者有很好的食疗作用。

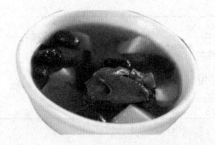

● 当归牛尾虫草汤

材料：

当归 30 克，虫草 8 克，牛尾 1 条，瘦肉 100 克，食盐适量

做法：

①瘦肉洗净，切大块；当归用水略冲；虫草洗净。

②牛尾去毛，洗净，切成段。

③将以上所有材料一起放入砂锅内，加适量清水，待瘦肉煮熟，调入食盐即可。

功效：

此汤具有添精补髓、补肾壮阳的功效。

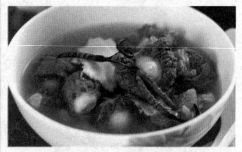

● 桑螵蛸鸡汤

材料：

桑螵蛸 10 克，红枣 8 颗，鸡腿 1 只，鸡精 5 克，食盐 2 小匙

做法：

①鸡腿剁块，放入沸水氽烫，捞起冲净；桑螵蛸、红枣洗净。

②鸡肉、桑螵蛸、红枣一起盛入煲中，加 7 碗水以大火煮开，转小火续煮 30 分钟。

③加入鸡精、食盐调味即成。

功效：

本品滋补肝肾、固精止遗，可调理肾虚早泄、遗精，也可改善头晕目眩，眼眶发黑，腰酸乏力等症。

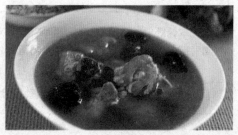

● 北芪枸杞子炖乳鸽

材料：
北芪 30 克，枸杞子 30 克，乳鸽 200 克，食盐适量

做法：
①将乳鸽去毛及内脏，洗净，斩件；北芪、枸杞子洗净，备用。
②将乳鸽与北芪、枸杞子同放炖盅内，加适量水，隔水炖熟。
③加食盐调味即可。

功效：
本品具有补心益脾、固摄精气的功效，适合遗精、早泄、滑精、腰膝酸软等患者食用。

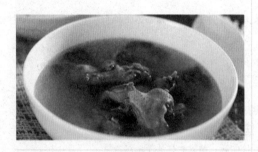

● 牛鞭汤

材料：
牛鞭 1 副，生姜 1 块，食盐适量

做法：
①牛鞭切段，放入沸水中余烫，捞出洗净；姜洗净，切片。
②将牛鞭、姜片放入锅中，加水至盖过材料，以大火煮开后转小火慢炖约 30 分钟。起锅前加食盐调味即成。

功效：
本品具有改善男性性功能障碍的功效，适合肾阳不足引起的阳痿、早泄等患者食用。

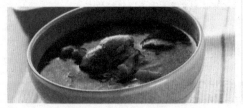

● 海螵蛸鱿鱼汤

材料：
鱿鱼 100 克，补骨脂 30 克，桑螵蛸、红枣各 10 克，海螵蛸 50 克，食盐、味精、葱花、生姜各适量

做法：
①将鱿鱼泡发，洗净切丝；海螵蛸、桑螵蛸、补骨脂、红枣洗净；生姜切片。
②将鱿鱼与海螵蛸、桑螵蛸、补骨脂水煎汁去渣。
③放入鱿鱼、红枣，煮至鱿鱼熟后，加食盐、味精、葱花、姜片调味即可。

功效：
本品可温肾益气、固涩止遗，适合肾虚遗精滑泄、夜尿频多的患者食用。

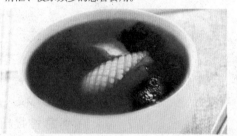

● 鹿茸黄芪煲鸡汤

材料：
鸡肉 500 克、瘦肉 300 克、鹿茸 20 克、黄芪 20 克，生姜 10 克，食盐 5 克，味精 3 克

做法：
①将鹿茸片放置清水中洗净；黄芪洗净；生姜去皮，切片；瘦肉切成厚块。
②将鸡肉洗净，斩成块，放入沸水中焯去血水后，捞出。
③锅内注入适量水，下入所有原材料武火煲沸后，再改小火煲 3 个小时，调入调味料即可。

功效：
鹿茸可补肾壮阳、益精生血；黄芪可健脾益气、补虚；两者合用，对肾阳不足、脾胃虚弱、精血亏虚所致的阳痿早泄、尿频遗尿、腰膝酸软、筋骨无力等症均有较好的效果。

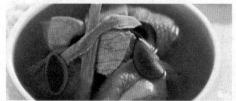

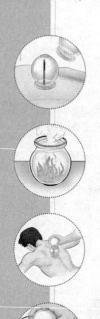

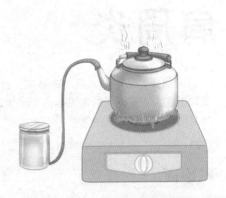

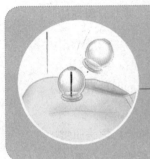

第六章
外科疾病拔罐疗法

  本章介绍了肩周炎、落枕、颈椎病、急性腰扭伤、痔疮、脱肛、类风湿性关节炎、前列腺炎、网球肘、疖病等共十种在日常生活中发病率比较高、典型的外科疾病的拔罐疗法。每小节的结构是先对某种疾病作一简介，然后再阐述治疗该种疾病所应选取的穴位和具体的拔罐操作步骤。

肩周炎

　　肩周炎，又称漏肩风、冻结肩，全称为肩关节周围炎，是一种以肩关节疼痛和活动不便为主要症状的常见病症。本病如得不到有效治疗，有可能严重影响肩关节的功能活动，妨碍日常生活。

● 诊断

　　1. 本病患者多为中老年人，左侧多于右侧，亦可两侧先后发病。易发肩周炎的年龄与肩关节产生严重退变的年龄相一致。

　　2. 肩部疼痛是本病最明显的症状。开始时，肩部某一处出现疼痛，并与动作、姿势有明显关系。随病程延长，疼痛范围逐渐扩大，并濒上臂中段，同时伴有肩关节活动受限。严重时患肢不能梳头、洗脸。

　　3. 体检，三角肌有轻度萎缩，斜方肌痉挛。冈上肌腱、肱二头肌长、短头肌腱及三角肌前后缘均可有明显压痛。肩关节以外展、外旋、后伸受限最明显，少数人内收、内旋亦受限，但前屈受限较少。

● 选穴及治疗方法

单纯火罐法

　　所选穴位：患侧部位压痛点。

　　治疗方法：先在患者身上找出压痛点，然后让患者取坐位或侧卧位。医者先在痛处按揉一会儿，然后再用闪火法将罐吸拔在痛处及肩部周围，并留罐 10 ~ 15 分钟。每日 1 次，10 次为 1 个疗程。

刺络罐法

　　所选穴位：天宗。

　　治疗方法：让患者取坐位，在对穴位皮肤进行常规消毒后，先用双手在穴位周围向穴位中央部分推按，以使血液聚集在针刺部位。随后，用手捏紧穴位皮肤，用三棱针在穴位上刺入 1 ~ 2 分的深度，随即将针拔出，最后再迅速用闪火法将大号火罐吸拔在穴位上，留罐 5 ~ 10 分钟，使之出血 10 毫升左右。起罐后，可用棉球擦干净皮肤以免感染。急性肩周炎患者每日治疗 1 次，3 ~ 5 次即可痊愈；慢性肩周炎患者 3 日 1 次，5 次为 1 个疗程。

拔罐选穴与治疗方法

精确取穴

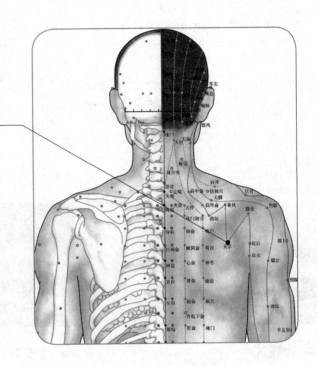

天宗 位于人体背部，肩胛骨冈下窝中央凹陷处，约肩胛冈下缘与肩胛下角之间的上 1/3 折点处。

选穴及操作步骤

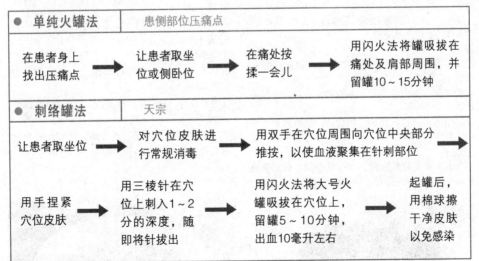

● 单纯火罐法	患侧部位压痛点		
在患者身上找出压痛点 →	让患者取坐位或侧卧位 →	在痛处按揉一会儿 →	用闪火法将罐吸拔在痛处及肩部周围，并留罐10~15分钟

● 刺络罐法	天宗		
让患者取坐位 →	对穴位皮肤进行常规消毒 →	用双手在穴位周围向穴位中央部分推按，以使血液聚集在针刺部位 →	
用手捏紧穴位皮肤 →	用三棱针在穴位上刺入1~2分的深度，随即将针拔出 →	用闪火法将大号火罐吸拔在穴位上，留罐5~10分钟，出血10毫升左右 →	起罐后，用棉球擦干净皮肤以免感染

肩周炎的对症药膳

● 败毒排骨汤

材料：

羌活、独活、川芎、细辛各 15 克，党参 12 克，柴胡 10 克，茯苓、甘草、枳壳、干姜各 5 克，排骨 250 克，食盐 4 克

做法：

①将所有药材洗净，煎取药汁备用。

②排骨斩成块，入沸水中余烫，捞起冲净，放入炖锅，加入熬好的药汁，再加水至盖过材料，以大火煮开，转小火炖约 30 分钟。

③最后加食盐调味即可。

功效：

本品祛湿散寒、理气止痛，适合肩周炎、风湿性关节炎患者食用。

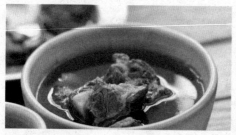

● 川乌粥

材料：

制川乌、桂枝各 10 克，肉桂 5 克，葱白 2 根，粳米 100 克，红糖适量

做法：

①先将制川乌洗净，煎制 90 分钟。

②下入洗净的桂枝、肉桂、葱白，再煎 40 分钟。

③取汁与洗净的粳米一同煮粥，粥熟后调入红糖稍煮即成。

功效：

本品具有活血通络、祛风除湿的功效，可辅助治疗手足痹痛、肩周炎、风湿性关节炎属寒证者。

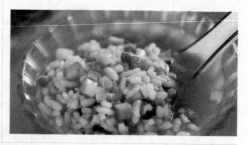

● 炒蛇片

材料：

干蕲蛇 50 克，干辣椒、生姜、花椒粉各 5 克，蒜 6 克，食盐 4 克、花生油适量

做法：

①将干蕲蛇用水泡开，切成片状；生姜去皮，洗净，切丝；蒜洗净，切片，备用。

②把油加入锅内烧热，下入姜丝、蒜片、干辣椒炒香。

③再下入蕲蛇片，爆炒，加食盐、花椒粉和水稍焖即可。

功效：

本品具有祛风除湿、通络强筋的功效，适合肩周炎、风湿性关节炎、坐骨神经痛等患者食用。

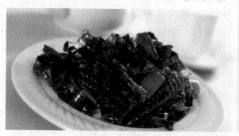

● 桑枝鸡汤

材料：

桑枝 60 克，老母鸡 1 只，食盐少许

做法：

①将桑枝洗净。

②鸡宰杀，去内脏，洗净，斩件，放入沸水中焯烫，去血水。

③将桑枝与鸡共煮至烂熟汤浓，加食盐调味即可。

功效：

本品具有祛风湿、通经络、补气血的功效，对肩周炎有较好的食疗作用。

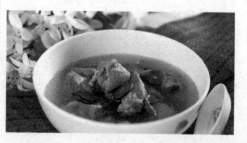

● 当归生姜羊肉汤

材料：
当归 10 克，生姜 20 克，羊肉 100 克，食盐适量

做法：
①将羊肉洗净后切成方块，当归、生姜洗净备用。
②羊肉入锅，加适量水、当归、生姜同炖至羊肉熟透。
③加入食盐调味即可。

功效：
　　本品具有散寒除湿、活血化淤、益气补虚的功效，适合寒湿型肩周炎患者食用。

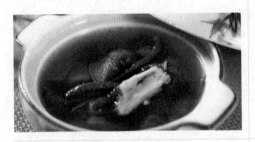

● 丹皮三七炖鸡

材料：
乌鸡 1 只，牡丹皮 30 克，三七 10 克，食盐 5 克，姜丝适量，味精 2 克

做法：
①乌鸡收拾干净，切块，放入沸水中余烫，去血污，捞起沥干水分，备用；牡丹皮、三七分别用清水洗净。
②将三七、牡丹皮一起装入纱布袋中，扎紧袋口。
③布袋与乌鸡一同放入砂锅中，加 600 毫升清水，烧开后，加入姜丝和食盐，小火炖 1 个小时，调入味精即可。

功效：
　　本品具有益气补血、活血化淤、凉血止血的功效，可用于淤血阻滞型肩周炎以及各种血淤型出血性病症、妇女崩漏、跌打损伤等。

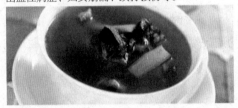

● 当归山楂茶

材料：
当归 15 克，山楂、枸杞子各 10 克，川芎 6 克，红糖适量，红枣 1 颗

做法：
①将当归、山楂、川芎分别用清水洗净，装入棉布袋中扎紧袋口；枸杞子、红枣洗净。
②锅洗净，置于火上，将棉布袋同枸杞子、红枣一起放入锅中，加水后煲 20 分钟，去除药袋。
③将煮好的药茶倒入壶中调入红糖即可饮用。

功效：
　　本品具有行气活血、化淤止痛的功效，可用于淤血阻滞型肩周炎，以及妇女月经不调、痛经、闭经等病症。

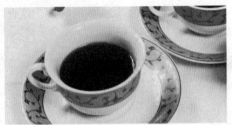

● 干姜薏苡仁粥

材料：
干姜 6 克，艾叶 10 克，薏苡仁 30 克，大米 50 克，红糖适量

做法：
①将艾叶洗净，与干姜水煎取汁，薏苡仁、大米洗净备用。
②将薏苡仁、大米煮粥至八成熟，入药汁同煮至熟。
③加入红糖调匀即可。

功效：
　　干姜能温肺散寒，促进血液循环。艾叶温经散寒、活血化淤。薏苡仁健脾祛湿。本品可散寒除湿、温经化淤，适合胃脘冷痛、四肢发凉，以及寒凝血淤型肩周炎等患者。

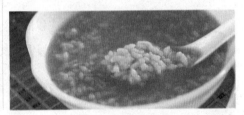

落枕

落枕或称"失枕"，是一种常见病，好发于青壮年，以冬、春季节多见。落枕的常见发病经过是入睡前并无任何症状，晨起后却感到项背部明显酸痛，颈部活动受限。这说明病起于睡眠之后，与睡枕及睡眠姿势有密切关系。

● 诊断

落枕的临床表现为晨起突感颈后部、上背部疼痛不适，以一侧为多，或有两侧俱痛者，或一侧重、一侧轻。多数患者可回想到昨夜睡眠位置欠佳，或有受凉等因素。由于疼痛，使颈项活动欠利，不能自由旋转，严重者俯仰也有困难，甚至头部强直于异常位置，使头偏向病侧。检查时颈部肌肉有触痛、浅层肌肉有痉挛、僵硬，摸起来有"条索感"。

● 选穴及治疗方法

走罐法

所选穴位：患侧颈背。

治疗方法：让患者取坐位，首先在患侧部位涂上风湿油，然后再用闪火法将罐吸拔在疼痛处，随后进行推拉走罐，推拉程度以皮肤潮红为度，最后再将罐留在痛处 10～15 分钟。每日 1 次。

留针罐法

所选穴位：承山。

治疗方法：让患者取俯卧位，在对穴位皮肤进行常规消毒后，首先用 2 寸毫针直刺穴位。得气后，以针捻转提插穴位。然后再用闪火法将罐吸拔在穴位上，留针、罐 15～20 分钟。每日 1 次，1～2 次即可治愈。

● 注意事项

本病患者在拔罐治疗后，应积极进行活动，平时要注意保暖避免着凉。除此之外，患者在睡眠时要养成良好习惯，枕头不要过高。

拔罐选穴与治疗方法

精确取穴

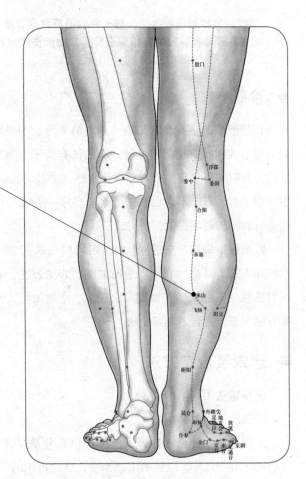

承山 位于人体小腿后面正中,当伸直小腿和足跟上提时腓肠肌肌腱下出现的凹陷处。

选穴及操作步骤

● 走罐法	患侧颈背		
让患者取坐位,在患侧部位涂上风湿油 →	用闪火法将罐吸拔在疼痛处 →	进行推拉走罐,推拉程度以皮肤潮红为度 →	将罐留在痛处10~15分钟
● 留针罐法	承山		
让患者取俯卧位并对穴位皮肤进行常规消毒 →	用2寸毫针直刺穴位 →	得气后,以针捻转提插穴位 →	用闪火法将罐吸拔在穴位上,留针、罐15~20分钟

42

颈椎病

颈椎病又称颈椎综合征，是一种以退行性病理改变为基础的疾病，是颈椎骨关节炎、增生性颈椎炎、颈神经根综合征、颈椎间盘脱出症的总称。

● 诊断

1. 颈椎病的主要症状是头、颈、肩、背、手臂酸痛，脖子僵硬，活动受限。颈肩酸痛可放射至头枕部和上肢，有的伴有头晕，重者伴有恶心呕吐。有的一侧面部发热，有时出汗异常。肩背部有沉重感，上肢无力，手指发麻，肢体皮肤感觉减退，手握物无力，有时不自觉地握物落地。另一些病人下肢无力，步态不稳，双脚麻木，行走时如踏棉花的感觉。

2. 当颈椎病累及交感神经时，可出现头晕、头痛、视力模糊、双眼发胀、发干、双眼睁不开、耳鸣、耳堵、平衡失调、心动过速、心慌，胸部紧束感，有的甚至出现胃肠胀气等症状。有少数人出现大、小便失控，性功能障碍，甚至四肢瘫痪。也有吞咽困难，发音困难等症状。

● 选穴及治疗方法

刺络罐法①

所选穴位：大椎。

治疗方法：让患者在椅子上倒坐以充分暴露背部，在对穴位皮肤进行消毒后，用梅花针重叩穴位，以轻微出血为度，然后再用闪火法将大号火罐吸拔在大椎穴上，留罐 10 ～ 15 分钟，以被拔罐部位充血发紫，并有少量淤血和黏液（5 ～ 10 毫升），拔出为度。这样的治疗 2 日 1 次，10 次为 1 个疗程。

刺络罐法②

所选穴位：大杼。

治疗方法：让患者取坐位，先用双手在大杼穴周围向中央部位挤压，以使血液聚集于针刺部位。在对穴位皮肤进行常规消毒后，先捏紧穴位皮肤，然后将三棱针迅速刺入穴位 1 ～ 2 分深，出针后用闪火法将罐吸拔在点刺穴位上，以渗血为度，留罐 10 ～ 15 分钟。2 日 1 次，10 次为 1 个疗程，每个疗程之间间隔 1 周时间。

拔罐选穴与治疗方法

精确取穴

大椎 位于人体背部，第7颈椎与第1胸椎棘突之间。

大杼 位于人体背部，当第1胸椎棘突下，旁开1.5寸处。

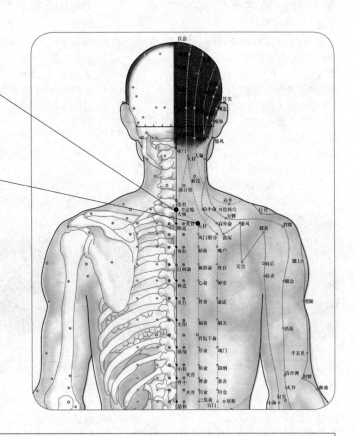

选穴及操作步骤

● 刺络罐法①	大椎
让患者在椅子上倒座以充分暴露背部，并对穴位皮肤进行消毒 ➡ 用梅花针重叩穴位，以轻微出血为度 ➡ 用闪火法将大号火罐吸拔在大椎穴位上，留罐10～15分钟，以被罐部位充血发紫，并有少量淤血和黏液（5～10毫升）拔出为度	

● 刺络罐法②	大杼
让患者取坐位 ➡ 用双手在大杼穴周围向中央部位挤压，以使血液聚集于针刺部位 ➡ 对穴位皮肤进行常规消毒 ➡	
捏紧穴位皮肤，将三棱针迅速刺入穴位1～2分深 ➡ 出针后用闪火法将罐吸拔在点刺穴位上，以渗血为度，留罐10～15分钟	

43

颈椎病的对症药膳

● 排骨桂枝栗子汤

材料：
排骨350克，桂枝20克，栗子20克，食盐少许，味精3克，高汤适量

做法：
①将排骨洗净，切块，余水。
②桂枝洗净，备用；栗子去壳备用。
③净锅上火倒入高汤，调入食盐、味精，放入排骨、桂枝、栗子、煲至成熟即可。

功效：
　　本品具有温经散寒、行气活血的功效，适合气血运行不畅的颈椎病患者食用。

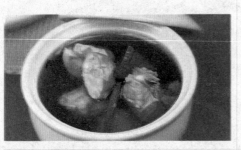

● 山药鳝鱼汤

材料：
鳝鱼2条，山药25克，枸杞子5克，补骨脂10克，食盐5克，葱段、姜片各2克

做法：
①将鳝鱼处理干净，切段，余水。
②山药去皮，洗净，切片；补骨脂、枸杞子洗净，备用。
③净锅上火，调入食盐、葱段、姜片，下入鳝鱼、山药、补骨脂、枸杞子煲至熟即可。

功效：
　　本品具有行气活血、补肾壮骨的功效，适合颈椎病患者、腰膝酸痛患者食用。

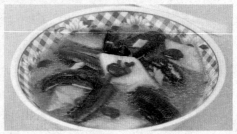

● 川芎桂枝茶

材料：
川芎、丝瓜络各10克，桂枝8克，冰糖适量

做法：
①将川芎、桂枝、丝瓜络洗净，一起放入锅中。
②往锅里加适量水，煲20分钟，加入冰糖煮至溶化即可。

功效：
　　本品具有行气活血、温经散寒的功效，适合肩颈部气血运行不畅的颈椎病患者食用。

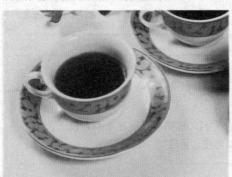

● 丹参红花酒

材料：
丹参30克，红花20克，白酒800毫升

做法：
①将丹参、红花洗净，泡入白酒中。
②约7天后即可服用。
③每次20毫升左右，饭前服，酌量饮用。

功效：
　　本品具有活血化淤、通脉止痛的功效，适合颈椎病患者食用。

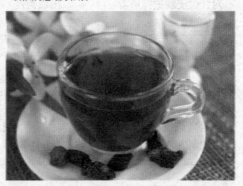

● 栗子猪腰汤

材料：
栗子 50 克，猪腰 100 克，红枣、生姜各适量，食盐 1 克，鸡精适量

做法：
①将猪腰洗净，切开，除去白色筋膜，入沸水余去表面血水，倒出洗净。
②栗子洗净剥开；红枣洗净；生姜洗净，去皮切片。
③用瓦煲装水，在大火上滚开后放入猪腰、栗子、姜片、红枣，以小火煲 2 个小时，调入食盐、鸡精即可。

功效：
　　栗子可补肾强骨、健脾养胃、活血止血；猪腰可补肾气、消积滞、止消渴。此品对肾虚所致的腰酸、腰部冷痛、耳鸣、颈椎骨质增生等症有很好的食疗效果。

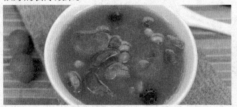

● 杜仲栗子鸽汤

材料：
乳鸽 400 克，栗子 150 克，杜仲 50 克，食盐适量

做法：
①乳鸽切块，栗子入开水中煮 5 分钟，捞起后剥去外膜。
②下入乳鸽块，入沸水中余烫，捞起冲净后沥干。
③将鸡肉、栗子和杜仲放入锅中，加 6 碗水后用大火煮开，再转小火慢煮 30 分钟，加食盐调味即成。

功效：
　　杜仲具有补肝肾、强筋骨、安胎气等功效；鸽肉具有补肾安胎、益气养血之功效；栗子可补益肾气。三者配伍同用，对肾气亏虚、肾精不足引起的颈椎退行性病变、腰痛、腰膝酸软等症有很好的疗效。

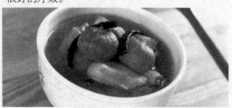

● 桑寄生连翘鸡爪汤

材料：
桑寄生 30 克，连翘 15 克，鸡爪 400 克，蜜枣 2 颗，食盐 5 克

做法：
①桑寄生、连翘、蜜枣洗净。
②鸡爪洗净，去爪甲，斩件，入沸水中余烫。
③将 1600 毫升清水放入瓦煲内，煮沸后加入桑寄生、连翘、蜜枣、鸡爪，大火煲开后，改用小火煲 2 个小时，加食盐调味即可。

功效：
　　本品具有补肝肾、强筋骨、祛风湿的功效，对适合颈椎病患者食用。

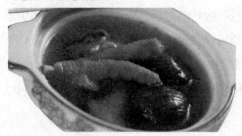

● 钩藤白术饮

材料：
钩藤 50 克，白术 30 克，冰糖 20 克

做法：
①钩藤洗净；白术洗净，加水 300 毫升，小火煎半个小时。
②加入钩藤，再煎煮 10 分钟。
③加入冰糖调匀后即可服用。

功效：
　　本品具有平肝潜阳、健脾化湿的功效，适合颈椎病患者食用。

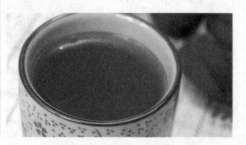

急性腰扭伤

急性腰扭伤是腰部肌肉、筋膜、韧带等软组织因外力作用突然受到过度牵拉而引起的急性撕裂伤，常发生于搬抬重物、腰部肌肉强力收缩时。急性腰扭伤可使腰骶部肌肉的附着点、骨膜、筋膜和韧带等组织撕裂。

● 诊断

在患此病之前，患者往往曾搬抬重物，有的患者甚至能听到清脆的响声。轻者尚能工作，但休息或次日后疼痛加重，甚至不能起床；伤后重者疼痛剧烈，当即不能活动。检查时见患者腰部僵硬，腰前凸消失，可有脊柱侧弯及骶棘肌痉挛。在损伤部位可找到明显压痛点。

● 选穴及治疗方法

刺络罐法①

所选穴位：命门、肾俞、阿是穴。

治疗方法：让患者取俯卧位，取上述穴位和腰部疼痛点，在对穴位皮肤进行常规消毒后，先用三棱针对穴位进行点刺，随后即用闪火法将火罐吸拔在穴位上，留罐 5 ~ 10 分钟。每日 1 次或者两日 1 次。

刺络罐法②

所选穴位：腰阳关、委中、阿是穴。

治疗方法：让患者取俯卧位，在对上述穴位和疼痛点进行常规消毒后，先用三棱针在穴位上进行点刺，随后再用闪火法将罐具吸拔在穴位上，留罐 15 ~ 20 分钟。每日 1 次或者 2 日 1 次。

刺络罐法③

所选穴位：肾俞。

治疗方法：让患者取坐位，在对穴位皮肤进行消毒后，先用双手在穴位周边向中央挤压，以使血液集中在针刺的部位。然后捏紧穴位皮肤，将三棱针迅速刺入穴位 1 ~ 2 分深，出针后用闪火法将大号火罐吸拔在点刺穴位上，留罐 20 ~ 30 分钟，以出血 5 ~ 10 毫升为度。起罐后，用棉球擦净皮肤。急性患者每日 1 次，3 ~ 5 次即可痊愈。慢性患者 2 ~ 3 日 1 次。

拔罐选穴与治疗方法

精确取穴

命门 位于人体腰部，第2腰椎棘突下，即肚脐正后方处。

腰阳关 别名脊阳关，背阳关。位于人体腰部，当后正中线上，第4腰椎棘突下凹陷处。

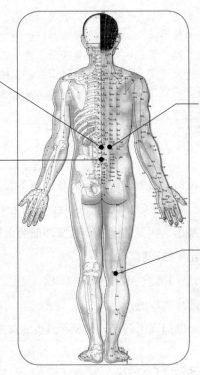

肾俞 位于人体腰部，当第2腰椎棘突下，旁开1.5寸处。

委中 位于人体腿部，横纹中点，当股二头肌腱与半腱肌肌腱的中间。

选穴及操作步骤

● 刺络罐法①	命门 肾俞 阿是穴	
让患者取俯卧位 ➡	取上述穴位和腰部疼痛点 ➡	对穴位皮肤进行常规消毒后，先用三棱针对穴位进行点刺，随后即用闪火法将火罐吸拔在穴位上，留罐5~10分钟

● 刺络罐法②	腰阳关 委中 阿是穴		
让患者取俯卧位 ➡	对上述穴位和疼痛点进行常规消毒 ➡	用三棱针在穴位上进行点刺 ➡	用闪火法将罐具吸拔在穴位上，留罐15~20分钟

● 刺络罐法③	肾俞	
让患者取坐位，并对穴位皮肤进行消毒 ➡	用双手在穴位周边向中央挤压，以使血液集中在针刺的部位,将三棱针迅速刺入穴位1~2分深 ➡	出针后用闪火法吸拔在点刺穴位上，留罐20~30分钟，以出血5~10毫升为度

44

痔疮

痔疮，是肛门直肠底部及肛门黏膜的静脉丛发生曲张而形成的一个或多个柔软的静脉团的一种慢性疾病。通常当排便时持续用力，造成此处静脉内压力反复升高，静脉就会肿大。痔疮包括内痔、外痔和混合痔。内痔是长在肛门管起始处的痔；如果膨胀的静脉位于更下方，几乎是在肛管口上，这种就叫外痔。无论内痔还是外痔，都可能发生血栓。在发生血栓时，痔中的血液凝结成块，从而引起疼痛。

● 诊断

1. 便时出血，血色鲜红，出血量一般不大，但有时也可有较大量出血。便后出血自行停止。粪便干硬、饮酒及进食刺激性食物等是出血的诱因。

2. 痔块脱出，痔发展到一定程度即能脱出肛门外，痔块由小变大，由可以自行回复变为须用手推回肛门内。

3. 疼痛，肛门沉重、疼痛，常与排便不尽感觉同时存在。痔块脱出嵌顿，出现水肿，感染时，局部疼痛剧烈。

4. 痛痒，肛门周围痛痒，甚至导致皮肤湿疹，常使患者极为难受。

● 选穴及治疗方法

刺络罐法①

所选穴位：大肠俞。

治疗方法：让患者取俯卧位，在对身体两侧的大肠俞穴位皮肤进行消毒后，用细三棱针快速刺入身体一侧的大肠俞中，一般刺入的深度为 0.5 ~ 1 分。针刺入后要在身体内左右摇摆 5 ~ 6 次，以使身体同侧下肢有明显的酸胀放射感。就在此时，可立即出针，然后用闪火法将大玻璃罐吸拔在穴位上，留罐 20 分钟。起罐后，用干棉球擦净血污。每 3 日治疗 1 次，3 次为 1 个疗程。

刺络罐法②

所选穴位：长强。

治疗方法：让患者取俯卧位，在对穴位皮肤进行常规消毒后，用手将穴位皮肤捏紧，然后用三棱针快速刺入穴位并挑破，随后即以闪火法将罐吸拔在穴位上，留罐 10 ~ 15 分钟。每日 1 次，5 次为 1 个疗程。

拔罐选穴与治疗方法

精确取穴

大肠俞 位于人体腰部，当第4腰椎棘突下，旁开1.5寸处。

长强 位于人体尾骨端下，当尾骨端与肛门连线的中点处。

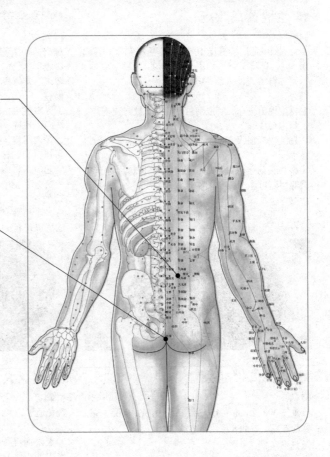

选穴及操作步骤

● 刺络罐法①	大肠俞

让患者取俯卧位，对身体两侧的大肠俞穴位皮肤进行消毒 ➡ 用细三棱针快速刺入身体一侧的大肠俞中（一般刺入的深度为0.5～1分） ➡ 针刺入后要在身体内左右摇摆5～6次，以使身体同侧下肢有明显的酸胀放射感

➡ 出针后用闪火法将大玻璃罐吸拔在穴位上，留罐20分钟 ➡ 起罐后，用干棉球擦净血污

● 刺络罐法②	长强

让患者取俯卧位，对穴位皮肤进行常规消毒 ➡ 用手将穴位皮肤捏紧，用三棱针快速刺入穴位并挑破 ➡ 以闪火法将罐吸拔在穴位上，留罐10～15分钟

45

痔疮的对症药膳

● 生地黄乌鸡汤

材料：
生地黄 10 克，牡丹皮 10 克，红枣 6 个，午餐肉
100 克，乌鸡 1 只（约重 1500 克），生姜、食盐、
味精、料酒、骨头汤各适量

做法：
①将生地黄洗净，切成薄片；红枣、牡丹皮洗净；
午餐肉切片。
②乌鸡去内脏及爪尖，切成方块，入开水中余去
血水。
③将骨头汤倒入净锅中，放入所有材料，炖至鸡
肉熟烂即可。

功效：
此汤具有补虚损、凉血止血的功效，对痔疮
出血有一定的疗效。

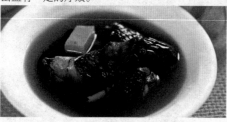

● 核桃仁拌韭菜

材料：
核桃仁 300 克，韭菜 150 克，白糖 10 克，白醋 3 克，
食盐 5 克，香油 8 克，花生油适量

做法：
①韭菜洗净，焯熟，切段。
②锅内放入花生油，待花生油烧至五成热下入核
桃仁炸成浅黄色捞出。
③在另一只碗中放入韭菜、白糖、白醋、食盐、香
油拌匀，和核桃仁一起装盘即成。

功效：
核桃以大而饱满、色泽黄白、油脂丰富、无
油臭味且味道清香的为佳。

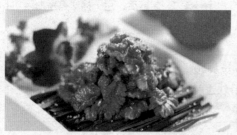

● 猴头菇螺片汤

材料：
螺肉、猴头菇各 50 克，山药、五味子、豆蔻仁、
鱼腥草、黄芪、桂圆肉各 10 克，玉竹、食盐各 5 克，
瘦肉、龙骨各 100 克

做法：
①先将猴头菇用水浸泡 20 分钟，挤干水分；瘦肉
洗净，切片；龙骨洗净，斩段。
②螺肉用食盐搓洗干净。
③将所有的材料装入纱布袋扎紧，与瘦肉、龙骨
一起放入煲内，加水适量，用大火煲沸，再用小
火煲 2 个小时，汤成后取出纱布袋即可。

功效：
本品具有清热利尿的功效，适合湿热下注型
的痔疮患者。

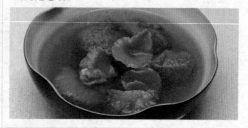

● 槐花大米粥

材料：
槐花适量，大米 80 克，牛蒡 15 克，白糖 3 克

做法：
①大米淘洗干净，置于冷水中泡发半个小时后，
捞出沥干水分；槐花、牛蒡洗净，装入纱布袋，
下入锅中，加适量水熬取汁备用。
②锅置火上，倒入清水，放入大米，以大火煮至
米粒开花。
③加入槐花牛蒡汁煮至浓稠状，调入白糖拌匀
即可。

功效：
此粥清热润肠、凉血止血，适合痔疮出血、
便血等出血患者食用。

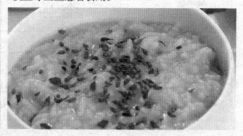

● 生地黄绿茶饮

材料：

绿茶 6 克，生地黄 5 克

做法：

①将绿茶、生地黄放入保温杯。

②先冲入沸水，第一遍水用来冲洗茶叶，约 1 分钟后将水倒掉。

③再冲沸水，泡 20 分钟后即可饮用。

功效：

本品具有清热解毒、润肠通便、改善微循环的功效，适合便秘、痔疮、癌症及心脑血管疾病患者食用。

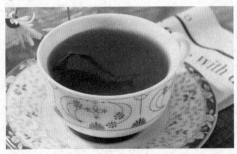

● 鱼肚甜汤

材料：

赤小豆 100 克，鱼肚 200 克，白糖 10 克

做法：

①将鱼肚洗净，备用。

②赤小豆洗净，备用。

③将鱼肚、赤小豆、白糖一同放在砂锅内，加适量清水，大火煮开，转中火炖熟烂即可。

功效：

此汤具有清热解毒、止血消肿的功效，适合痔疮、肠炎等患者食用。

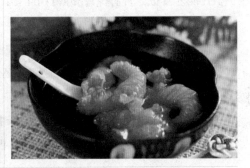

● 核桃乌鸡汤

材料：

乌鸡肉 200 克，核桃 100 克，大米 80 克，枸杞子 30 克，花生油、姜末、鲜汤、食盐、葱花各适量

做法：

①核桃去壳，取肉；大米淘净；枸杞子洗净；乌鸡肉洗净，切块。

②油锅烧热，爆香姜末，下乌鸡肉过油，倒入鲜汤，放入大米烧沸，下核桃肉和枸杞子，熬煮。

③小火将粥焖煮好，调入食盐调味，撒上葱花即可。

功效：

本品具有清热滋阴、补肾养血的功效，适合湿热下注、肝肾阴虚型的痔疮患者。

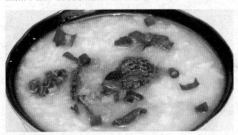

● 韭菜花烧猪血

材料：

韭菜花 100 克，猪血 150 克，上汤 200 毫升，食盐 5 克，味精 2 克，红椒 1 个，花生油 15 毫升，辣椒酱 30 克，豆瓣酱 20 克

做法：

①猪血切块，韭菜花切段，红椒切块。

②锅中水烧开，放入猪血焯烫，捞出沥水。

③花生油烧热，爆香红椒，加入猪血、上汤及调味料煮入味，再加入韭菜花煮熟即可。

功效：

本品具有温补脾肾的功效，适合脾肾阳虚型的痔疮患者食用。

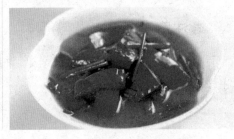

46 脱肛

脱肛又称肛管直肠脱垂，是直肠黏膜、肛管、直肠全层和部分乙状结肠向下移位，脱出肛门外的一种疾病，多见于体质虚弱的小儿和老年人，身高瘦弱者也易发生。女性因骨盆下口较大，多次分娩，可使盆底筋膜和肌肉松弛，故女性发病率高于男性。

● 诊断

1. 早期便后有黏膜自肛门脱出，并可自行缩回；以后渐渐不能自行回复，须用手上托能才复位，常有少许黏液自肛门流出；排便后有下坠感和排便不尽感，排便次数增多。

2. 脱出后局部有发胀感，也可感到腰骶部胀痛，脱出的黏膜有黏液分泌，黏膜常受刺激可发生充血、水肿、糜烂和溃疡，分泌可夹杂血性黏液，刺激肛周皮肤，引起瘙痒。

3. 未脱出时，体检可见肛口呈散开状，指检往往发现肛括约肌松弛，收缩力减弱。可嘱病人下蹲用力，等肛管全部脱出后，再行检查，确定为部分和完全脱垂。

● 选穴及治疗方法

单纯火罐法

所选穴位：次髎、足三里、脾俞、肾俞、气海。

治疗方法：让患者取俯卧位，以闪火法将火罐吸拔在穴位上，留罐15分钟。然后变换体位为仰卧位，再以闪火法用罐吸拔气海、足三里，留罐15分钟。每日1次。

温灸罐法

所选穴位：神阙、中脘。

治疗方法：让患者取仰卧位，用闪火法将罐吸拔在穴位上，留罐10～15分钟。起罐后，再在上述穴位上加温灸5～8次。每日1次，5次为1个疗程。

● 注意事项

本病患者在治疗期间应忌食辛辣、油腻的食物，以保持大便通畅。除此之外，患者还应该积极地进行提肛训练。

拔罐选穴与治疗方法

精确取穴

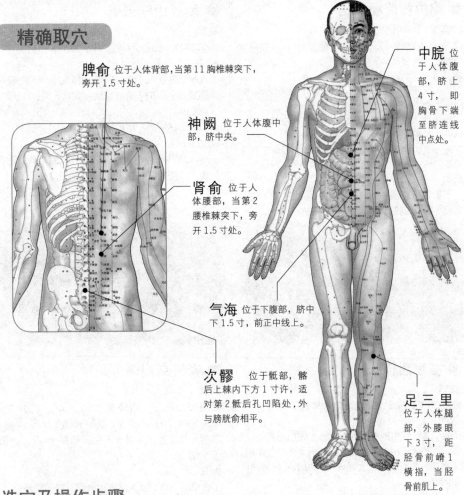

脾俞 位于人体背部,当第11胸椎棘突下,旁开1.5寸处。

神阙 位于人体腹中部,脐中央。

肾俞 位于人体腰部,当第2腰椎棘突下,旁开1.5寸处。

气海 位于下腹部,脐中下1.5寸,前正中线上。

次髎 位于骶部,髂后上棘内下方1寸许,适对第2骶后孔凹陷处,外与膀胱俞相平。

中脘 位于人体腹部,脐上4寸,即胸骨下端至脐连线中点处。

足三里 位于人体腿部,外膝眼下3寸,距胫骨前嵴1横指,当胫骨前肌上。

选穴及操作步骤

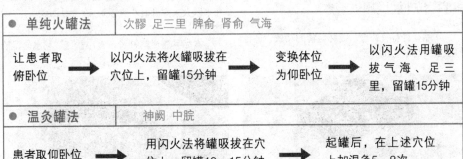

● **单纯火罐法**	次髎 足三里 脾俞 肾俞 气海		
让患者取俯卧位 →	以闪火法将火罐吸拔在穴位上,留罐15分钟 →	变换体位为仰卧位 →	以闪火法用罐吸拔气海、足三里,留罐15分钟

● **温灸罐法**	神阙 中脘	
患者取仰卧位 →	用闪火法将罐吸拔在穴位上,留罐10~15分钟 →	起罐后,在上述穴位上加温灸5~8次

46

脱肛的对症药膳

● 鸡肉黄芪粳米粥

材料：

母鸡肉 150 克，黄芪 20 克，粳米 80 克，鸡高汤 1500 毫升，食盐 2 克，葱花少许

做法：

①鸡肉洗净，切丁；黄芪洗净，切碎；粳米淘净，浸泡半个小时后捞出沥干水分。

②粳米放入锅中，倒入鸡高汤，大火烧沸，放入鸡肉、黄芪，转中火熬煮至米粒开花。

③改小火，将粥熬至浓稠，调入食盐调味，撒上葱花即可。

功效：

本品具有补中益气、升阳举陷的功效，适合气虚下陷型的脱肛患者。

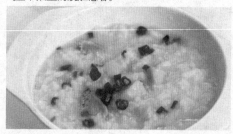

● 黑豆山楂米粥

材料：

大米 70 克，山楂 20 克，黑豆 30 克，白糖 3 克

做法：

①大米、黑豆均洗净，泡发；山楂洗净，切成薄片。

②锅置火上，加入清水，放入大米、黑豆煮至米、豆均绽开。

③加入山楂同煮至浓稠状，调入白糖拌匀即可。

功效：

本品具有补中益气、健脾补肾的功效，适合气虚下陷型的脱肛患者。

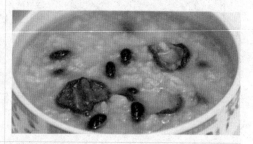

● 参枣甜糯米

材料：

红枣 30 克，糯米 250 克，白糖 50 克，党参 10 克

做法：

①将党参、红枣放在锅内，加水泡发后煎煮 30 分钟，取药液备用；捞出党参、红枣党参切段备用。

②将糯米洗净，放在大瓷碗中，加水适量蒸熟后扣入盘中。

③将党参、红枣摆在糯米饭上，药液加白糖煎成浓汁后浇在枣饭上即可。

功效：

本品具有益气补虚、健脾益肾的功效，适合气虚下陷型的脱肛患者。

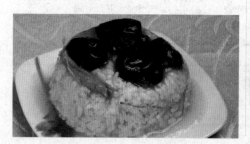

● 肾气乌鸡汤

材料：

乌鸡腿 100 克，熟地黄 20 克，山茱萸 10 克，山药 15 克，丹皮 10 克，茯苓 10 克，泽泻 10 克，车前子 7.5 克，牛膝 7.5 克，桔梗 10 克，炮附子 5 克

做法：

①将鸡腿剁块，放入沸水中余烫，捞出洗净。

②将鸡腿和所有药材一起放入锅中，加 1800 毫升水以大火煮开转小火慢炖 40 分钟即成。

功效：

本品具有滋阴补肾、补中益气、利水化湿的功效，适合各个证型的脱肛患者。

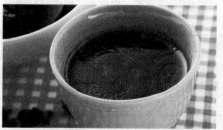

● 白果煲猪小肚

材料：
猪小肚 100 克，白果 5 枚，覆盆子 10 克，食盐 3 克，味精 2 克

做法：
①猪小肚洗净，切丝；白果炒熟，去壳。
②将猪小肚、白果、覆盆子一起放入砂锅，加适量水，煮沸后改小火炖煮 1 个小时。
③调入食盐、味精即可。

功效：
　　本品具有益气健脾、升阳举陷的功效，适合气虚下陷型的脱肛患者。

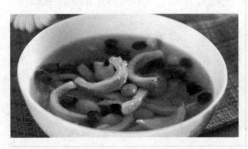

● 韭菜炒鸡蛋

材料：
鸡蛋 4 个，韭菜 150 克，食盐 5 克，味精 1 克，花生油适量

做法：
①韭菜洗净，切成碎末备用。
②鸡蛋打入碗中，搅散，加入韭菜末、食盐、味精搅匀备用。
③锅置火上，注入花生油，将备好的鸡蛋液入锅中煎至两面金黄色即可。

功效：
　　本品具有助阳健脾、益气补虚的功效，适合脾肾阳虚、气虚下陷型的脱肛患者。

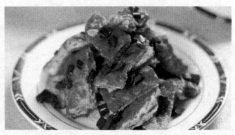

● 清炒丝瓜

材料：
嫩丝瓜 300 克，食盐 5 克，味精 3 克

做法：
①挑选嫩丝瓜，略微削去表皮，再切成块状。
②锅上火，加油烧热，下入丝瓜块炒至熟软。
③再掺入适量水，加入调味料煮沸后即可。

功效：
　　本品具有清热利湿、敛疮解毒的功效，适合湿热下注型的脱肛患者。

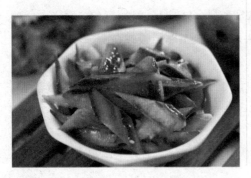

● 百合绿豆菊花粥

材料：
百合 30 克，绿豆 80 克，菊花适量，食盐 2 克

做法：
①绿豆泡发洗净；百合洗净，切片；菊花洗净。
②锅置火上，倒入清水，放入绿豆煮至开花。
③加入百合同煮至浓稠状，调入食盐拌匀，撒上菊花即可。

功效：
　　本品具有清热利湿、敛疮解毒、宁心安神的功效，适合湿热下注型的脱肛患者。

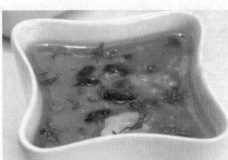

(47) 类风湿性关节炎

类风湿性关节炎，又称类风湿，是一种病因尚未明了的慢性全身性炎症性疾病。类风湿性关节炎可能与患者自身内分泌、代谢、营养、地理、职业、心理和社会环境的差异、细菌和病毒感染及遗传因素等方面有关系。

● 诊断

1. 其突出的临床表现为反复发作的、对称性的、多发性小关节炎，以手部指掌、腕、足趾等关节最常见。

2. 早期呈现红、肿、热、痛和功能障碍，晚期关节可出现不同程度的僵硬和畸形，并有骨和骨骼肌萎缩，是一种致残率较高的疾病。

● 选穴及治疗方法

单纯火罐法

所选穴位：①大椎、膈俞、脾俞、血海、气海；②外关；③环跳、昆仑；④身柱、腰阳关。

治疗方法：如果是上肢有病症，那么就取①、②组穴位；如果是下肢有病症，那么就取①、③组穴位；如果是脊柱有病症，那么就取①、④组穴位。首先让患者取一定适当体位，然后对上述穴位均施以单纯火罐法，并留罐 10 分钟。每日 1 次。

煮药罐法

所选穴位：①大椎、膈俞、脾俞、血海、气海；②外关；③环跳、昆仑；④身柱、腰阳关。

治疗方法：如果是上肢有病症，那么就取①、②组穴位；如果是下肢有病症，那么就取①、③组穴位；如果是脊柱有病症，那么就取①、④组穴位。首先上药煎水煮罐 1 ~ 3 分钟，然后取出竹罐并擦去水分，随后将罐吸拔在所选取的穴位上，留罐 15 ~ 20 分钟。每日治疗 1 次。

药方：麻黄、祁艾、防风、川木瓜、川椒、竹茹、秦艽、透骨草、穿山甲、乳香、没药、土鳖虫、川乌、千年健、钻地风、羌活、苍术、防己、当归尾、刘寄奴、乌梅、甘草。上述草药各 10 克。

拔罐选穴与治疗方法

精确取穴

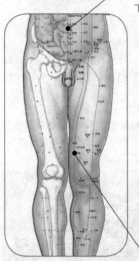

气海 位于下腹部，脐中下 1.5 寸，前正中线上。

大椎 位于人体背部，第 7 颈椎与第 1 胸椎棘突之间。

身柱 位于人体背部，当后正中线上，第 3 胸椎棘突下凹陷处。

外关 在手背腕横纹上 2 寸，尺桡骨之间，阳池与肘尖的连线上。

膈俞 位于人体背部，当第 7 胸椎棘突下，旁开 1.5 寸处。

脾俞 位于人体背部，当第 11 胸椎棘突下，旁开 1.5 寸处。

血海 位于大腿内侧，髌底内侧端上 2 寸，当股四头肌内侧头的隆起处。

腰阳关 又称脊阳关、背阳关。位于人体腰部，当后正中线上，第 4 腰椎棘突下凹陷中。

环跳 在股外侧部，侧卧屈股，当股骨大转子最凸点与骶骨裂孔的连线的外 1/3 与中 1/3 交点处。

昆仑 在外踝后方，当外踝尖与跟腱之间的凹陷处。

选穴及操作步骤

● 单纯火罐法	①大椎 膈俞 脾俞 血海 气海②外关 ③环跳 昆仑④身柱 腰阳关
让患者取一定适当体位	对上述穴位均施以单纯火罐法，并留罐10分钟
● 煮药罐法	①大椎 膈俞 脾俞 血海 气海②外关 ③环跳 昆仑④身柱 腰阳关
上药煎水煮罐 1~3分钟	取出竹罐并擦去水分 将罐吸拔在所选取的穴位上，留罐15~20分钟

47

类风湿性关节炎的对症药膳

● 桑寄生连翘鸡脚汤

材料：
桑寄生30克，连翘15克，鸡脚400克，红枣2颗，食盐5克

做法：
①桑寄生、连翘、红枣均洗净。
②鸡脚洗净，去爪甲，斩件，入沸水中余烫。
③将1600毫升清水放入瓦煲内，煮沸后加入以上用料，大火煲开后，改用小火煲2个小时，加食盐调味即可。

功效：
本品补肝肾、强筋骨、祛风湿，对肝肾不足、腰膝酸痛、关节红肿热痛等风湿病患者有较好的食疗效果。

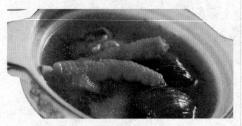

● 薏苡仁桑枝水蛇汤

材料：
桑枝、薏苡仁各30克，水蛇500克，红枣3颗，干姜10克，食盐5克

做法：
①桑枝、薏苡仁、红枣、干姜洗净。
②水蛇去头、皮、内脏，洗净，余水、切小段。
③将清水2000毫升放入瓦煲内，煮沸后加入全部原料，大火煲开后，改用小火煲3个小时，加食盐调味即可。

功效：
本品清热祛风、利湿通络，适用于风湿热痹引起的周身酸楚疼痛、四肢麻木及关节疼痛肿胀、水肿脚气等症。

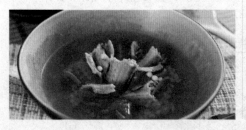

● 土茯苓薏苡仁蝎子汤

材料：
土茯苓50克，薏苡仁、生地黄、全蝎各30克，猪瘦肉200克，红枣3颗，食盐5克

做法：
①土茯苓、红枣、生地黄、薏苡仁均洗净；猪瘦肉洗净，入开水余烫后捞出切大块。
②将全蝎先放入锅内煎煮1个小时，再将其他材料放入锅内，大火煲开后，改用小火煲3个小时，加食盐调味即可。

功效：
本品具有解毒利湿、熄风散结、活血通络的功效，适合湿热型风湿病、关节炎患者食用。

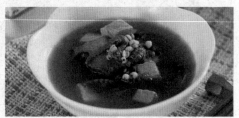

● 牛筋汤

材料：
续断、杜仲各10克，鸡血藤15克，牛筋50克

做法：
①将牛筋洗净，切块，入沸水中余烫。
②将杜仲、续断、鸡血藤洗净装入纱布袋，扎紧。
③将牛筋与药袋共加水煎煮至熟即可。

功效：
本品具有祛风除湿、强腰膝、利关节的功效，对风湿性关节炎有很好的食疗效果。

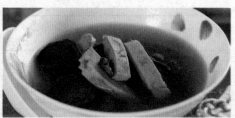

● 薏苡仁黄芩酒

材料：

薏苡仁、牛膝、生地黄各 50 克，防风、五加皮各 30 克，秦艽、黄芩、羌活、独活、肉桂各 20 克，地骨皮、枳壳各 15 克，白酒 2500 毫升

做法：

①将以上各味药均洗净，捣成粗末，置于净器中，倒入白酒浸泡，封口，置阴凉干燥处，7 日后开取，过滤去渣备用。

②每日 1 次，每次 30 毫升，饭前服用。

功效：

　　本品清热解毒、祛风除湿，主治风湿痹痛、四肢拘急、项背强直等症。

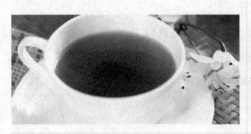

● 土茯苓绿豆汤

材料：

绿豆 150 克，土茯苓、地肤子、黄柏、山楂、车前子各 15 克，红糖适量

做法：

①将土茯苓、地肤子、黄柏、山楂、车前子分别洗净，沥水；绿豆洗净，泡发备用。

②土茯苓、地肤子、黄柏、山楂、车前子加水煮开，转入小火熬 20 分钟，滤取药汁。

③药汁加泡好的绿豆放入锅中煮烂，加适量红糖即可。

功效：

　　本品清热、解毒、利湿，适合湿毒型的风湿病、关节炎患者饮用。

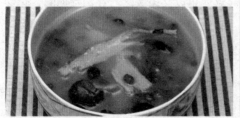

● 绿豆薏苡仁汤

材料：

薏苡仁 100 克，绿豆 100 克，玉米粒 15 克，低脂奶粉 25 克

做法：

①先将绿豆与薏苡仁洗净，浸泡大约 2 个小时即可。

②砂锅洗净，将绿豆、玉米粒、薏苡仁加入水中滚煮，待水煮开后转小火煮至熟透，汤汁呈黏稠状。

③加入低脂奶粉搅拌均匀后即可食用。

功效：

　　此汤具有解毒利湿、生津润肤的功效，适合湿热型风湿病、关节炎患者食用。

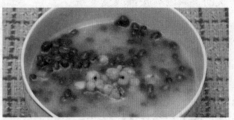

● 鸡胗桂皮粥

材料：

桂皮 5 克，鸡胗 150 克，大米 80 克，食盐、葱花各适量

做法：

①将桂皮洗净，熬煮取汁；鸡胗清洗干净，切成小片；大米淘洗干净。

②将适量清水倒入锅中，下入大米大火煮沸，放入鸡胗，倒入桂皮汁，转中火熬煮至米粒开花。

③改用小火将粥熬煮浓稠，加食盐调味，撒入葱花即可。

功效：

　　本品具有补虚强身的功效，适合腰膝酸冷、肩周炎、风寒湿性关节炎、四肢发冷、胃寒冷痛、食欲不振的患者食用。

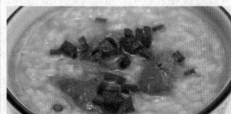

(48) 前列腺炎

前列腺炎是指前列腺特异性和非特异性感染所致的急慢性炎症，从而引起的全身或局部症状。前列腺炎可分为非特异性细菌性前列腺炎、特发性细菌性前列腺炎、特异性前列腺炎、非特异性肉芽肿性前列腺炎、其他病原体引起的前列腺炎、前列腺充血和前列腺痛。

● 诊断

1. 血常规：血白细胞计数和中性粒细胞计数升高。

2. 尿常规：血行感染引起的急性前列腺炎尿常规可正常；尿路感染引起前列腺炎时，尿内有炎性改变。

3. 前列腺液检查：卵磷脂减少或消失，白细胞高倍视野 10 个以上。

4. 对前列腺炎的辅助诊断主要靠按摩前列腺采集到的前列腺液化验，如果发现其中的卵磷脂小体减少并伴有大量白细胞或脓细胞，即可确诊。

● 选穴及治疗方法

刺络罐法①

所选穴位：八髎（指人体双侧上髎、次髎、中髎、下髎之合称）、关元、阴陵泉、三阴交。

治疗方法：让患者先取俯卧位，对八髎穴位进行常规消毒，针刺穴位后，将火罐吸拔在八髎穴上，留罐 5 分钟。然后再取仰卧位，将其他穴位进行常规消毒，针刺后将火罐吸拔在穴位上，留罐 10 ~ 15 分钟。每日治疗 1 次，10 次为 1 个疗程。

刺络罐法②

所选穴位：八髎、关元、阴陵泉、三阴交。

治疗方法：让患者取一定体位，对穴位进行常规消毒后，用针刺穴位，然后将火罐吸拔在穴位上，留罐 15 ~ 20 分钟。起罐后再以艾条灸之。在治疗期间，热炒250 克食盐用布包之，然后热敷于小腹上。每日或者 2 日 1 次，10 次为 1 个疗程。

拔罐选穴与治疗方法

精确取穴

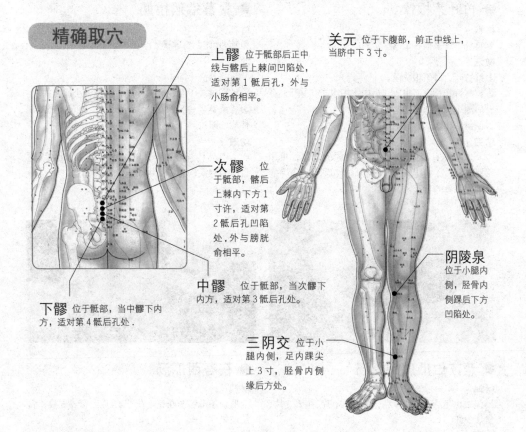

上髎 位于骶部后正中线与髂后上棘间凹陷处,适对第1骶后孔,外与小肠俞相平。

次髎 位于骶部,髂后上棘内下方1寸许,适对第2骶后孔凹陷处,外与膀胱俞相平。

中髎 位于骶部,当次髎下内方,适对第3骶后孔处。

下髎 位于骶部,当中髎下内方,适对第4骶后孔处.

关元 位于下腹部,前正中线上,当脐中下3寸。

阴陵泉 位于小腿内侧,胫骨内侧踝后下方凹陷处。

三阴交 位于小腿内侧,足内踝尖上3寸,胫骨内侧缘后方处。

选穴及操作步骤

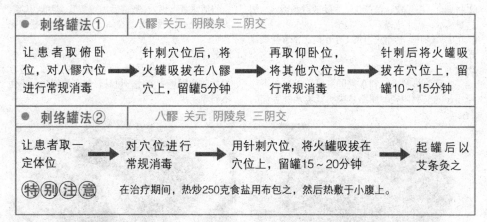

● 刺络罐法①	八髎 关元 阴陵泉 三阴交		
让患者取俯卧位,对八髎穴位进行常规消毒 →	针刺穴位后,将火罐吸拔在八髎穴上,留罐5分钟 →	再取仰卧位,将其他穴位进行常规消毒 →	针刺后将火罐吸拔在穴位上,留罐10~15分钟

● 刺络罐法②	八髎 关元 阴陵泉 三阴交		
让患者取一定体位 →	对穴位进行常规消毒 →	用针刺穴位,将火罐吸拔在穴位上,留罐15~20分钟 →	起罐后以艾条灸之

特别注意 在治疗期间,热炒250克食盐用布包之,然后热敷于小腹上。

第六章 外科疾病拔罐疗法

48

前列腺炎的对症药膳

● 竹叶茅根饮

材料：
鲜竹叶、白茅根各 15 克

做法：
①鲜竹叶、白茅根洗净。
②将鲜竹叶、白茅根放入锅中，加水 750 毫升，煮开后改小火煮 20 分钟。
③滤渣取汁饮。

功效：
　　本品具有凉血止血、清热利尿的功效，可用于小便涩痛、排出不畅、或尿血伴腰酸胀痛等症及前列腺炎的食疗。

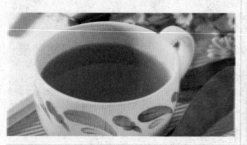

● 薏苡仁瓜皮鲫鱼汤

材料：
鲫鱼 250 克，冬瓜皮 60 克，薏苡仁 30 克，生姜 3 片，食盐少许

做法：
①将鲫鱼剖洗干净，去内脏，去鳃；冬瓜皮、薏苡仁分别洗净。
②将鲫鱼、冬瓜皮、薏苡仁、生姜放进汤锅内，加适量清水，盖上锅盖。
③用中火烧开，转小火再煲 1 个小时，加食盐调味即可。

功效：
　　本品清热解毒、利水消肿，可用于湿热下注所引起的前列腺炎、尿路感染、肾炎水肿等症的食疗。

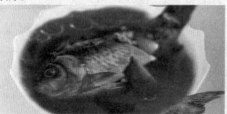

● 桑葚猕猴桃奶

材料：
桑葚 80 克，猕猴桃 1 个，牛奶 150 毫升

做法：
①将桑葚洗干净。
②猕猴桃洗干净，去掉外皮，切成大小适合的块。
③将桑葚、猕猴桃放入果汁机内，加入牛奶，搅拌均匀即可。

功效：
　　本品具有增加锌含量、利尿生津的功效，适合前列腺疾病患者食用。

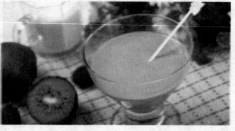

● 茯苓西瓜汤

材料：
西瓜、冬瓜各 500 克，茯苓 15 克，蜜枣 5 枚，食盐适量

做法：
①将冬瓜、西瓜洗净，切成块；蜜枣洗净。
②茯苓洗净，备用。
③将清水煮入锅内，煮沸后加入冬瓜、西瓜、茯苓，大火煲开后，改用小火煲 3 个小时，加食盐调味即可。

功效：
　　本品具有补肾强腰、利尿通淋的功效，适合慢性前列腺患者食用，可减轻前列腺增生、小便不利等症状。

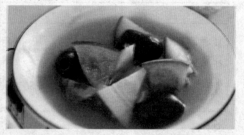

● 马齿苋荠菜汁

材料：

鲜马齿苋、鲜荠菜各 100 克

做法：

①把鲜马齿苋、鲜荠菜去杂洗净，在温开水中浸泡 30 分钟，取出后连根切碎，放到榨汁机中，榨成汁。

②把榨后的马齿苋、荠菜渣用适量温开水浸泡 10 分钟，重复绞榨取汁，合并两次的汁，用纱布过滤。

③把滤后的马齿苋、荠菜汁放在锅里，用小火煮沸即可。

功效：

此汤可清热解毒、利湿泻火，对急性前列腺炎、尿路感染均有疗效。

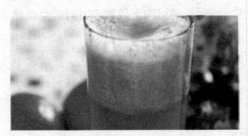

● 花生松子粥

材料：

花生米 30 克，松子仁 20 克，大米 80 克，食盐 2 克，葱 8 克

做法：

①大米泡发洗净；松子仁、花生米均洗净；葱洗净，切花。

②锅置火上，倒入清水，放入大米煮开。

③加入松子仁、花生米同煮至浓稠状，调入食盐拌匀，撒上葱花即可。

功效：

松子可强阳补骨、滑肠通便；花生富含多种不饱和脂肪酸，可加强前列腺功能，对男性前列腺炎、前列腺增生均有一定的食疗作用。

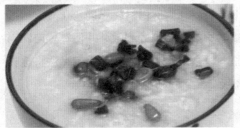

● 白菜薏苡仁粥

材料：

大米、薏苡仁各 50 克，芹菜、白菜各适量，食盐少许

做法：

①大米、薏苡仁均泡发洗净，芹菜、白菜均洗净，切碎。

②锅置火上，倒入清水放入大米、薏苡仁煮至米粒开花。

③加入芹菜、白菜煮至粥稠时，调入食盐拌匀即可。

功效：

薏苡仁具有利水消肿、健脾去湿、舒筋除痹、清热排脓的功效。本品可清热利水、解毒排脓，患有前列腺炎、前列腺增生的男性可经常食用。

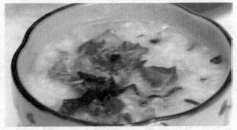

● 茅根冰糖粥

材料：

鲜白茅根适量，粳米 100 克，冰糖 10 克

做法：

①粳米泡发洗净；白茅根洗净，切段。

②锅置火上，倒入清水，放入粳米，以大火煮至米粒开花。

③加入白茅根煮至浓稠状，调入冰糖煮融即可。

功效：

白茅根具有清热利尿、凉血止血的功效，对尿道炎、前列腺炎、急性肾炎、急性肾盂肾炎、膀胱炎皆有很好的疗效。

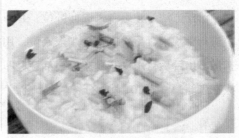

网球肘

网球肘，是指手肘外侧的肌腱发炎疼痛。疼痛的产生是由于负责手腕及手指背向伸展的肌肉重复用力而引起的。患者会在用力抓握或提举物体时感到肘部外侧疼痛。网球肘是过劳性综合征的典型例子。

● 诊断

1. 本病多数发病缓慢，患者自觉肘关节外上方活动疼痛，疼痛有时可向上或向下放射，感觉酸胀不适，不愿活动。

2. 手不能用力握物，握锹、提壶、拧毛巾、打毛衣等运动都可使疼痛加重。

3. 一般在肱骨外上髁处有局限性压痛点，有时压痛可向下放散，有时甚至在伸肌腱上也有轻度压痛及活动痛。

4. 局部无红肿，肘关节伸屈不受影响，但前臂旋转活动时可觉疼痛。严重者手指伸直、伸腕或执筷动作时即可引起疼痛。患肢在屈肘、前臂旋后位时伸肌群处于松弛状态，因而疼痛被缓解。

5. 有少数患者在阴雨天时自觉疼痛加重。

● 选穴及治疗方法

刺络罐法①

所选穴位：压痛点。

治疗方法：先找到压痛点，对压痛点进行常规消毒后，用三棱针刺入 0.5 ~ 1 分处，出血后迅速出针，随后用闪火法将小号火罐吸拔在点刺部位，留罐 10 ~ 15 分钟，并吸拔出血 2 毫升。每 3 日治疗 1 次。

刺络罐法②

所选穴位：曲池、手三里、肘尖。

治疗方法：让患者采取仰卧位，并屈肘将手放在胸前以暴露患部，在对所选穴位进行常规消毒后，以毫针刺入穴位，用捻转手法进行中等刺激，并使针感向四周扩散。出针后，用皮肤针在患病部轻轻叩打，以微出血为度，随后用闪火法将罐吸拔在患部，留罐 10 ~ 15 分钟。每日治疗 1 次。

拔罐选穴与治疗方法

精确取穴

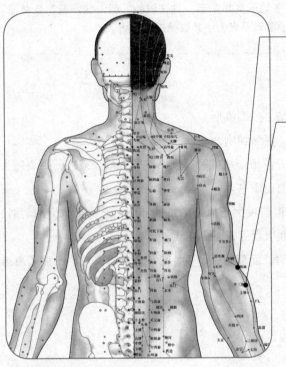

曲池 位于人体肘部,屈肘成直角,在肘横纹外侧端与肱骨外上髁连线中点。完全屈肘时,当肘横纹外侧端处。

手三里 位于前臂,手肘弯曲处向前 3 指幅,在阳溪与曲池连线上,用手按就痛之处。

选穴及操作步骤

● 刺络罐法①	压痛点		
找到压痛点 →	对压痛点进行常规消毒 →	用三棱针刺入 0.5~1分处 →	出血后迅速出针
→ 用闪火法将小号火罐吸拔在点刺部位,留罐10~15分钟,并吸拔出血2毫升			

● 刺络罐法②	曲池 手三里 肘尖		
让患者采取仰卧位 →	屈肘将手放在胸前以暴露患部 →	对所选穴位进行常规消毒 →	以毫针刺入穴位
→ 用捻转手法进行中等刺激,并使针感向四周扩散	→ 出针后,用皮肤针在患病部轻轻叩打,以微出血为度	→ 用闪火法将罐吸拔在患部,留罐10~15分钟	

49

50 疖病

疖病是一种急性化脓性毛囊及毛囊周围组织的炎症，是由于金黄色葡萄球菌自毛囊或汗腺侵入所引起的单个毛囊及其所属皮脂腺的急性化脓性感染。单个者称为疖，反复多发者称作疖病。本病多见于炎热季节，往往以头、面、颈、腋下及臀部等常受摩擦的部位为多见，常见于营养不良的小儿或糖尿病患者。

● 诊断

1. 局部红、肿、热、痛的小结，呈圆锥形。

2. 炎症继续发展，结节增大，疼痛加剧。

3. 数日后结节中央组织坏死，溶解形成脓肿，硬结变软，疼痛减轻，中央脓头大多自行破溃，排出脓液，炎症消退痊愈。

4. 疖一般无明显全身症状，但若发生于血流丰富的部位，全身抵抗力减弱时，可引起不适、畏寒、发热、头痛和厌食等毒血症症状。

5. 面部疖肿如合并颅内感染时，面部肿胀严重，可伴寒战、高热、头痛等海绵窦感染性栓塞。

● 选穴及治疗方法

刺络罐法①

所选穴位：大椎、灵台、膈俞。

治疗方法：让患者取坐位并暴露背部，在对所选穴位皮肤进行常规消毒后，用三棱针挑刺之，并使其出少量血，最后再用闪火法将罐吸拔在挑刺的穴位上，留罐10～15分钟。每日1次。

刺络罐法②

所选穴位：委中。

治疗方法：让患者取俯卧位，在对穴位皮肤进行消毒后，用三棱针快速点刺穴位，使之出少量血，然后用闪火法将火罐吸拔在穴位上，留罐5～10分钟（达到出血量为10毫升左右），起罐后用干棉球将血迹擦拭干净以免感染。每日1次，一般治疗2～3次即可痊愈。

拔罐选穴与治疗方法

精确取穴

大椎 位于人体背部，第 7 颈椎与第 1 胸椎棘突之间即是。

灵台 位于人体背部，当后正中线上，第 6 胸椎棘突下凹陷中。

膈俞 位于人体背部，当第 7 胸椎棘突下，旁开 1.5 寸处。

委中 位于人体腿部，横纹中点，当股二头肌腱与半腱肌肌腱的中间。

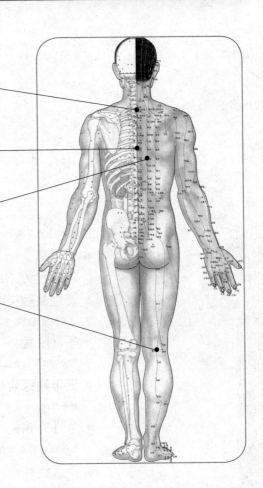

选穴及操作步骤

● 刺络罐法①	大椎、灵台、膈俞

让患者取坐位并暴露背部 ➡ 对所选穴位皮肤进行常规消毒 ➡ 用三棱针挑刺之，并使其出少量血 ➡ 用闪火法将罐吸拔在挑刺的穴位上，留罐10～15分钟

● 刺络罐法②	委中

让患者取俯卧位 ➡ 对穴位皮肤进行消毒 ➡ 用三棱针快速点刺穴位，使之出少量血 ➡

用闪火法将火罐吸拔在穴位上，留罐5～10分钟（达到出血量为10毫升左右）➡ 起罐后用干棉球将血迹擦拭干净以免感染

50

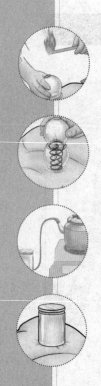

本章看点

- 痛经

  痛经分为原发性痛经和继发性痛经两种。

- 带下病

  白带是指妇女阴道内白色或淡黄色分泌物。

- 慢性盆腔炎

  指盆腔内生殖器官及盆腔周围结缔组织的慢性炎症。

- 子宫脱垂

  子宫从正常位置沿阴道下降，宫颈外口达坐骨棘水平以下等的现象。

- 更年期综合征

  更年期综合征是由雌激素水平下降而引起的一系列症状。

- 急性乳腺炎

  急性乳腺炎是由细菌感染所致的急性乳房炎症。

- 产后缺乳

  产后乳汁少或完全无乳，称为缺乳。

- 妊娠呕吐

  妊娠呕吐，是指受孕后 2~3 个月间反复出现的以恶心、呕吐为主要症状的病症。

- 闭经

  闭经是指月经停止至少 6 个月以上。

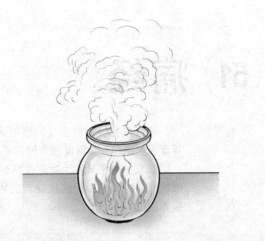

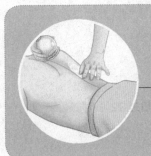

第七章
妇科疾病拔罐疗法

本章介绍了痛经、带下病、慢性盆腔炎、子宫脱垂、更年期综合征、急性乳腺炎、产后缺乳、妊娠呕吐、闭经等共九种在日常生活中发病率比较高的、典型的妇科疾病的拔罐疗法。每小节的结构是先对某种疾病作一简介，然后再阐述治疗该种疾病所应选取的穴位和具体的拔罐操作步骤。

痛经

痛经是指经期前后或行经期间，出现下腹部痉挛性疼痛、恶心呕吐、全身不适等现象。痛经分为原发性痛经和继发性痛经两种。

原发性痛经又称为功能性痛经，指生殖器官并没有明显异常而出现痛经的现象。继发性痛经则是由于生殖器官的病变导致的痛经，如子宫内膜异位症、盆腔炎、肿瘤等。

● 诊断

原发性痛经的诊断

1. 初潮后 1 ~ 2 年内发病。

2. 在出现月经血或在此之前几个小时开始痛，疼痛持续时间不超过 72 小时。

3. 疼痛性质属痉挛性或类似分娩产痛。

4. 妇科双合诊或肛诊阴性，可得出原发性痛经之诊断。

● 选穴及治疗方法

单纯火罐法①

所选穴位：次髎、关元、归来、三阴交、足三里。

治疗方法：在患者经期前 2 ~ 3 日或者来月经时，采用闪火法将火罐吸拔在上述穴位上，留罐 15 ~ 20 分钟。每日 1 次，7 次为 1 个疗程。

单纯火罐法②

所选穴位：中极。

治疗方法：让患者取仰卧位以充分暴露穴位，然后用转火法进行吸拔，使患者皮肤局部有抽紧感。如果在施治 5 分钟后疼痛并没有减轻，那么施治者可用手握住罐底上下提拉，注意提拉罐具时不可离开皮肤。提拉火罐时间以半分钟为宜，这样可以有效改善疼痛处的肌肉血流情况，以使疼痛得以缓解，最后留罐 15 分钟。这样的治疗每日 1 次，2 ~ 4 次为一个疗程。

拔罐选穴与治疗方法

精确取穴

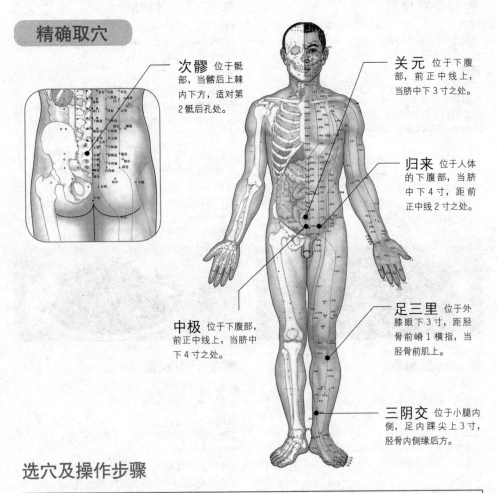

次髎 位于骶部，当髂后上棘内下方，适对第2骶后孔处。

关元 位于下腹部，前正中线上，当脐中下3寸之处。

归来 位于人体的下腹部，当脐中下4寸，距前正中线2寸之处。

中极 位于下腹部，前正中线上，当脐中下4寸之处。

足三里 位于外膝眼下3寸，距胫骨前嵴1横指，当胫骨前肌上。

三阴交 位于小腿内侧，足内踝尖上3寸，胫骨内侧缘后方。

选穴及操作步骤

● 单纯火罐法①	次髎 关元 归来 三阴交 足三里
治疗时间选取在患者经期前2~3日或者来月经时 ➡	采用闪火法将火罐吸拔在上述穴位上，留罐15~20分钟

● 单纯火罐法②	中极	
让患者取仰卧位以充分暴露穴位 ➡	用转火法进行吸拔，使患者皮肤局部有抽紧感 ➡	如果在施治5分钟后疼痛并没有减轻，那么施治者可用手握住罐底上下提拉，注意提拉罐具时不可离开皮肤。提拉火罐时间以半分钟为宜，这样可以有效改善疼痛处的肌肉血流情况，以使疼痛得以缓解，最后留罐15分钟

痛经的对症药膳

● 归参炖母鸡

材料：
当归15克，党参20克，母鸡1只，葱、生姜、料酒、食盐各适量

做法：
①将母鸡宰杀后，去毛，去内脏，洗净。
②将剁好的鸡块放入沸水中焯去血。
③加清水，把砂锅放在大火上烧沸，然后再用小火炖至鸡肉烂熟，调入葱、生姜、料酒、食盐调味即成。

功效：
当归补血活血、调经止痛，为补血调经第一药，凡血虚、血淤、气血不和、冲任不调等引起的月经不调、痛经、闭经诸证，皆可服用；党参为益气补虚；母鸡大补元气。三者搭配炖汤食用，对气血虚弱型痛经有很好的调养效果。

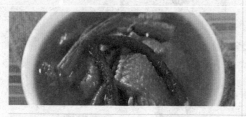

● 上汤益母草

材料：
益母草300克，大蒜10克，瘦肉15克，红椒1个，食盐5克，味精4克，鸡精3克

做法：
①益母草去根洗净，大蒜去皮，红椒切块。
②瘦肉剁碎，大蒜炸香，益母草入沸水中余烫，捞出装盘。
③瘦肉炒香，下入大蒜、红椒、汤、调味料，淋在益母草上即可。

功效：
益母草具有活血化淤、调经止痛的功效，对女性月经不调、痛经、闭经等均有较好的疗效；大蒜可解毒、杀菌、增强抵抗力；瘦肉益气补虚。三者配伍同用，可加强补虚调经的效果。

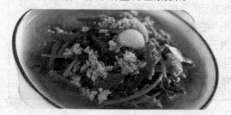

● 何首乌炒猪肝

材料：
何首乌20克，猪肝300克，韭菜花250克，淀粉、食盐、香油各适量

做法：
①猪肝切片，入开水中余烫，捞出沥干。
②韭菜花切小段；将何首乌放入清水中煮沸，转小火续煮10分钟后离火，滤取药汁与淀粉混合拌匀。
③起油锅，放入沥干的猪肝、韭菜花拌炒片刻，加入食盐和香油拌炒均匀，淋上药汁勾芡即可。

功效：
何首乌滋补肝肾、滋阴养血，猪肝补血，韭菜补肾滋阴。三者合用，对肝肾阴虚引起的痛经有较好的补益作用。

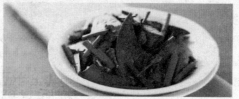

● 艾叶煮鸡蛋

材料：
鸡蛋2个，艾叶10克

做法：
①鸡蛋用清水冲洗干净，备用；将艾叶洗净，加水熬煮至出色。
②将洗净的鸡蛋放入艾水中一起炖煮，约5分钟。
③待鸡蛋壳变色，将其捞出，即可食用。

功效：
艾叶有理气血、逐寒湿、温经止血、安胎的作用，可治月经不调、痛经、心腹冷痛、久痢、吐衄、下血等症，尤其擅长治疗寒凝胞宫所致痛经、月经不调、胎动不安等症。

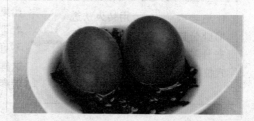

● 花旗参炖乌鸡

材料：

花旗参 10 克、海底椰适量，乌鸡 1 只，猪肉 200 克，姜片、食盐、味精、白糖各适量

做法：

①乌鸡去肠，入沸水中余烫去除血水；再将猪肉放入水中。

②将乌鸡、猪肉、花旗参、海底椰放入炖盅，加适量清水，炖 3 个小时。

③放入姜片及调味料，略煮入味即可。

功效：

　　此药膳适合女性在经期食用，有很好的补益作用。花旗参能益肺阴，清虚火，可治肺虚久咳、咽干口渴、虚热烦倦等症。乌鸡有滋阴、养血、补虚和抗衰老的作用。海底椰是一种煲汤的好材料，特别适合夏季食用，以清热去燥、止咳的功效而闻名，具有滋阴补肾、润肺养颜、强身功效。

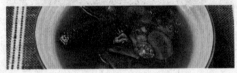

● 熟地黄当归鸡汤

材料：

熟地黄 25 克、当归 15 克、川芎 5 克、炒白芍 10 克，鸡腿 1 只、食盐适量

做法：

①鸡腿剁块，放入沸水余烫、捞起、冲净，药材以清水快速冲净。

②将鸡腿和所有药材盛入炖锅，加 6 碗水以大火煮开，转小火续炖 30 分钟。

③起锅前加食盐调味即成。

功效：

　　这道菜品可以调经理带，治疗妇女病、血虚症、妇女月经失调、带下等诸症，以及性功能失调，如性交疼痛、性冷淡、阴道痉挛等现象，都适合以此汤渐渐调理。

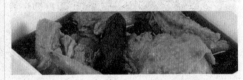

● 百合炒红腰豆

材料：

百合 250 克，西芹 250 克，红腰豆 100 克，葱油、姜汁、食盐、味精、鸡精粉、淀粉适量

做法：

①把所有的调味料放好备用，西芹洗净，切成段，百合洗净。

②西芹、百合、红腰豆放入沸水中余烫，另起锅加入葱油、姜汁烧热后，再放入西芹、百合、腰豆翻炒。

③加入食盐、味精、鸡精粉炒匀，用淀粉勾芡。盛出装盘即可。

功效：

　　红腰豆原产于南美洲，它含有丰富的维生素及铁和钾等矿物质，是豆类中营养最丰富的一种。有补血生血、增强免疫力、帮助细胞修复及抗衰老的功效。

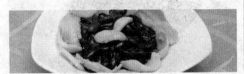

● 牛奶红枣粥

材料：

红枣 20 颗，白米 100 克、鲜牛奶 150 毫升、白糖适量

做法：

①将白米、红枣分别洗净，浸泡 1 个小时。

②起锅入水，将红枣和白米同煮，先用大火煮沸，再改用小火续熬，大概 1 个小时。

③鲜牛奶另起锅加热，煮沸即离火，再将煮沸的牛奶缓缓调入之前煮好的红枣白米粥里，加入白糖拌匀，待煮沸后适当搅拌，即可熄火。

功效：

　　红枣是补中益气、养血安神的佳品，对各种虚证都有补益调理作用。牛奶红枣粥易于消化，开胃健脾，营养丰富，常食对治疗产妇气血两虚有益处。需要注意的是加入牛奶后不可长时间煮沸，否则会破坏其中的维生素和蛋白质。

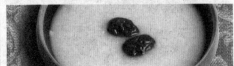

● 当归三七乌鸡汤

材料：

当归 20 克、三七 8 克，乌鸡肉 250 克、食盐 5 克、味精 3 克、酱油 2 毫升、花生油 5 克

做法：

①把当归、三七用水洗干净，然后用刀剁碎。

②把乌鸡肉用水洗干净，用刀剁成块，放入开水中煮 5 分钟，再取出过冷水。

③把所有的材料放入炖盅中，加水，小火炖 3 个小时，最后调味即可。

功效：

乌鸡和当归、三七搭配，有补血补气之作用。适用于改善气血不足、产后出血、产后体虚等症，特别适合血虚有淤引起月经不调、经痛的女性经常食用。

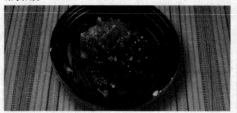

● 玫瑰香附茶

材料：

香附 5 克，玫瑰花 2.5 克，冰糖 15 克

做法：

①玫瑰花，洗净，沥干。香附以清水冲净，加 2 碗水熬煮约 5 分钟，滤渣，留汁。

②将备好的药汁再滚热时，置入玫瑰花，加入冰糖搅拌均匀。

③待冰糖全部溶化后，药汁会变黏稠，搅拌均匀即可。口味清淡者亦可不加糖。

功效：

此茶具有调节激素分泌，改善月经失调和痛经的作用。可解肝郁、心烦，对更年期妇女的躁郁、情绪不稳定有缓解作用。

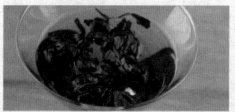

● 红枣鸡肉汤

材料：

夜来香 30 克、红枣 30 克，鸡腿 150 克、食盐 5 克、味精 3 克、姜片 5 克。

做法：

①将鸡腿、夜来香、红枣洗净，并将红枣泡发，鸡腿余水备用。

②锅中加水，放入姜片、鸡腿、红枣，煲 4 分钟后，最后放入夜来香、食盐、味精等调味料即可。

功效：

本品能改善经期气血不足带来的不适，增强免疫力，适合经期疼痛的女性经常食用。

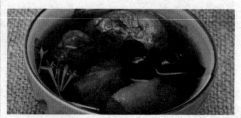

● 玫瑰花益母草茶

材料：

玫瑰花 7~8 朵，益母草 10 克，红糖适量

做法：

①将玫瑰花、益母草洗净，去除杂质。

②将玫瑰花、益母草放入杯中，冲入沸水，加盖闷 5 分钟，加入红糖，搅拌均匀即可。

功效：

益母草活血祛淤，调经消水；玫瑰行气解郁，和血止痛，痛经者饮服此茶可活血化淤，畅通气血。

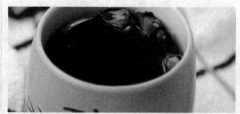

● 川芎蛋花汤

材料：
川芎 10 克，鸡蛋 1 个，米酒 20 毫升

做法：
①川芎洗净，浸泡于清水约 20 分钟。鸡蛋打入碗内，拌匀，备用。
②起锅，倒入适量清水，以大火煮滚后，加入川芎，倒入鸡蛋，蛋熟后加入米酒即可。

功效：
　　川芎具有活血调经、祛风止痛之效，米酒尚有活血温经之效。本品可用于治疗气血淤滞、气滞寒凝所致的经期疼痛、宫寒冷痛、腹部冷痛等症。

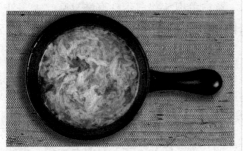

● 枸杞茉莉花粥

材料：
枸杞子、茉莉花各适量，青菜 10 克，大米 80 克，食盐 2 克

做法：
①大米洗净，浸泡 30 分钟后捞出沥水；枸杞子、茉莉花洗净。
②锅置火上，倒入清水，放入大米，用大火烧开。
③加入枸杞子同煮片刻，转小火煮至粥稠，撒上茉莉花，加食盐拌匀即可。

功效：
　　枸杞子滋肾补肝，茉莉花理气止痛，青菜清热除烦，大米补中益气、润肺止烦，混煮成粥可使人心神安宁，亦可缓解经期疼痛、焦虑等症状，对痛经患者有一定的作用。

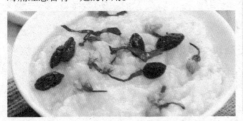

● 菊花枸杞子茶

材料：
枸杞子 10 克，菊花 5 克，绿茶包 1 袋，沸水适量

做法：
①将枸杞子、菊花与绿茶一起放入保温杯。
②冲入沸水 500 毫升，加盖闷 15 分钟，滤渣即可饮用。

功效：
　　枸杞子润肺泻火，菊花疏散风热，绿茶提神清心，常饮此茶可安心除烦、疏肝止痛，对痛经患者有一定的食疗作用。

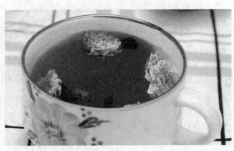

● 川芎当归鸡

材料：
鸡腿 150 克，熟地黄 25 克，当归 15 克，川芎 5 克，炒白芍 10 克，食盐 5 克

做法：
①将鸡腿剁块，放入沸水中氽烫，捞出冲净；药材用清水快速冲净。
②将鸡腿和所有药材放入炖锅，加 6 碗水以大火煮开，转小火续炖 40 分钟。
③起锅前加食盐调味即可。

功效：
　　补血活血，调经止痛，可治疗女性月经不调、痛经、闭经。

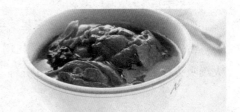

51

带下病

　　白带是指妇女阴道内白色或淡黄色分泌物。在青春期、月经期、妊娠期时，白带可能增多，这些都属正常现象。如果白带比平时增多，颜色异常，有特别的腥臭味，并且伴有阴部瘙痒的症状，则是带下。

　　带下可能是由于生殖道各种炎症或身体衰弱等原因引起的，治疗时应分析病因，对症治疗。

● 诊断

　　1. 由滴虫性阴道炎引起的带下症症状：黄白色泡沫状白带，有酸臭味，大多外阴瘙痒或刺痛，有爬虫感，白带多。做阴道检查时可发现阴道壁充血，有时可有红点，在显微镜下白带中可找到滴虫。

　　2. 由霉菌性阴道炎引起的带下症症状：乳白色凝块状白带，有时外阴剧痒或刺痛，白带多。做阴道检查时可发现阴道壁上有一层白膜，不易擦去，擦去后可见阴道壁充血，在显微镜下白带中可找到霉菌。

　　3. 由慢性宫颈炎引起的带下症症状：黏稠，黄脓样分泌物，有时有赤带。做阴道检查时可发现患者下腹部会胀痛不适，腰酸或无症状，宫颈有不同程度的糜烂或增生肥大，有小囊肿、息肉。

● 选穴及治疗方法

刺络罐法

　　所选穴位：腰阳关、腰眼、八髎。

　　治疗方法：让患者取俯卧位并对穴位皮肤进行常规消毒，然后用三棱针迅速刺入穴中，出针后立即用闪火法将火罐吸拔在穴位上，留罐10～15分钟。每隔3～4日做1次这样的治疗，7次为1个疗程。

艾灸罐法

　　所选穴位：关元、曲骨、足三里、丰隆。

　　治疗方法：让患者取仰卧位，先用艾灸每个穴位10分钟，灸后再以闪火法将火罐吸拔在穴位上，留罐10～15分钟。每隔1～3日1次。

拔罐选穴与治疗方法

精确取穴

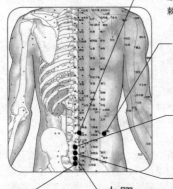

腰阳关 原名阳关，近称腰阳关，别名脊阳关、背阳关。位于腰部，当后正中线上，第4腰椎棘突下凹陷中。

腰眼 又名鬼眼，位于腰部，当第4腰椎棘突下，旁开约3.5寸凹陷中。

上髎 位于骶部后正中线与髂后上棘间凹陷处，适对第1骶后孔，外与小肠俞相平。

次髎 位于骶部，髂后上棘内下方1寸许，适对第2骶后孔凹陷处，外与膀胱俞相平。

中髎 位于骶部，当次髎下内方，适对第3骶后孔处。

下髎 位于骶部，当中髎下内方，适对第4骶后孔处。

关元 位于下腹部，前正中线上，当脐中下3寸之处。

曲骨 位于人体的下腹部，当前正中线上，耻骨联合上缘的中点处。

足三里 位于外膝眼下3寸，距胫骨前嵴1横指，当胫骨前肌上。

丰隆 位于小腿前外侧，外踝尖上8寸，胫骨前缘外2横指（中指）处。内与条口相平，当外膝眼（犊鼻）与外踝尖连线的中点。

选穴及操作步骤

● 刺络罐法	腰阳关 腰眼 八髎（指人体双侧上髎、次髎、中髎、下髎之合称）	
让患者取俯卧位并对穴位皮肤进行常规消毒 →	用三棱针迅速刺入穴中 →	出针后立即用闪火法将火罐吸拔在穴位上，留罐10～15分钟

● 艾灸罐法	关元 曲骨 足三里 丰隆	
让患者取仰卧位 →	用艾灸每个穴位10分钟 →	灸后再以闪火法将火罐吸拔在穴位上，留罐10～15分钟

带下病的对症药膳

● 芡实莲子薏苡仁汤

材料：

芡实 100 克，茯苓 50 克，山药 50 克，薏苡仁 100 克，猪小肠 500 克，干品莲子 100 克，食盐 2 小匙，米酒 30 克

做法：

①将猪小肠处理干净，放入沸水中余烫，捞出剪成小段。

②将芡实、茯苓、山药、莲子、薏苡仁洗净，与猪小肠一起入锅，加水至盖过所有材料，煮沸后用小火炖约 30 分钟，快熟时加食盐调味，淋上米酒即可。

功效：

芡实药性平和，为药食两用佳品，能益肾健脾、收敛固涩、除湿止带，茯苓、山药、莲子、薏苡仁均可健脾祛湿止带。以上几味配伍，对脾虚或肾虚型带下过多症有较好的食疗作用。

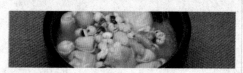

● 覆盆子米粥

材料：

大米 100 克，覆盆子 20 克，食盐、葱花各适量

做法：

①将大米洗净，泡发半个小时后捞出沥干水分；覆盆子洗净，用纱布包好，置于锅中，加适量清水煎取药液备用。

②锅置火上，倒入清水，放入大米，大火煮至米粒开花。

③再倒入覆盆子药液同煮片刻，再以小火煮至浓稠状，调入食盐拌匀，撒上葱花即可。

功效：

覆盆子可滋补肝肾、固涩止带；大米健脾补气。两者合用，对肾虚型带下量多，质稀如水，淋漓不断，伴有腰酸腰痛，小腹冷感，尿频或夜尿多者有较好的食疗效果。

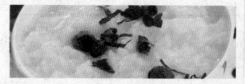

● 白果煲猪肚

材料：

猪肚 300 克，白果 30 克，葱 15 克，生姜 10 克，高汤 600 毫升，食盐 20 克，料酒 10 毫升，淀粉 30 克

做法：

①猪肚用食盐和淀粉抓洗干净，重复 2~3 次后冲洗干净切条，葱切段、生姜去皮切片。

②将猪肚和白果放入锅中，加适量水煮 20 分钟至熟，捞出沥干水分。

③将所有材料一同放入瓦罐内，加入高汤及料酒，小火烧煮至肚条软烂时，加入调味料即可。

功效：

猪肚补气健脾、利湿止带；白果收涩而固下焦，能除湿泄浊，收涩止带，为治疗带下白浊之常用药。两者配伍同用，对脾虚型带下量多质稀、绵绵不断，小腹空坠者有较好的食疗效果。

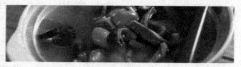

● 狗脊熟地黄乌鸡汤

材料：

狗脊、熟地黄、花生各 30 克，红枣 6 颗，乌鸡 1 只，食盐 5 克

做法：

①狗脊、熟地黄、花生分别洗净；红枣去核，洗净；乌鸡去内脏，洗净，余水。

②将清水 2 000 毫升放入瓦煲中，煮沸后放入狗脊、熟地黄、花生、红枣、乌鸡，以大火煮开，改用小火煲 3 个小时，加食盐调味即可。

功效：

熟地黄具有滋补肝肾、滋阴补血的功效；乌鸡补肾养血、滋养卵巢；花生、红枣益气补虚；狗脊具有补肾益血、强筋壮骨的功效，以上几味搭配炖汤食用，对肝肾亏虚引起的带下过少症有一定的食疗作用。

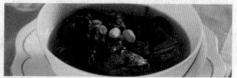

● 枸杞桂圆银耳汤

材料：
枸杞根 500 克，银耳 50 克，枸杞子 20 克，桂圆 10 克，生姜 1 片，食盐 5 克

做法：
①桂圆、枸杞子洗净。
②银耳泡发，洗净，煮 5 分钟，捞起沥干水。
③下油爆香姜，银耳略炒后盛起。另加适量水煲滚，放入枸杞梗、桂圆、枸杞子、银耳、生姜再煲滚，小火煲 1 个小时，下食盐调味即成。

功效：
　枸杞子滋阴补肾、养肝明目；银耳滋阴养巢、益气补虚；桂圆补血养心。以上几位配伍，对肝肾亏虚引起的带下过少、阴道干涩等症均有改善作用。

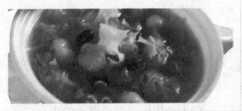

● 莲子山药甜汤

材料：
银耳 100 克，莲子 1/2 碗，百合 1/2 碗，红枣 5~6 颗，山药 1 小段，冰糖适量

做法：
①银耳洗净泡开备用，红枣划几个刀口。
②银耳、莲子、百合、红枣同时入锅煮约 20 分钟，待莲子、银耳软了，即将已去皮切块的山药放入一起煮。
③最后放入冰糖（未脱色之冰糖最好）调味即可。

功效：
　本品具有涩精止遗、固肾止带的功效，尚有健补脾胃之功，适合思虑过度、劳心失眠、肾虚带下、尿频等患者食用。

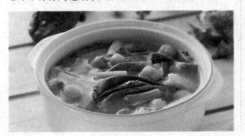

● 山药益智仁扁豆粥

材料：
山药 30 克，扁豆 15 克，大米 100 克，益智仁 10 克，冰糖 10 克

做法：
①大米、益智仁均泡发洗净；扁豆洗净，切段；山药去皮，洗净切块；
②锅置火上，注水后放入大米、山药、益智仁用大火煮至米粒开花。
③再放入扁豆，改用小火煮至粥成，放入冰糖煮至融化后即可食用。

功效：
　山药补气健脾、补肾填髓；扁豆健脾补虚；大米健脾和胃、生津止渴；益智仁健脾祛湿；冰糖清热、生津、止渴。以上几味同用，可改善阴道干涩、带下过少症状。

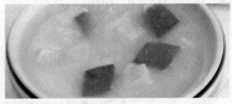

● 山药糯米粥

材料：
山药 15 克，糯米 50 克，红糖适量，胡椒末少许

做法：
①山药去皮，洗净，备用。
②先将糯米洗净，沥干，略炒，与山药共煮粥。
③粥将熟时，加胡椒末、红糖，再稍煮即可。

功效：
　山药有健补脾肾的作用，糯米有益气补中的功效。本品适合慢性腹泻、脾胃虚弱、营养不良、带下清稀过多者食用。

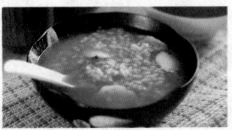

(53) 慢性盆腔炎

　　慢性盆腔炎是指盆腔内生殖器官及盆腔周围结缔组织的慢性炎症，多因急性盆腔炎治疗不及时所致。

● 诊断

　　1. 下腹部胀痛、腰酸。常在劳累、性交、经期前后加剧。

　　2. 阴道分泌物增多。

　　3. 月经不调，量多，痛经。

　　4. 阴道检查：一侧或双侧附件增厚，有的可摸到块物，伴有压痛。

● 选穴及治疗方法

温水罐法

　　所选穴位：肾俞、腰眼、腰阳关、八髎穴位、关元、曲骨、气海、归来、三阴交、足三里。

　　治疗方法：让患者取侧卧位并露出腰骶部。随后选用内置半罐温水的中号玻璃罐，用投火法迅速将罐吸拔在各穴上，一般都是先拔左侧再拔右侧。待罐拔好后让患者身体改为俯卧位，留罐 15 分钟（在留罐约 3 分钟时，水罐内会有小水泡连续上冒）。起罐后，也用上述方法吸拔腹部穴位并留罐 15 分钟。每日 1 次，10 次为 1 个疗程。

挑刺罐法

　　所选穴位：肾俞、腰眼、腰阳关、八髎穴位、关元、曲骨、气海、归来、三阴交、足三里。

　　治疗方法：让患者取一定适宜体位并对穴位皮肤进行常规消毒（每次仅选 2～4 个穴位），用三棱针先在所选穴位上挑刺至出血，随后用闪火法将火罐吸拔在挑刺的穴位上，最后在其他穴位上再施以单纯火罐法，留罐 10～15 分钟。这样的治疗每周 1～2 次，挑刺治疗完每个穴位为 1 个疗程，在 2 个疗程之间间隔 10 日再做。

拔罐选穴与治疗方法

精确取穴

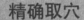

腰阳关 原名阳关，近称腰阳关，别名脊阳关、背阳关。位于腰部，当后正中线上，第4腰椎棘突下凹陷中。

上髎 位于骶部后正中线与髂后上棘间凹陷处，适对第1骶后孔，外与小肠俞相平。

腰眼 又名鬼眼，位于腰部，当第4腰椎棘突下，旁开约3.5寸凹陷中。

次髎 位于骶部，髂后上棘内下方1寸许，适对第2骶后孔凹陷处，外与膀胱俞相平。

中髎 位于骶部，当次髎下内方，适对第3骶后孔处。

下髎 位于骶部，当中髎下内方，适对第4骶后孔处。

关元 位于下腹部，前正中线上，当脐中下3寸之处。

曲骨 位于人体的下腹部，当前正中线上，耻骨联合上缘的中点处。

足三里 位于外膝眼下3寸，距胫骨前嵴1横指，当胫骨前肌上。

丰隆 位于小腿前外侧，外踝尖上8寸，胫骨前缘外2横指（中指）处。内与条口相平，当外膝眼（犊鼻）与外踝尖连线的中点。

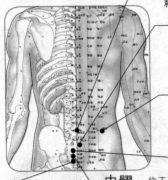

选穴及操作步骤

● 温水罐法	肾俞 腰眼 腰阳关 八髎 关元 曲骨 气海 归来 三阴交 足三里

让患者取侧卧位并露出腰骶部 → 选用内置半罐温水的中号玻璃罐 → 用投火法迅速将罐吸拔在各穴上（一般都是先拔左侧再拔右侧）

→ 罐拔后让患者身体改为俯卧位，留罐15分钟 → 起罐后，也用上述方法吸拔腹部穴位并留罐15分钟

● 挑刺罐法	肾俞 腰眼 腰阳关 八髎 关元 曲骨 气海 归来 三阴交 足三里

让患者取一定适宜体位并对穴位皮肤进行常规消毒（每次仅选2~4个穴位） → 用三棱针先在所选穴位上挑刺至出血 → 用闪火法将火罐吸拔在挑刺的穴位上 → 在其他穴位上再施以单纯火罐法，留罐10~15分钟

慢性盆腔炎的对症药膳

● 荔枝粥

材料：

带核干荔枝 20 克，莪术 10 克，粳米 100 克，食盐适量

做法：

①将荔枝的核和果肉与莪术一起捣碎，置锅中，加清水 100 毫升，大火煮开 10 分钟，滤渣取汁。

②将粳米和药汁共入锅中，加清水 500 毫升，大火煮开 5 分钟。

③改小火煮 30 分钟，成粥即可。

功效：

本品具有补气养血、行气止痛、散结破气的功效，适合气虚血淤以及气滞血淤型慢性盆腔炎患者食用。

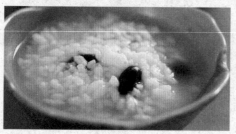

● 核桃乌鸡粥

材料：

乌鸡肉 200 克，核桃 100 克，大米 80 克，枸杞子 30 克，姜末 5 克，鲜汤 150 克，食盐 3 克，葱花 4 克

做法：

①核桃去壳取肉；大米淘净；枸杞子洗净；乌鸡肉洗净切块。

②油锅烧热，爆香姜末，下入乌鸡肉过油，倒入鲜汤，放入大米烧沸，下核桃肉和枸杞子熬煮成粥，调入食盐，撒上葱花即可。

功效：

本品具有滋阴益气、补肾养血的功效，适合气虚血淤型的盆腔炎患者食用。

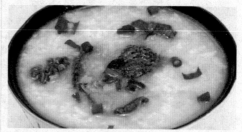

● 乌药养血粥

材料：

乌药、白芍、红花、当归各 10 克，北沙参 15 克，川芎、木香各 6 克，粳米 100 克

做法：

①将药材洗净，放入布袋内，先大火煮开，再用小火煎取药汁。

②再取药渣煎一次，合两次药汁为一，加入洗净的粳米，煮成粥即可。

功效：

本品具有疏肝理气、活血化淤、散寒止痛等功效，适合气滞血淤、寒湿凝滞以及气虚血淤型慢性盆腔炎患者食用。

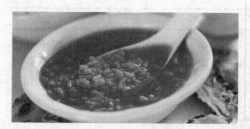

● 双豆双米粥

材料：

赤小豆 30 克，豌豆、胡萝卜各 20 克，玉米粒 20 克，大米 80 克，白糖 5 克

做法：

①大米、赤小豆均泡发洗净；玉米粒、豌豆均洗净；胡萝卜洗净，切丁。

②锅置火上，倒入清水，放入大米与赤小豆，以大火煮开。

③加入玉米粒、豌豆、胡萝卜同煮至浓稠状，调入白糖即可。

功效：

本品具有清热解毒、利尿排脓的功效，适合湿热蕴结型的盆腔炎患者食用。

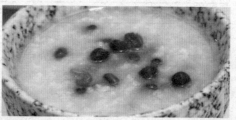

● 茴香炖雀肉

材料：

麻雀 3 只，小茴香、胡椒各 20 克，杏仁 15 克，食盐少许

做法：

①麻雀去毛、内脏、脚爪，洗净。

②将小茴香、胡椒、杏仁包入纱布中。

③麻雀、纱包放入煲中，加适量滚水，以小火炖 2 个小时，加食盐调味供用。

功效：

本品具有散寒燥湿、理气止痛的作用，适合寒湿凝滞型慢性盆腔炎患者食用。

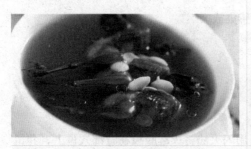

● 莲子茅根炖乌鸡

材料：

萹蓄、土茯苓、茅根各 15 克，红花 8 克，莲子 50 克，乌鸡肉 200 克，食盐适量

做法：

①将莲子、萹蓄、土茯苓、茅根、红花洗净备用。

②乌鸡肉洗净，切小块，入沸水中余烫，去血水。

③把全部用料一起放入炖盅内，加适量开水，炖盅加盖，小火隔水炖 3 个小时，加食盐调味即可。

功效：

萹蓄、土茯苓、茅根均可清热利湿、消炎杀菌；莲子可健脾补肾、固涩止带，可辅助治疗湿热型盆腔炎，能有效改善带下异常、小腹隐隐作痛等症状；乌鸡可益气养血、滋补肝肾，是常用于妇科疾病的食疗佳品。

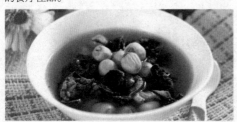

● 生地黄木棉花瘦肉汤

材料：

瘦肉 300 克，生地黄、木棉花各 10 克，青皮 6 克，食盐 6 克

做法：

①瘦肉洗净，切件，余水；生地黄洗净，切片；木棉花、青皮均洗净。

②锅置火上，加水烧沸，放入瘦肉、生地黄慢炖 1 个小时。

③放入木棉花、青皮再炖半个小时，调入食盐即可食用。

功效：

生地黄清热凉血、滋阴生津、杀菌消炎，可辅助治疗盆腔炎；青皮行气除胀、散结止痛、对气滞血淤型盆腔炎、腹部胀痛、触及有硬块者有很好的疗效。木棉花清热、利湿、解毒，对湿热下注引起的盆腔炎有很好的疗效。

● 风味茼蒿

材料：

茼蒿 300 克，芝麻 50 克，红椒 20 克，食盐 3 克，鸡精 1 克，香油 15 克

做法：

①将茼蒿洗净，切段，稍过水，装盘待用。

②将红椒洗净，切成细丝。

③锅注油烧热，放入红椒和芝麻炒香，倒在茼蒿上。加食盐、鸡精和香油调味，搅拌均匀即可。

功效：

本品平补肝肾、宽中理气、温经散寒，对气滞血淤以及寒湿凝滞型慢性盆腔炎患者有较好的食疗作用。

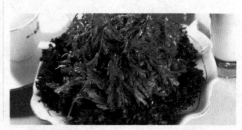

54 子宫脱垂

子宫脱垂是指子宫从正常位置沿阴道下降，宫颈外口达坐骨棘水平以下，甚至子宫全部脱出于阴道口以外的现象。子宫脱垂是一种常见的妇科病，俗称"落袋"或"阴挺"。

诊断

1. 按照子宫下降的程度，临床上分为三度。

2. 患者常感觉会阴处坠胀，有物脱出，劳累后病情加剧。并伴随腰酸、大便困难、小便失禁等症状。

3. 子宫脱垂严重者，子宫局部可能有感染或糜烂。

选穴及治疗方法

单纯火罐法

所选穴位：天枢、肺俞、心俞、灵台、肝俞、脾俞、胃俞。

治疗方法：先让患者取俯卧位，随后用闪火法将火罐吸拔在背部穴位上，并留罐 15 ～ 20 分钟。待起罐后再让患者取仰卧位，随后用闪火法将罐吸拔在天枢穴上，留罐 15 ～ 20 分钟。每日 1 次，10 次为 1 个疗程。

密排罐法

所选穴位：第 12 胸椎至骶尾段脊柱中线及两旁的膀胱经循行线。

治疗方法：先让患者取俯卧位，然后再采用闪火法在 12 胸椎以下督脉及两侧膀胱经密排罐法，留罐 15 ～ 20 分钟。隔日 1 次，10 次为 1 个疗程。

拔罐选穴与治疗方法

精确取穴

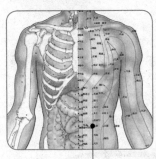

心俞 位于背部，当第5胸椎棘突下，旁开1.5寸处。

灵台 位于人体背部，当后正中线上，第6胸椎棘突下凹陷中。

肺俞 位于第3胸椎棘突下，旁开1.5寸处。

肝俞 位于背部脊椎旁，第9胸椎棘突下，左右二指宽处或第9胸椎凸骨下，左右旁开1.5寸处。

脾俞 位于人体背部，在第11胸椎棘突下，左右旁开两指宽处。

天枢 位于人体正面腹部，脐中旁开2寸处。

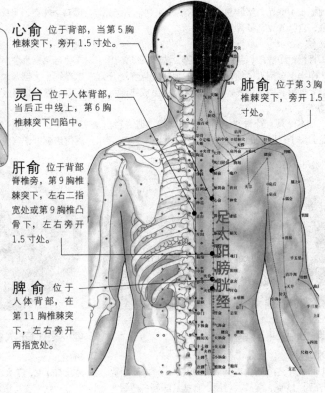

胃俞 位于背部，当第12胸椎棘突下，旁开1.5寸处。

选穴及操作步骤

● 单纯火罐法	天枢 肺俞 心俞 灵台 肝俞 脾俞 胃俞

先让患者取俯卧位 ➡ 用闪火法将火罐吸拔在背部穴位上，并留罐15～20分钟 ➡ 待起罐后再让患者取仰卧位 ➡ 用闪火法将罐吸拔在天枢穴上，留罐15～20分钟

● 密排罐法	第12胸椎至骶尾段脊柱中线及两旁的膀胱经循行线

先让患者取俯卧位 ➡ 采用闪火法在12胸椎以下督脉及两侧膀胱经密排罐法，留罐15～20分钟

子宫脱垂的对症药膳

● 党参猪腰汤

材料：
枸杞子 100 克，猪腰 90 克，党参片 4 克，清汤适量，食盐 6 克，姜片 3 克

做法：
①将枸杞子洗净，猪腰片去腰臊，洗净切条备用。
②净锅上火倒入清汤，调入食盐、姜片、党参烧开，下入枸杞、猪腰烧沸，打去浮沫，煲至成熟即可。

功效：
　　本品具有补肾气、托内脏的功效，适合肾气虚弱型子宫脱垂的患者食用。

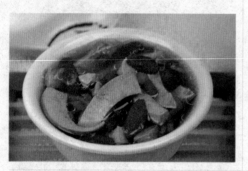

● 益气母鸡汤

材料：
母鸡 250 克，当归、党参各 6 克，食盐 6 克，姜片 3 克

做法：
①将母鸡宰杀洗净斩块焯水；当归、党参洗净。
②净锅上火倒入水，调入食盐、姜片，下入母鸡、当归、党参煲至成熟即可。

功效：
　　本品具有补气养血、升阳举陷的功效，适合脾气虚弱型子宫脱垂的患者食用。

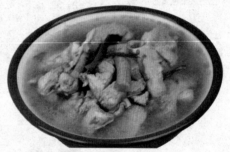

● 四宝炖乳鸽

材料：
乳鸽 1 只，山药、白果各 130 克，干香菇 15 克，枸杞子 13 克，姜片、料酒、食盐、味精各适量

做法：
①将乳鸽洗净剁块。
②山药洗净切块；香菇泡开洗净。
③取清汤 700 毫升，置锅中，放入白果、山药、香菇、枸杞子、乳鸽及姜片、料酒、食盐、味精等调料，入笼中蒸约 2 个小时即成。

功效：
　　本品补肾气、养肝血、举内脏，适合肾气虚弱型子宫脱垂的患者食用。

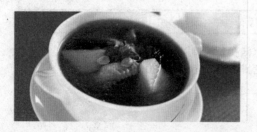

● 猪肚白术粥

材料：
猪肚 500 克，白术 30 克，黄芪 15 克，粳米 150 克，生姜 6 克，食盐适量

做法：
①将猪肚翻洗干净，煮熟后切成小块；生姜洗净切片。
②白术、黄芪洗净，一并放入锅中加清水适量，用大火烧沸后再改用小火煎煮。
③约煮 1 个小时后加入洗净的粳米、姜片、猪肚煮粥，至粥熟后调入食盐即可。

功效：
　　本品健脾益气、升阳举陷，适合气虚型的子宫脱垂的患者食用。

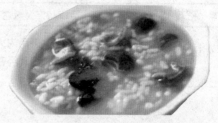

● 绿豆马齿苋汤

材料：

绿豆 60 克，马齿苋 30 克，冰糖适量

做法：

①马齿苋、绿豆洗净。

②将马齿苋、绿豆放入锅内，加 800 毫升清水，大火煮开后转用小火煮至绿豆开花。

③再加入适量冰糖即可关火。

功效：

本品具有清热利湿、解毒消肿，适合湿热下注型子宫脱垂的患者食用。

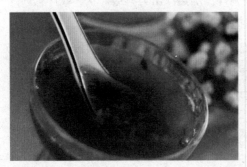

● 升麻山药排骨汤

材料：

升麻 20 克，白芍 10 克，山药 300 克，小排骨 250 克，红枣 10 颗，食盐 5 克

做法：

①白芍、升麻装入棉布袋系紧，红枣以清水泡软。

②小排骨余烫后捞起；山药去皮，洗净切块。

③将棉布袋、红枣、排骨、山药一起入锅，加 1600 毫升水烧开，转小火炖 1 个小时，取出棉布袋丢弃，加食盐调味即可。

功效：

本品健脾益气、疏肝养血、升阳举陷，适合气虚型内脏下垂的患者食用。

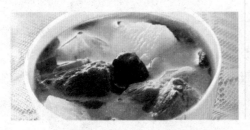

● 鲜人参炖鸡

材料：

家鸡 1 只，鲜人参 2 条，猪瘦肉 200 克，火腿 30 克，花雕酒 3 毫升，清水 1 000 毫升，生姜 2 片，食盐 2 克，鸡精 2 克，味精 3 克，浓缩鸡汁 2 毫升

做法：

①先将家鸡脱毛去内脏后，在背部开刀；猪瘦肉切成大肉粒；火腿切成粒。

②把上述材料飞水去血污，再把所有的原材料装进炖盅炖 4 个小时。

③将炖好的汤加入调味料即可。

功效：

人参大补元气，家鸡具有益气补虚的功效，因此本品对体质虚弱导致子宫脱垂的患者有很好的补益作用。

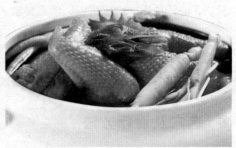

● 黄柏上海青排骨汤

材料：

排骨 500 克，上海青 1000 克，黄柏 15 克，食盐适量，鸡精 5 克，味精 3 克

做法：

①油菜洗净，切段，备用；黄柏洗净，备用。

②排骨洗净，切成小段，用食盐腌 8 个小时至入味。

③锅上火，注适量清水，放入排骨、黄柏和上海青一起煲 3 个小时，调鸡精、味精拌匀即可。

功效：

本品具有清热燥湿、解毒止痒的功效，适合湿热下注型子宫脱垂患者食用。

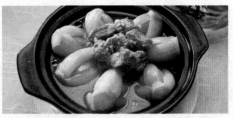

54

更年期综合征

更年期综合征是由雌激素水平下降而引起的一系列症状。更年期妇女，由于卵巢功能减退，垂体功能亢进，分泌过多的促性腺激素，引起自主神经功能紊乱，从而出现一系列程度不同的症状，如月经变化、面色潮红、心悸、失眠、乏力、抑郁、多虑、情绪不稳定、易激动、注意力难以集中等，称为"更年期综合征"。

● 诊断

1. 年龄 45 ~ 55 岁的妇女，除月经失调外，烘热汗出为典型症状，或伴有烦躁易怒，心悸失眠，胸闷头痛，情志异常，记忆力减退，腰腿酸痛等。

2. 内分泌测定：雌二醇（E2）降低，促卵泡激素（FSH）、促黄体生成激素（LH）增高。

3. 应排除精神、神经性疾病，甲状腺功能亢进，心血管疾病等。

● 选穴及治疗方法

刺络罐法

所选穴位：胸至骶段脊柱两旁全程膀胱经循行线。

治疗方法：让患者取俯卧位并暴露背部，在对穴位皮肤进行常规消毒后，首先用皮肤针从上到下轻叩胸至骶段脊柱两旁全程的膀胱经循行线（以皮肤潮红为度），然后再施以疏排罐法，将罐吸拔在穴位上，留罐 15 ~ 20 分钟。每日 1 次，10 次为 1 个疗程。

点按罐法

所选穴位：心俞、膈俞、肾俞、肝俞、内关。

治疗方法：让患者取俯卧位，先在患者所选穴位上点压按摩 3 ~ 5 分钟，然后再用闪火法将罐吸拔在相应的穴位上，留罐 20 ~ 25 分钟。每日 1 次，5 次为 1 个疗程。

●注意事项

本病患者在治疗期间应保持良好的心态、精神愉悦，睡眠要好，营养要适当，并且保持适当锻炼。必要时还可以配合服用中西药物加以治疗。

拔罐选穴与治疗方法

精确取穴

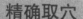

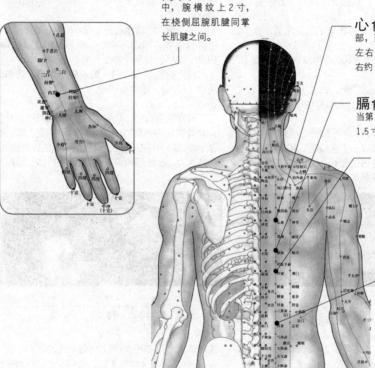

内关 位于前臂正中，腕横纹上2寸，在桡侧屈腕肌腱同掌长肌腱之间。

心俞 位于人体的背部，当第5胸椎棘突下，左右旁开二指宽处或左右约1.5寸处。

膈俞 位于人体背部，当第7胸椎棘突下，旁开1.5寸处。

肝俞 位于背部脊椎旁，第9胸椎棘突下，左右二指宽处或第9胸椎凸骨下，左右旁开1.5寸处。

肾俞 位于腰部，当第2腰椎棘突下，旁开1.5寸处。

选穴及操作步骤

● 刺络罐法	胸至骶段脊柱两旁全程膀胱经循行线	
让患者取俯卧位并暴露背部,对穴位皮肤进行常规消毒 ➡	用皮肤针从上到下轻叩胸至骶段脊柱两旁全程的膀胱经循行线（以皮肤潮红为度）➡	施以疏排罐法，将罐吸拔在穴位上，留罐15～20分钟
● 点按罐法	心俞　膈俞　肾俞　肝俞　内关	
让患者取俯卧位 ➡	在患者所选穴位上点压按摩3～5分钟 ➡	用闪火法将罐吸拔在相应的穴位上，留罐20～25分钟

更年期综合征的对症药膳

● 白芍排骨汤

材料：
白芍 10 克，蒺藜 10 克，莲藕 300 克，小排骨 250 克，棉布袋 1 个，食盐 2 小匙，生姜适量

做法：
①白芍、蒺藜装入棉布袋扎紧；莲藕用清水洗净，切块。
②小排骨洗净，余烫后捞起，再用凉水冲洗，沥干，备用。
③将①、②中材料放进煮锅，加 6 ～ 7 碗水，大火烧开后转小火约 30 分钟，加食盐调味即可。

功效：
　　本药膳能清热凉血，平肝解郁，缓解更年期气血淤滞引起的胸胁胀痛、焦虑烦躁、乳房疼痛等症状。莲藕有很好的清热祛火解毒的功效，搭配蒺藜，能有效地消除更年期肿胀。

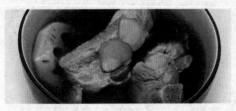

● 西洋参炖土鸡

材料：
西洋参 5 克，莲子、芡实各 25 克，枸杞子 5 克，土鸡 1/4 只，红枣 5 颗，老姜 10 克，米酒半杯，食盐适量

做法：
①将西洋参、莲子、芡实、枸杞子洗净备用。
②土鸡用微火去掉细毛，用水洗净，切块，再余烫一下，沥干，备用。
③将药用大火煮沸，接着放切好的鸡块、姜片，待再次煮沸时，放入米酒，搅拌均匀后，用小火炖煮 30 分钟即可。

功效：
　　本药膳具有温中理气、暖胃健脾、补气养阴的功效。对孕妇以及中年妇女具有很好的保健养颜作用。同时，它还能增强体力和免疫力，是调气养血的药膳佳品。

● 麦枣甘草白萝卜汤

材料：
甘草 15 克，红枣 10 颗，小麦 100 克，萝卜 15 克，排骨 250 克，食盐 2 小勺

做法：
①小麦洗净，以清水浸泡 1 个小时，沥干。
②排骨余烫，捞起，冲净；白萝卜削皮、洗净、切块；红枣、甘草冲净。
③将所有材料盛入煮锅，加 8 碗水煮沸，转小火炖约 40 分钟，加食盐即成。

功效：
　　甘草味道很甜，是名副其实的"甜草"。具有补脾益气，清热解毒的功效，用于祛痰止咳，缓急止痛，能调和诸药毒性。对气虚引起的脾胃虚弱、倦怠乏力、心悸气短，以及脘腹挛痛疗效很好。

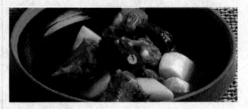

● 生地黄乌鸡汤

材料：
生地黄 10 克，红枣 10 颗，乌鸡 1 只，猪肉 100 克，姜 20 克，葱和食盐各 5 克，味精 3 克，料酒 5 毫升，高汤 500 毫升

做法：
①将生地黄浸泡 5 个小时后取出切成薄片，红枣洗净沥干水分，猪肉切片。
②乌鸡去内脏及爪尖，切成小块，用热水余烫去除血水。
③将高汤倒入净锅中，放入乌鸡块、猪肉片、生地黄片、红枣、生姜，烧开后加入食盐、料酒、味精、葱调味即可。

功效：
　　此汤品具有补虚损、益气血、生津安神等功效，可以治疗血热伤津、心烦热燥、牙痛等病症，是女性安心、养气的上好补品，尤其适宜处于更年期的女性食用。长期食用，可减少心烦气躁、气血虚损等的生理不适症。

猪肚炖莲子

材料：

莲子 40 颗，猪肚 1 副，香油、食盐、葱、生姜、蒜各适量

做法：

①猪肚洗净，刮除残留在猪肚里的余油；莲子用清水泡发，去除苦心，装入猪肚内，用线将猪肚的口缝合。

②将猪肚放入沸水中余烫一下，接着清炖至猪肚完全熟烂。

③捞出洗净，将猪肚切成丝，与莲子一起装入盘中，加各种调味料拌匀，即可。

功效：

此道菜具有清心、开胃、安定心神、调理肠胃功能的作用。莲子是一味补益效果很好的中药，其甘能补脾，平能实肠，其涩能固精，世人喜食，老少咸宜。这道药膳具有补脾益肺、养心益肾和固肠等作用，能够治疗心悸、失眠、体虚、遗精、慢性腹痛等症状。

红枣木瓜乌贼汤

材料：

木瓜 200 克，乌贼 125 克，红枣 3 颗，食盐 5 克，姜丝 2 克

做法：

①将木瓜洗净，去皮、去籽切块；乌贼杀洗净，切块余水；红枣洗净备用。

②净锅上火倒入水，调入食盐、姜丝，下入木瓜、乌贼、红枣煲至熟即可。

功效：

本品具有滋阴补肾、育阴潜阳的功效，适合肾阴虚型的更年期综合征患者食用。

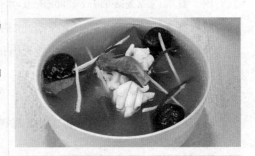

小鲍鱼参杞汤

材料：

小鲍鱼 2 个，瘦肉 150 克，参片 12 片，枸杞子 30 克，食盐适量

做法：

①将鲍鱼杀好，洗净；瘦肉洗净，切块；参片、枸杞子均洗净。

②将以上材料放入炖盅内，加适量开水，盖上盅盖，隔水用中火蒸 1 个小时。

③熟后，调入食盐即可。

功效：

本品具有滋阴补肾、育阴潜阳的功效，适合肾阴虚型的更年期综合征患者食用。

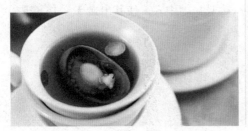

金针百合鸡丝

材料：

鸡胸脯肉 20 克，金针菇 200 克，新鲜百合 1 瓣，食盐 1 匙，黑胡椒粉少许

做法：

①将鸡胸脯肉洗净去血水，切丝备用；百合剥瓣，处理干净；金针菇去蒂，洗净备用。

②热锅中放油，陆续放入鸡丝、金针菇、百合、食盐、黑胡椒、清水一起翻炒。

③炒至百合呈半透明状即可。

功效：

鸡肉具有温中健脾、养血补肝的功效，金针菇补肝，百合清火润肺，三者搭配食用可调理肝脾，降火清热，缓解更年期多见的烦躁不安情绪。

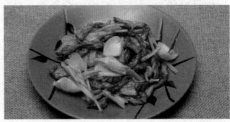

急性乳腺炎

急性乳腺炎是由细菌感染所致的急性乳房炎症，常在短期内形成脓肿，多由金黄色葡萄球菌或链球菌沿淋巴管入侵所致。多见于产后 2 ~ 6 周哺乳妇女，尤其是初产妇。病菌一般从乳头破口或皲裂处侵入，也可直接侵入引起感染。本病虽然有特效治疗，但发病后痛苦，乳腺组织破坏引起乳房变形，影响喂奶。

● 诊断

1. 患侧乳房疼痛，炎症部位红肿、变硬、压痛，以后形成脓肿。脓肿常位于乳晕下、乳管内、乳腺内或乳腺后，深部脓肿波动不显著。

2. 局部红、肿、热、痛，触及痛性硬块，脓肿形成后可有波动感。

3. 同侧腋窝淋巴结肿大，常在数天内化脓、压痛。

4. 可有寒战、高热、倦怠及食欲不佳等症状。血白细胞增多。大多数有乳头损伤、皲裂或积乳病史。

5. 超声波检查有液平段，穿刺抽出脓液。

● 选穴及治疗方法

刺络罐法①

所选穴位：肩井、乳根。

治疗方法：让患者取坐位，并对穴位进行常规消毒后，先用三棱针在穴位及压痛点处点刺出血，然后再用闪火法将罐具吸拔在相应的穴位上，留罐 15 分钟。每日 1 次。

刺络罐法②

所选穴位：膻中。

治疗方法：让患者取仰卧位，并对穴位皮肤进行消毒后，先用三棱针对准穴位进行数次点刺，然后再用闪火法使小号火罐吸拔膻中穴，使其出血 5 ~ 15 毫升。每日 1 次，一般 3 次即可痊愈。

拔罐选穴与治疗方法

精确取穴

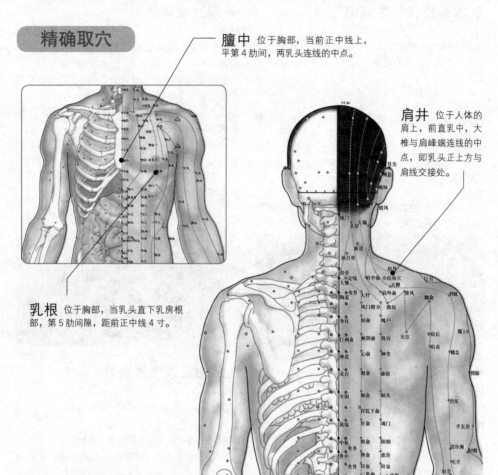

膻中 位于胸部，当前正中线上，平第4肋间，两乳头连线的中点。

肩井 位于人体的肩上，前直乳中，大椎与肩峰端连线的中点，即乳头正上方与肩线交接处。

乳根 位于胸部，当乳头直下乳房根部，第5肋间隙，距前正中线4寸。

选穴及操作步骤

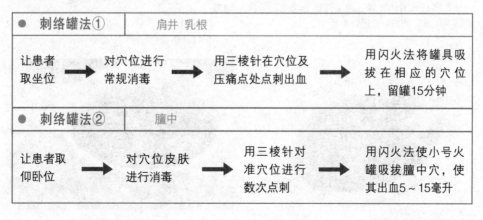

● 刺络罐法①	肩井 乳根		
让患者取坐位 →	对穴位进行常规消毒 →	用三棱针在穴位及压痛点处点刺出血 →	用闪火法将罐具吸拔在相应的穴位上，留罐15分钟

● 刺络罐法②	膻中		
让患者取仰卧位 →	对穴位皮肤进行消毒 →	用三棱针对准穴位进行数次点刺 →	用闪火法使小号火罐吸拔膻中穴，使其出血5～15毫升

56

急性乳腺炎的对症药膳

● 木香薏苡仁牛蛙粥

材料：
薏苡仁 30 克，牛蛙 4 只，大米 80 克，木香 10 克，食盐、香油、葱花各适量

做法：
①大米、薏苡仁、木香均洗净；牛蛙处理干净，剁成小块。
②油锅烧热，烹入料酒，放入牛蛙，加食盐炒熟后捞出。
③锅置火上，注入清水，放入大米、薏苡仁、木香煮至五成熟，再放入牛蛙煮至粥将成，加食盐、香油调匀，撒上葱花即可。

功效：
此粥具有健脾补肺、清热利湿、行气排脓等功效，适合乳腺炎已化脓的患者食用。

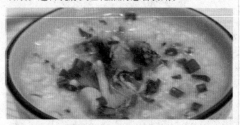

● 蒲公英鱼腥草茶

材料：
玉米须、蒲公英、鱼腥草各 30 克，冰糖适量

做法：
①将玉米须、蒲公英、鱼腥草均洗净。
②加水 1000 毫升，将三种药材同煎后去渣取汁。
③最后加冰糖即可。

功效：
本品具有清热解毒、消炎排脓的功效，适合乳腺炎化脓、肺脓肿等患者服用。

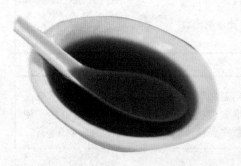

● 绿豆镶莲藕

材料：
绿豆 2 大匙，莲藕 2 节，糖浆适量

做法：
①绿豆淘净，以清水浸泡 1 个小时，沥干；莲藕洗净，沥干；将绿豆塞入莲藕孔中。
②放入锅中，加水盖满材料，以大火煮开后，转中火煮约 30 分钟后捞出。
③待凉后切厚片，淋上糖浆，冰镇后吃更爽口。

功效：
本品具有清热解毒、消炎利水的功效，可改善乳腺红肿疼痛的症状。

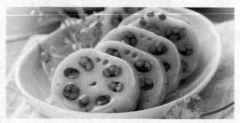

● 黄柏黄连生地黄饮

材料：
黄柏、黄连、生地黄各 8 克，蜂蜜适量

做法：
①将黄柏、黄连、生地黄洗净，备用。
②将洗好的药材放入杯中，以开水冲泡，加盖闷 10 分钟。
③加入蜂蜜调味即可。

功效：
本品具有清热利湿、凉血消肿的功效，对急性单纯性乳腺炎有较好的食疗作用。

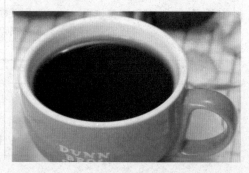

● 银花茅根猪蹄汤

材料：
金银花、桔梗、白芷、茅根、通草各10克，猪蹄1只，黄瓜35克，食盐6克，葱花适量

做法：
①将猪蹄洗净、切块、余水；黄瓜去皮、去籽洗净，切滚刀块备用。
②将金银花、桔梗、白芷、茅根、通草洗净装入纱布袋，扎紧。
③汤锅上火倒入水，下入猪蹄、药袋，调入食盐烧开，煲至快熟时，下入黄瓜，撒上葱花，捞起药袋丢弃即可。

功效：
此汤清热解毒、排脓通乳，对哺乳期的乳腺炎患者有很好的效果。

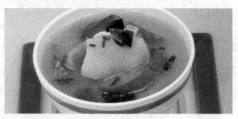

● 大黄公英护乳消炎茶

材料：
生大黄2克，蒲公英15克，荆芥穗10克

做法：
①将蒲公英、荆芥洗净，放入锅中，加水600毫升，大火煮开，转小火续煮5分钟。
②再将生大黄放入锅中，续煮1分钟即可关火。
③滤去药渣，取汁饮用。

功效：
蒲公英为中医传统清热解毒药材，药理研究表明，蒲公英有良好的抗炎、抗病毒作用，可用于临床多种感染性疾病，如急性乳腺炎、肺脓肿、腮腺炎、化脓性咽喉炎等。大黄外用可消肿敛疮，对热毒炽盛的病症有较好的效果。

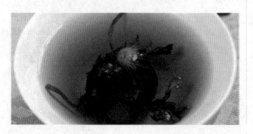

● 金针菇金枪鱼汤

材料：
天花粉、知母各10克，金枪鱼肉200克，金针菇、西蓝花各150克，姜丝5克，食盐2小匙

做法：
①天花粉、知母洗净，放入棉布袋；鱼肉、金针菇、西蓝花洗净，西蓝花剥成小朵备用。
②清水注入锅中，放棉布袋和全部材料煮沸。
③取出棉布袋，放入姜丝和食盐调味即可。

功效：
天花粉、知母均是清热泻火良药，对胃热壅盛引起的急性乳腺炎有很好的疗效；金枪鱼清热滋阴通乳；西蓝花是治疗乳腺疾病的良蔬；金针菇可清热滋阴、防癌抗癌。以上搭配炖汤食用，可缓解急性乳腺炎症状。

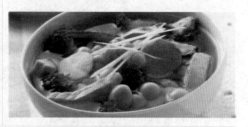

● 莲藕赤小豆汤

材料：
猪瘦肉250克，莲藕300克，赤小豆50克，蒲公英10克，姜丝、葱末各适量，食盐、味精、料酒各适量

做法：
①将猪瘦肉洗净，切块；莲藕去节，去皮，洗净，切段；赤小豆去杂质，洗净备用；蒲公英洗净，用纱布包好，扎紧。
②锅内加适量水，放入猪瘦肉、莲藕、赤小豆、料酒、姜丝、葱末，大火烧沸，用小火煮1个小时。
③加入蒲公英包煎10分钟后取出丢弃，加入食盐、味精、香油即成。

功效：
蒲公英清热解毒、消肿排脓，赤小豆抗菌消炎、排脓消肿，莲藕可清热凉血。三者配伍，对辅助治疗急性乳腺炎有很好的食疗效果。

56

产后缺乳

产后乳汁少或完全无乳，称为缺乳。乳汁的分泌与乳母的精神、情绪、营养状况、休息和劳动都有关系。任何精神上的刺激如忧虑、惊恐、烦恼、悲伤，都会导致乳汁分泌的减少。乳汁过少可能是由乳腺发育较差，产后出血过多或情绪欠佳等因素引起，感染、腹泻、便溏等也可使乳汁缺少，或因乳汁不能畅流所致。

● 诊断

妇女在产后乳汁分泌得很少甚至没有乳汁分泌。

● 选穴及治疗方法

单纯火罐法

所选穴位：天宗、肩井、膏肓俞、乳根、膻中。

治疗方法：让患者取坐位并暴露胸背部，然后用闪火法将火罐吸拔在穴位上，留罐20分钟。每日或两日1次，5次为1个疗程。

刺络加毫针浅刺罐法

所选穴位：膻中、乳根、少泽、肩井。

治疗方法：让患者取坐位，并对穴位皮肤进行常规消毒后，先用三棱针点刺少泽穴（注意此穴只扎针不拔罐），然后用毫针浅刺其他穴位，最后再将罐吸拔在穴位上，留罐10~20分钟。每日或两日一次，3次为1个疗程。

● 注意事项

患者在治疗期间应保证有足够的营养摄入，精神上要愉悦。此外，患者还要定时哺乳，以建立良好的泌乳反射。

拔罐选穴与治疗方法

精确取穴

膻中 位于胸部，当前正中线上，平第4肋间，两乳头连线的中点。

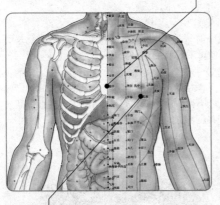

乳根 位于胸部，当乳头直下乳房根部，第5肋间隙，距前正中线4寸。

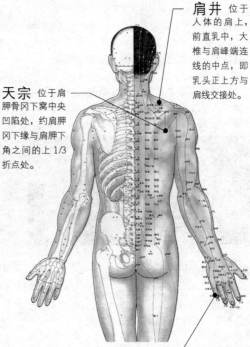

肩井 位于人体的肩上，前直乳中，大椎与肩峰端连线的中点，即乳头正上方与肩线交接处。

天宗 位于肩胛骨冈下窝中央凹陷处，约肩胛冈下缘与肩胛下角之间的上1/3折点处。

少泽 位于小指尺侧指甲角旁0.1寸。

选穴及操作步骤

● **单纯火罐法**	天宗 肩井 膏肓俞 乳根 膻中
让患者取坐位并暴露胸背部 ➡	用闪火法将火罐吸拔在穴位上，留罐20分钟

● **刺络罐法**	膻中 乳根 少泽 肩井
让患者取坐位 ➡	对穴位皮肤进行常规消毒 ➡	用三棱针点刺少泽穴（注意此穴只扎针不拔罐）
➡ 用毫针浅刺其他穴位	➡ 将罐吸拔在穴位上，留罐10~20分钟

第七章 妇科疾病拔罐疗法

57

215

产后缺乳的对症药膳

● 莲子土鸡汤

材料：
土鸡 300 克，生姜 1 片，莲子 30 克，食盐、鸡精粉、味精各适量

做法：
①先将土鸡剁成块，洗净，入沸水中焯去血水；莲子洗净，泡发。
②将鸡肉、莲子一起放入炖盅内，加开水适量，放入锅内，炖蒸 2 个小时。
③最后加入食盐、鸡精、味精调味即可食用。

功效：
本品具有温中益气、补精添髓、补益气血、补虚损、健脾胃的功效，对产后气血亏虚引起的缺乳有很好的补益效果。

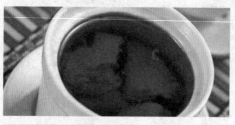

● 木瓜猪蹄汤

材料：
猪蹄 1 只，木瓜 175 克，食盐 6 克

做法：
①将猪蹄洗净，切块，余水。
②木瓜洗净，去籽，切块，备用。
③净锅上火倒入水，调入食盐，下入猪蹄煲至快熟时再下入木瓜煲至熟烂即可。

功效：
本品具有通乳、美容、丰胸的作用，对产妇乳汁不行、缺乳，以及少女乳房发育迟缓等症患者有显著的食疗功效。

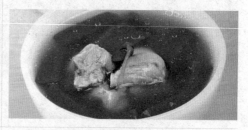

● 银花茅根猪蹄汤

材料：
金银花 15 克，桔梗 15 克，白芷 15 克，白茅根 15 克，灵芝 8 克，猪蹄 1 只，黄瓜 35 克，盐 5 克

做法：
①将猪蹄洗净、切块、余水；黄瓜去皮、去子洗净，切滚刀块备用；灵芝洗净，备用。
②将金银花、桔梗、白芷、茅根洗净装入纱布袋，扎紧。
③汤锅上火，倒入水，下入猪蹄、药袋，调入盐、灵芝烧开，煲至快熟时，下入黄瓜，捞起药袋丢弃即可。

功效：
本品具有清热解毒、消炎抗肿、通乳的功效，适合急性乳腺炎患者、产后缺乳患者食用。

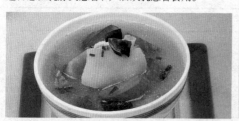

● 红枣莲藕猪蹄汤

材料：
红枣、当归各 20 克，莲藕、猪蹄各 150 克，黑豆、清汤适量，食盐 6 克，姜片 3 克

做法：
①将莲藕洗净切成块；猪蹄洗净斩块。
②黑豆、红枣洗净浸泡 20 分钟备用。
③净锅上火倒入清汤，下入姜片、当归，调入食盐烧开，下入猪蹄、莲藕、黑豆、红枣煲至熟即可。

功效：
此汤补血、活血、通乳，对气血不足导致的缺乳有很好的食疗作用。

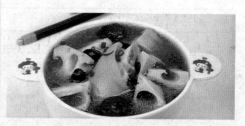

● 乌贼干节瓜煲猪蹄

材料：

猪蹄 500 克，乌贼干、节瓜、红枣各少许，食盐 3 克，鸡精 2 克

做法：

①猪蹄洗净，斩成大块；乌贼干、红枣均洗净，浸水片刻；节瓜去皮，洗净切厚片。

②热锅上水烧沸，将猪蹄放入，煮尽血水，捞起洗净。

③将猪蹄、乌贼干、节瓜、红枣放入炖盅，注水后用大火烧开，改小火炖煮 2 个小时，加食盐、鸡精调味即可。

功效：

本品滋阴补血、通络通乳，对阴血亏虚引起的缺乳有很好的食疗效果。

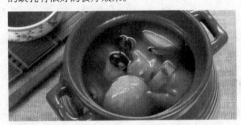

● 金针菇黄豆煲猪蹄

材料：

猪蹄 300 克，金针菇、黄豆、红枣、枸杞子各少许，食盐 3 克，葱花适量

做法：

①猪蹄洗净，斩块；金针菇、黄豆均洗净泡发；红枣去蒂，洗净泡发；枸杞子洗净泡发。

②净锅上水烧开，下猪蹄余透，捞起洗净。

③将猪蹄、黄豆、红枣、枸杞放进瓦煲，注入清水，大火烧沸，改小火煲 1.5 个小时，加食盐调味即可。

功效：

猪蹄能填肾精而健腰脚，滋胃液以滑皮肤，助血脉能充乳汁。一般多用来催乳，治产后气血不足，乳汁缺乏症。黄豆、红枣均有补气健脾、养血补虚的功效，可助猪蹄通乳汁。

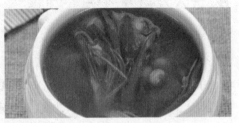

● 虾仁豆腐汤

材料：

鱿鱼、虾仁各 100 克，豆腐 125 克，鸡蛋 1 个，食盐少许，香菜段 3 克

做法：

①将鱿鱼、虾处理干净；豆腐洗净切条；鸡蛋打入盛器搅匀备用。

②净锅上火倒入水，下入鱿鱼、虾、豆腐烧开至熟后，倒入鸡蛋，煮开后即可食用。

功效：

虾的通乳作用较强，并且富含磷、钙，对小儿、孕妇尤有补益功效；虾营养丰富，所含蛋白质是鱼、蛋、奶的几倍到几十倍；对身体虚弱以及产后妇女是极好的食物。

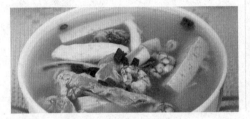

● 通草丝瓜对虾汤

材料：

通草 6 克，对虾 8 只，丝瓜 200 克，花生油、葱段、蒜、食盐各适量

做法：

①将通草、丝瓜、对虾分别洗干净，虾去泥肠。

②将葱切段；蒜拍成细末；丝瓜切条状。

③起锅，倒入花生油，下虾、通草、丝瓜、葱段、蒜末、食盐，用中火煎至将熟时，再放些花生油，烧开即可。

功效：

通草可下乳汁、利小便；丝瓜可清热解毒、通络下乳，还能防止乳腺炎；虾有较好的下乳作用。三者合用，对产后乳少、乳汁不行以及因乳腺炎导致的乳汁不通均有一定的辅助治疗作用。

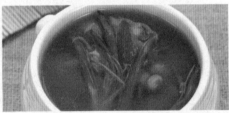

(58) 妊娠呕吐

妊娠呕吐，即"恶阻"，是指受孕后 2 ~ 3 个月之间，反复出现的以恶心、呕吐、厌食或食入即吐为主要症状的孕期病症。古人因其恶心而阻碍饮食，所以称之为"恶阻"，如《胎产心法》所说："恶阻者，谓有胎气，恶心阻其饮食也。"

● 诊断

孕妇在怀孕期间反复出现恶心、呕吐、厌食等症状。尤其是神经质女性和外向型女性，这种反应尤其激烈。

● 选穴及治疗方法

单纯火罐法

所选穴位：中脘。

治疗方法：让患者取仰卧位，在进食前用罐吸拔于中脘穴，注意此时的吸力不宜过强，然后就可以进食了。进食后 20 分钟起罐。

刺络罐法

所选穴位：大椎、肝俞、脾俞、身柱、胃俞。

治疗方法：让患者取俯卧位，并对穴位皮肤进行常规消毒后，用三棱针轻轻点刺穴位，然后再以闪火法将罐具吸拔在点刺的穴位上，留罐 10 分钟。每日 1 次。

●注意事项

本病患者在治疗期间，应保证充足的睡眠和休息，饮食要清淡并少食多餐。在吸拔穴位时，吸力不要太强，起罐时用力尽量轻柔。

拔罐选穴与治疗方法

精确取穴

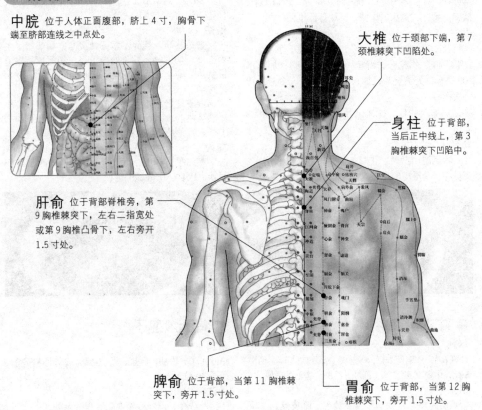

中脘 位于人体正面腹部，脐上 4 寸，胸骨下端至脐部连线之中点处。

大椎 位于颈部下端，第 7 颈椎棘突下凹陷处。

身柱 位于背部，当后正中线上，第 3 胸椎棘突下凹陷中。

肝俞 位于背部脊椎旁，第 9 胸椎棘突下，左右二指宽处或第 9 胸椎凸骨下，左右旁开 1.5 寸处。

脾俞 位于背部，当第 11 胸椎棘突下，旁开 1.5 寸处。

胃俞 位于背部，当第 12 胸椎棘突下，旁开 1.5 寸处。

选穴及操作步骤

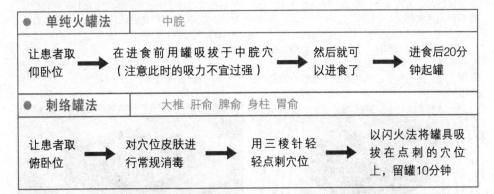

● 单纯火罐法	中脘		
让患者取仰卧位 →	在进食前用罐吸拔于中脘穴（注意此时的吸力不宜过强） →	然后就可以进食了 →	进食后20分钟起罐

● 刺络罐法	大椎 肝俞 脾俞 身柱 胃俞		
让患者取俯卧位 →	对穴位皮肤进行常规消毒 →	用三棱针轻轻点刺穴位 →	以闪火法将罐具吸拔在点刺的穴位上，留罐10分钟

妊娠呕吐的对症药膳

● 苏叶砂仁鲫鱼汤

材料：

紫苏叶、砂仁各 10 克，枸杞叶 100 克，鲫鱼 1 条，橘皮、姜片、食盐、味精、麻油各适量

做法：

①将紫苏叶、枸杞叶均洗净，鲫鱼处理干净。

②紫苏叶、枸杞叶、鲫鱼一同放入砂锅，加清水 600 毫升，大火烧开，加入橘皮、姜片和食盐，转小火煮熟。

③最后加入砂仁，搅拌化开，加味精，淋上麻油即可。

功效：

本品温中散寒、止呕安胎，适合呕吐较厉害、厌食等早孕反应的患者食用。

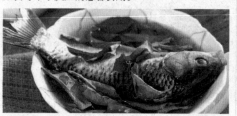

● 香菜鱼片汤

材料：

香菜 50 克，鲱鱼 100 克，紫苏叶 10 克，生姜 5 克，食盐、酱油、味精各适量

做法：

①将香菜洗净，切碎；紫苏叶洗净，切细丝；生姜去皮，切细丝；鲱鱼处理干净，切薄片，用适量食盐、姜丝、紫苏叶丝、酱油拌匀，腌渍约 10 分钟。

②锅内放适量清水煮沸，放入腌渍过的鱼片，小火煮至熟。

③加入香菜及适量食盐、味精即可。

功效：

本品暖胃和中、行气止呕，可有效改善孕妇呕吐、厌食、厌油腻的症状。

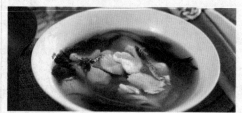

● 陈皮话梅鸡

材料：

甘草 6 克，陈皮丝 6 克，鸡腿 90 克，酸梅 5 克，话梅 5 克，生姜 10 克，葱、酱油、红糖、香油各适量

做法：

①鸡腿腌渍，入油锅炸至金黄色；陈皮丝、甘草放入纱布袋；将调味料烹煮成汤汁。

②准备一个蒸碗，放入鸡腿、酸梅、话梅、汤汁、纱布袋，加水至九分满，盖上保鲜膜放入蒸笼煮 45 分钟即可食用。

功效：

陈皮丝能理气和胃、化湿止呕；话梅、酸梅酸甘开胃、生津止呕；生姜温胃散寒。以上几味合用，对肝胃不和引起的妊娠呕吐有较好的食疗作用。

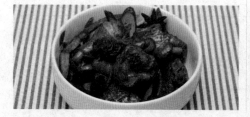

● 猪肚炒莲子

材料：

猪肚 1 个，香油、食盐、葱、生姜、蒜等调料适量，莲子 40 粒

做法：

①猪肚洗净，刮除残留在猪肚里的余油。

②莲子用清水泡发，去除苦心，装入猪肚内，用线将猪肚的口缝合。

③将猪肚入沸水中余烫，清炖至猪肚完全熟烂。

④捞出洗净，将猪肚切成丝，与莲子一起装入盘中，加调料拌匀即可食用。

功效：

本品益气健脾、止呕止泻，适合脾胃气虚型的早孕患者食用。

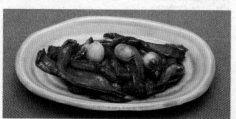

● 鲫鱼生姜汤

材料：

鲫鱼 1 条，生姜 30 克，枸杞子、食盐各适量

做法：

①将鲫鱼处理干净切花刀；生姜去皮洗净，切片备用。

②净锅上火倒入水，下入鲫鱼、生姜片、枸杞子烧开，调入食盐煲至熟即可。

功效：

本品具有温胃散寒、健脾止呕的功效，适合脾胃虚寒型妊娠呕吐的患者食用。

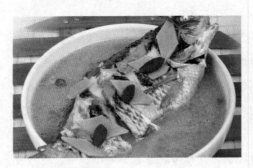

● 生姜牛奶

材料：

鲜牛奶 200 毫升，生姜 10 克，白糖 20 克

做法：

①生姜去皮，洗净，切丝。

②将鲜牛奶、生姜合在一起，煮沸。

③加入白糖调味即可。

功效：

本品具有益胃、降逆、止呕的功效，适合胃寒呕吐的早孕反应患者食用。

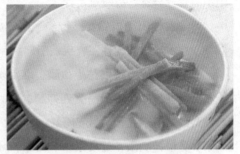

● 木瓜炖猪肚

材料：

木瓜、猪肚各 1 个，姜 10 克，食盐、胡椒粉各 3 克，淀粉 5 克

做法：

①木瓜去皮、籽，洗净切条块；猪肚用食盐、淀粉稍腌，洗净切条块；姜去皮洗净切片。

②锅上火，姜片爆香，加适量水烧开，放入猪肚、木瓜，焯烫片刻，捞出沥干水。

③猪肚转入锅中，倒入清汤、姜片，大火炖约 30 分钟，再下木瓜炖 20 分钟，入食盐、胡椒粉调味即可。

功效：

木瓜具有生津止渴、滋阴益胃的功效；猪肚可补气健脾、止呕止泻；生姜、胡椒粉均可温胃散寒。以上几味搭配炖汤食用，对脾胃气虚引起的妊娠呕吐有一定的食疗作用。

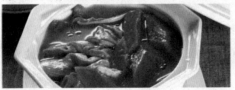

● 豆蔻陈皮鲫鱼羹

材料：

鲫鱼 1 条，豆蔻、陈皮各适量，食盐少许，葱段 15 克

做法：

①鲫鱼宰杀后处理干净，斩成两段后下入热油锅煎香；豆蔻、陈皮均洗净浮尘。

②锅置火上，倒入适量清水，放入鲫鱼，待水烧开后加入豆蔻、陈皮煲至汤汁呈乳白色。

③加入葱段继续熬煮 20 分钟，调入食盐即可。

功效：

豆蔻有行气暖胃、消食除胀、宽中止呕的功效，陈皮能理气健脾调中、行气消食，鲫鱼可益气健脾、益胃止呕。三者配伍同食，对妊娠期孕妇恶心、厌食、呕吐、腹泻等病症有一定的疗效。

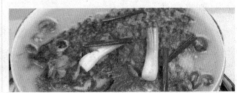

闭经

闭经是妇科常见的一种病症，是指月经停止至少 6 个月以上。病理性闭经，是指某些病理性原因使妇女月经不来潮，此类闭经可分为原发性和继发性两类。

● 诊断

1. 原发性闭经是指妇女年满 16 岁或第二性征发育成熟 2 年以上尚未初潮的。原发性闭经可能是由处女膜闭锁、先天性无阴道、先天性无子宫或痕迹子宫为女性生殖道畸形综合征等原因造成。原发性闭经多数因先天性生殖器官异常，包括卵巢组织的发育异常，故较难治疗。

2. 继发性闭经指妇女已行经，但以后因病理性原因而月经中断 3 个月以上的。而继发性闭经多数因性器官疾病引起，相对较易治疗。

3. 营养缺乏。特别是蛋白质、维生素的缺乏，可使内分泌腺功能减低，垂体合成和分泌促性腺激素最易受到抑制，同时还减低靶器官对激素的反应，如子宫内膜对性激素的敏感性，而引起闭经。

4. 受精神刺激，过度紧张、劳累，环境变化，寒冷刺激，营养不良等。这些外界因素的变化有时可抑制中枢神经系统功能，从而减少垂体促性腺激素的分泌而引发闭经。

5. 妇科疾病、子宫内膜结核、多次刮宫后引起的宫腔粘连、多囊卵巢、卵巢早衰等；内分泌系统疾病、闭经溢乳综合征、下丘脑垂体功能障碍；全身消耗性疾病，如严重贫血、结核病、肿瘤等，这些都有可能引起闭经。

● 选穴及治疗方法

单纯火罐法

所选穴位：①大椎、肝俞、脾俞；②身柱、肾俞、气海、三阴交。

治疗方法：患者选择适当体位，常规消毒穴位皮肤后，用闪火法将罐吸拔在穴位上，取以上各组穴，留罐 15 分钟。每日 1 次，每次 1 组穴，交替使用。

刺络罐法

所选穴位：①大椎、肝俞、脾俞；②身柱、肾俞、气海、三阴交；③命门、关元。

治疗方法：患者选择适当体位，常规消毒穴位皮肤后，先用三棱针在穴位上点刺，然后用闪火法将罐吸拔在穴位上，留罐 15 分钟。每次 1 组穴，每日 1 次。

拔罐选穴与治疗方法

精确取穴

气海 位于下腹部，前正中线
上，脐中下 1.5 寸。

关元 位于人体的下腹部，前正中线
上，从肚脐往下 3/5 处。

身柱 位于人体后背部，当后正中线上，
第 3 胸椎棘突下凹陷处。

肝俞 位于背部，当第 9 胸
椎棘突下，旁开 1.5 寸。

脾俞 位于第 11 胸椎棘突下，
脊中旁开 1.5 寸处。

命门 位于后正中线上，第 2 腰
椎棘突下凹陷处。

三阴交 位于人体小腿内侧，足内踝上缘 3 指宽，
踝尖正上方胫骨边缘凹陷中。

大椎 位于人体颈部后正中线上，第 7 颈
椎棘突下凹陷中。

肾俞 位于第 2 腰
椎棘突下，命门旁开
1.5 寸处。

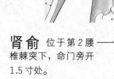

选穴及操作步骤

● 单纯火罐法	①大椎、肝俞、脾俞；②身柱、肾俞、气海、三阴交	
患者选择适当体位，常规消毒穴位皮肤后	用闪火法将罐吸拔在穴位上，取以上各组穴，留罐15分钟	每日1次，每次1组穴，交替使用
● 刺络罐法	①大椎、肝俞、脾俞；②身柱、肾俞、气海、三阴交；③命门、关元	
患者选择适当体位，常规消毒穴位皮肤后	先用三棱针在穴位上点刺	然后用闪火法将罐吸拔在穴位上，留罐15分钟

59

闭经的对症药膳

● 黄芪猪肝汤

材料：

当归 1 片，黄芪 15 克，丹参、生地黄各 25 克，生姜 5 片，米酒半碗，麻油 1 汤匙，猪肝 200 克，菠菜 1/3 把

做法：

①当归、黄芪、丹参、生地黄洗净，加 3 碗水，熬取药汁备用。

②麻油加葱爆香后，放入猪肝炒半熟，盛起备用。

③将米酒、药汁入锅煮开，再放入猪肝煮开，接着放入切好的菠菜煮开，适度调味即可。

功效：

此汤有补益气血、益肝明目等功效。当归补血，黄芪补气，丹参活血，生地黄清热凉血，猪肝、菠菜补血。本品能用于治疗气血不足所致的闭经患者。

● 木耳核桃糖

材料：

黑木耳 120 克，核桃仁 120 克，红糖 200 克，黄酒适量

做法：

将黑木耳、核桃仁碾末，加入红糖拌和均匀，用瓷罐装封。每次服 30 克，每日 2 次。

功效：

黑木耳具有益气强身、滋肾养胃、活血等功能；核桃仁有补肾，温肺，润肠的功效；红糖有益气补血、健脾暖胃、缓中止痛、活血化淤等功效；黄酒具有补血养颜、活血祛寒、通经活络的作用，能有效抵御寒冷刺激，预防感冒，黄酒还可作为药引子。四者搭配，能活血化淤、止痛驱寒、通经活络。

● 当归熟地黄烧羊肉

材料：

当归、熟地黄各 20 克，肥羊肉 500 克，干姜 10 克，食盐、黄酒、酱油各适量

做法：

①将羊肉用清水冲洗，洗去血水，切成块状，放入砂锅中。

②放入当归、熟地黄、干姜、酱油、食盐、黄酒等调味料，加入适量清水，没过材料即可。

③开大火煮沸，再改用小火煮至熟烂即可。

功效：

当归既补血又活血，对血淤或血虚引起的闭经均有疗效；熟地黄补血、养肝、补肾；羊肉温经祛寒，可改善寒凝血淤引起的闭经。三者搭配，能活血化淤、散寒止痛，改善月经不调、贫血、腹部冷痛、四肢冰凉、腰膝酸软等症状。

● 参归枣鸡汤

材料：

党参 15 克，当归 15 克，红枣 8 枚，鸡腿 1 只，食盐 2 小匙

做法：

①鸡腿剁块，放入沸水中余烫，捞起冲净。

②鸡肉、党参、当归、红枣一起入锅，加 7 碗水以大火煮开，转小火续煮 30 分钟。

③起锅前加食盐调味即可。

功效：

本品有补血活血、增加血液细胞、防治贫血并调经理带的作用，可改善因贫血造成闭经、月经稀发、量少等症状。党参、当归配伍可补气养血，促生红细胞，增强机体的造血功能，红枣可补益中气、养血补虚。

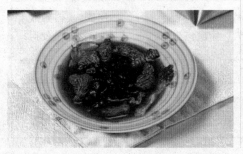

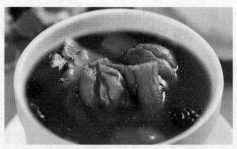

● 川芎桃仁青皮饮

材料：

川芎、香附、桃仁、吴茱萸、生地黄、白芍各15克，红花、青皮各8克

做法：

①将所有材料洗净，先将川芎、生地黄、桃仁、白芍、吴茱萸放入锅中，加水700毫升。

②大火煎煮开，转小火煮至药汁为400毫升，再放入牡丹皮、青皮、红花、香附续煮5分钟即可关火。

③再煎煮一次，滤去药渣，将两次的药汁对匀，分2次服用，每日1剂。

功效：

川芎、香附均能活血化瘀，行气止痛，吴茱萸暖宫行气，白芍有较好的补血止痛效果，桃仁、红花活血化瘀，青皮破气逐瘀。以上几味配伍同用，既行气又活血，对治疗气滞血瘀型闭经有很好的疗效。

● 双仁菠菜猪肝汤

材料：

猪肝200克，菠菜2株，酸枣仁、柏子仁各10克，食盐5克

做法：

①猪肝洗净切片；菠菜去头，洗净，切段。

②将酸枣仁、柏子仁装在棉布袋内，扎紧；将布袋入锅加4碗水熬高汤，熬至约剩3碗水。

③猪肝余烫后捞出，和菠菜加入高汤中，待水一开即熄火，加食盐调味即成。

功效：

本品补血养心，滋补心肝，促进血细胞生成，适合阴血不足所致的闭经患者食用。

● 玫瑰调经茶

材料：

玫瑰花7～8朵，益母草10克

做法：

①将玫瑰花、益母草略洗，去除杂质。

②将玫瑰花及益母草放入锅中，加水600毫升，大火煮开后再煮5分钟。

③关火后倒入杯中即可饮用。

功效：

玫瑰具有疏肝解郁、活血通经的功效，对心情抑郁而造成中枢神经系统功能受抑制，使卵巢功能紊乱而致闭经的患者有一定的食疗效果。益母草活血通经，可改善气滞血瘀引起的月经紊乱、闭经、乳房胀痛等症状。

● 当归黄芪乌鸡汤

材料：

当归15克，黄芪10克，红枣8枚，乌鸡1只，食盐适量

做法：

①将乌鸡洗净、剁块，放入沸水余烫，待3分钟后捞起、冲净，沥水。

②黄芪、当归、红枣分别洗净备用。

③将所有材料一同放入锅中，加水适量，以大火煮开，转小火续炖至乌鸡熟烂即可熄火。

功效：

本品具有补气养血、养心安神的功效，用于气血亏虚所致的心悸失眠、闭经、短气疲乏、月经稀少等症的辅助治疗。

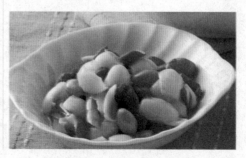

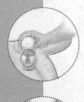

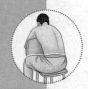

本章看点

● 小儿消化不良

小儿消化不良是一种常见的消化道疾病。

● 小儿疳积

小儿疳积多发于 1～5 岁儿童。

● 百日咳

百日咳是一种儿童常见的传染病。

● 小儿遗尿

遗尿指的是在睡眠中不知不觉地小便。

● 小儿腹泻

多发病于 2 岁以下的小儿，以腹泻为主要症状。

● 流行性腮腺炎

流行性腮腺炎是儿童和青少年中常见的呼吸道传染病。

● 小儿高热

小儿高热是指患儿体温超过 39℃。

● 小儿肺炎

为婴幼儿时期的主要常见病之一，一年四季均可发生。

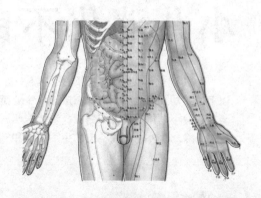

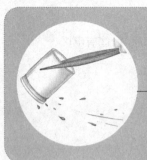

第八章
儿科疾病拔罐疗法

本章介绍了小儿消化不良、小儿疳积、百日咳、小儿遗尿、小儿腹泻、流行性腮腺炎、小儿高热、小儿肺炎等共八种在日常生活中发病率比较高的、典型的儿科疾病的拔罐疗法。每小节的结构是先对某种疾病作一简介，然后再阐述治疗该种疾病所应选取的穴位和具体的拔罐操作步骤。

60 小儿消化不良

　　小儿消化不良，又称婴幼儿腹泻，是一种常见的消化道疾病，主要发生在两岁以下的婴幼儿身上。此病的临床表现主要是小儿的大便次数增多且呈黄绿色，大便稀薄并带有不消化的乳食和黏液。现代医学一般认为，此病与饮食及小儿自身免疫系统有关。除此之外，小儿不良的生活习惯和气候突变也有可能导致本病发生。

● 诊断

　　腹泻：一天腹泻在 10 次以下，大便黄色或带绿色，水分不多，腹部胀气，偶有呕吐，有时发热，但不太高，病儿食欲不振但精神尚好。

● 选穴及治疗方法

单纯火罐法

　　所选穴位：水分、天枢、气海、关元、大肠俞、气海俞、关元俞。

　　治疗方法：让患儿取仰卧位，以闪火法将罐吸拔在腹部穴位上，留罐 2 ~ 5 分钟，然后再改为俯卧位，以闪火法将罐吸拔在背部诸穴上，留罐 2 ~ 5 分钟，每日 1 次。

温水罐法

　　所选穴位：神阙。

　　治疗方法：让患儿取侧卧位，在火罐中加入 1/3 的混入姜汁或蒜汁的温水，然后用闪火法将罐吸拔在神阙穴上，留罐 5 分钟。每日治疗 1 次。

●注意事项

　　患儿在治疗期间应调整饮食以减少肠胃负担，多喝水以防脱水。

拔罐选穴与治疗方法

精确取穴

水分 位于人体上腹部，前正中线上，当脐中上 1 寸处。

神阙 位于人体的腹中部，脐中央。

天枢 天枢穴位于人体中腹部，肚脐向左右三指宽处。

气海 位于人体的下腹部，前正中线上，当脐中下 1.5 寸处。

关元 位于人体下腹部，前正中线上，当脐中下 3 寸处。

大肠俞 位于人体腰部，当第 4 腰椎棘突下，旁开 1.5 寸处。

气海俞 位于人体背部，第 3 腰椎棘突旁开 1.5 寸处。

关元俞 位于人体腰部，当第 5 腰椎棘突下，旁开 1.5 寸处。

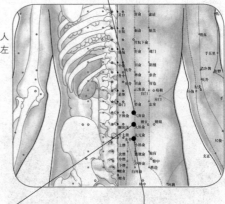

选穴及操作步骤

● 单纯火罐法	水分 天枢 气海 关元 大肠俞 气海俞 关元俞		
让患儿取仰卧位 ➡	以闪火法将罐吸拔在腹部穴位上，留罐2~5分钟 ➡	改为俯卧位 ➡	以闪火法将罐吸拔在背部诸穴上，留罐2~5分钟

● 温水罐法	神阙
让患儿取侧卧位 ➡	在火罐中加入1/3的混入姜汁或蒜汁的温水 ➡ 用闪火法将罐吸拔在神阙穴上，留罐5分钟

60

小儿消化不良的对症药膳

● 白果莲子乌鸡汤

材料：
新鲜莲子 150 克，罐头装白果 30 克、乌鸡腿 1 只、食盐 5 克

做法：
①鸡腿洗净、剁块，汆烫后捞起，用清水冲净。
②盛入煮锅加水至盖过材料，以大火煮开转小火煮 20 分钟。
③莲子洗净放入煮锅中续煮 15 分钟，再加入白果煮开，加食盐调味即可。

功效：
本药膳可促进消化、清心宁神，能消除疲劳、倦怠和紧张情绪。经常食用消脂效果明显，适宜减肥食用。还可用于治疗带下量多、白浊、尿频或遗尿、肾气虚等症状。

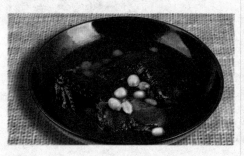

● 消脂金橘茶

材料：
山楂 10 克，决明子 15 克，红枣 25 克，金橘 5 颗、话梅 2 颗、红茶包 1 包、冰糖适量

做法：
①将决明子、山楂、话梅、红枣、金橘皆洗净备用。
②决明子、红枣加水，以大火煮开后，加入山楂、话梅、冰糖后煮 15 分钟，将所有药材捞起丢弃，放入红茶包稍微泡过拿起。
③将切半的金橘挤汁带皮丢入，稍浸，捞起丢掉，装壶与茶匙，饭后食用。

功效：
本药膳具有消食健胃、行气散淤的功效，应用于治疗胃肠消化不良等症。其中金橘的药用价值很高，具有补脾健胃、化痰消气、通筋活络、清热祛寒的功效。

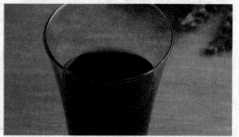

● 杨桃紫苏梅甜汤

材料：
麦门冬 15 克，天门冬 10 克，杨桃 1 颗，紫苏梅 4 颗，紫苏梅汁 15 毫升，冰糖 15 克，棉布袋 1 个，食盐适量

做法：
①全部药材放入棉布袋；杨桃表皮以少量的食盐搓洗，切除头尾，再切成片状。
②药材与全部材料放入锅中，以小火煮沸，加入冰糖搅拌溶化。
③取出药材，加入紫苏梅汁拌匀，待降温后即可食用。

功效：
本药膳具有生津、润心肺、助消化的功效。紫苏具有下气消痰、润肺、宽肠的功效。杨桃中糖类、果酸含量丰富，有助消化、滋养、保健的功能，还可以解渴消暑、喉润顺气。

● 清心莲子田鸡汤

材料：
人参、黄芪、茯苓、柴胡各 10 克，生姜、地骨皮、麦门冬、车前子、甘草各 5 克，田鸡 3 只，鲜莲子 150 克，棉布袋 1 个

做法：
①将莲子淘洗干净，所有药材放入棉布包中扎紧；两者都放入锅中，加 6 碗水以大火煮开，再转小火熬煮约 30 分钟。
②将田鸡用清水冲洗干净，剁成块，放入汤中一起煮沸。
③捞出装材料的棉布包，加食盐调味即可。

功效：
此汤选用健脾而且易于消化吸收的田鸡肉为主，可以补益脾胃、增进食欲。莲子补而不燥，可以健脾胃、止泻。生姜则能够和胃调中，与田鸡一起煮汤食用可健脾开胃以助消化。

● 草莓小虾球

材料：

芍药10克，当归5克，草莓3个，虾仁300克，山药50克，吐司3片，莲藕粉、水、米酒各1小匙

做法：

①芍药、当归洗净，和水煮滚，适时取汁备用；吐司切小丁；草莓去蒂洗净，切4片。

②虾仁洗净和米酒同腌20分钟，拭干，同山药一同剁碎，加调味料，拍打成泥。

③用虾泥、吐司丁包裹草莓，炸至金黄色起锅备用，最后用准备好的浆汁勾芡即可。

功效：

草莓清暑解热，生津止渴，利咽止咳，利尿止泻，促进消化。可治疗咳嗽、咽喉肿痛、声音嘶哑、烦热口干。腹泻和尿路结石病人不宜多食。

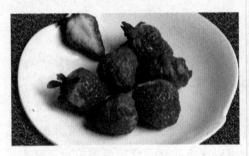

● 山药白术羊肉汤

材料：

羊肚200克，红枣、枸杞子各10克，山药、白术各8克，食盐、鸡精各5克

做法：

①羊肚洗净，切块，余水；山药洗净，去皮，切块；白术洗净，切段；红枣、枸杞子洗净，浸泡。

②锅中烧水，放入羊肚、山药、白术、红枣、枸杞子，加盖。

③炖2个小时后调入食盐和鸡精即可。

功效：

本品具有益气健脾、补虚养胃、温胃散寒的功效，适合脾胃气虚以及脾胃虚寒型消化不良的患者。羊肚有健脾补虚、益气健胃、固表止汗之功效，此外，羊肚对虚劳羸瘦、食欲不振、神疲乏力、消渴、自汗、盗汗、尿频、脾虚腹泻等症也有一定的食疗效果。

● 人参鹌鹑蛋

材料：

人参5克，黄精8克，鹌鹑蛋12个，食盐、白糖、麻油、味精、淀粉、高汤、酱油等各适量

做法：

①将人参煨软、切段后蒸2次，收取滤液，再将黄精煎2遍，取其浓缩液与人参液调匀。

②鹌鹑蛋煮熟去壳，一半与黄精、食盐、味精腌渍15分钟；另一半用麻油炸成金黄色备用。另用小碗把高汤、白糖、酱油、味精等调成汁。

③将鹌鹑蛋和调好的汁一起下锅翻炒，最后连同汤汁一同起锅，再加入腌渍好的另一半鹌鹑蛋即可。

功效：

鹌鹑蛋对小儿消化不良、神经衰弱等疾病有调补作用。这道菜可健脾益胃、强壮身体，适合脾胃虚弱、中气不足、贫血、食欲不振、消化不良、四肢倦怠的人食用。

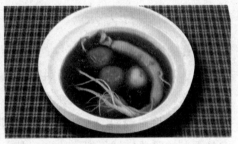

● 枸杞银耳高粱羹

材料：

银耳1朵，高粱50克，枸杞子少许，白糖少许

做法：

①银耳洗净，放入清水中泡发，然后切成小朵，备用；高粱用清水洗净，备用；枸杞子洗净，泡发备用。

②锅洗净，置于火上，将银耳、高粱、枸杞子一起放入锅中，注入适量清水，煮至熟。

③最后加入适量白糖调好味即可。

功效：

高粱具有凉血、解毒、和胃、健脾、止泻的功效，可对消化不良、积食、湿热下痢和小便不利等多种疾病。

小儿疳积是一种常见病症，是指由于喂养不当，或由多种疾病的影响，使脾胃受损而导致全身虚弱、消瘦、面黄、发枯等慢性病症，即平常所说的营养不良，尤其多发于 1 ~ 5 岁儿童。

● 诊断

1.恶心呕吐、不思饮食、腹胀腹泻。

2.烦躁不安、哭闹不止、睡眠不实、喜欢俯卧、手足心热、口渴喜饮、两颧发红。

3.小便混浊、大便时干时溏。

4.面黄肌瘦、头发稀少、头大脖子细、肚子大、精神不振。

● 选穴及治疗方法

综合罐法

所选穴位：上脘、四缝、鱼际，以及背部膀胱经循行线。

治疗方法：先将罐吸拔在上脘穴上，施以单纯火罐法，留罐 5 ~ 10 分钟。随后用三棱针点刺四缝和鱼际两穴使其轻微出血，然后再用梅花针用力刺患儿脊柱两侧的膀胱经循行线。除此以外，也可以在患儿背部脊柱两侧采用走罐法，以皮肤潮红为标准。每日 1 次。

●注意事项

患此病的小儿平时要注意饮食平衡，不可挑食，吃饭不要太饱。另外，还要讲究饮食卫生，防止各种肠道传染病和寄生虫。

拔罐选穴与治疗方法

精确取穴

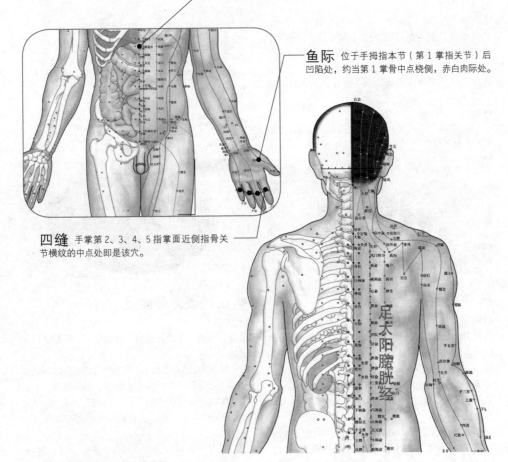

上脘 位于人体的上腹部，前正中线上，当脐中上 5 寸处。

鱼际 位于手拇指本节（第 1 掌指关节）后凹陷处，约当第 1 掌骨中点桡侧，赤白肉际处。

四缝 手掌第 2、3、4、5 指掌面近侧指骨关节横纹的中点处即是该穴。

选穴及操作步骤

● 综合罐法	上脘 四缝 鱼际 背部膀胱经循行线

| 将罐吸拔在上脘穴上，施以单纯火罐法留罐5～10分钟 | → | 用三棱针点刺四缝、鱼际至轻微出血 | → | 用梅花针重刺背部脊柱两侧的膀胱经循行线或者在膀胱经循行线上施以走罐法（以皮肤潮红为标准） |

小儿疳积的对症药膳

● 佛手薏苡仁粥

材料：

红枣、薏苡仁各 20 克，佛手 15 克，大米 70 克，白糖 3 克，葱 5 克

做法：

①大米、薏苡仁均洗净，泡发；红枣洗净，去核，切成小块；葱洗净，切成葱花；佛手洗净，备用。

②锅置火上，倒入清水，放入大米、薏苡仁、佛手，以大火煮开。

③加入红枣煮至浓稠状，撒上葱花，调入白糖拌匀即可。

功效：

此粥能促进新陈代谢、减少肠胃负担，可缓解小儿疳积症状。

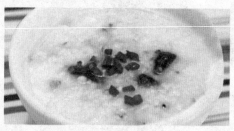

● 牛奶山药麦片粥

材料：

牛奶 100 毫升，豌豆 30 克，麦片 50 克，莲子 20 克，白糖 3 克，葱 5 克，山药适量

做法：

①豌豆、莲子、山药均洗净；葱洗净，切成葱花。

②锅置火上，加入适量清水，放入麦片，以大火煮开。

③加入豌豆、莲子、山药同煮至浓稠状，再倒入牛奶煮 5 分钟后，撒上葱花，调入白糖拌匀即可。

功效：

此粥含有多种营养素，可补充体质，并且还有促进睡眠的作用，可用于小儿疳积、营养不良等症。

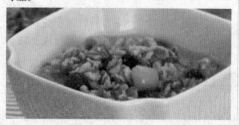

● 党参佛手猪心汤

材料：

猪心 200 克，党参片 8 克，青菜叶 50 克，佛手 10 克，清汤、食盐、姜末各适量

做法：

①将猪心洗净，余水，切片备用。

②党参片、佛手洗净；青菜叶洗净，备用。

③汤锅上火，倒入清汤，调入食盐、姜末，下入猪心、人参片、佛手煮至熟，撒入青菜叶即可。

功效：

本品具有益气健脾、行气消积食的功效，可用于小儿疳积、腹胀食积、食欲不振等症。

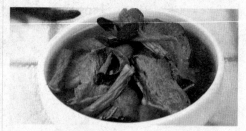

● 山楂麦芽猪腱汤

材料：

猪腱、山楂、麦芽各适量，食盐 2 克，鸡精 3 克。

做法：

①山楂洗净，切开去核；麦芽洗净；猪腱洗净，斩块。

②锅上水烧开，将猪腱余去血水，取出洗净。

③瓦煲内注水用大火烧开，下入猪腱、麦芽、山楂，改小火煲 2.5 个小时，加食盐、鸡精调味即可。

功效：

本品具有益气健脾、消食化积的功效，对小儿疳积有很好的食疗作用。

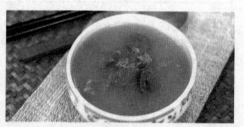

● 姜橘鲫鱼汤

材料：
生姜片 30 克，鲫鱼 250 克，橘皮 10 克，胡椒粉 3 克，食盐适量

做法：
①将鲫鱼宰杀，去内脏，洗净，橘皮洗净备用。
②锅中加适量水，放入鲫鱼，用小火煨熟。
③加生姜片、橘皮，稍煨一会，再加胡椒粉、食盐调味即可。

功效：
　　此汤可健脾化湿、开胃消食，适用于小儿偏食、食欲不振等症。

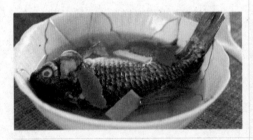

● 厚朴谷芽消食汁

材料：
葡萄柚 2 颗，柠檬 1 颗，清水 100 毫升，谷芽 10 克，厚朴、天门冬 8 克，蜂蜜 1 大匙

做法：
①谷芽、厚朴、天门冬放入锅中，加入清水，以小火煮沸，约 1 分钟后关火，滤取药汁降温备用。
②葡萄柚和柠檬切半，利用榨汁机榨出果汁，倒入杯中。
③加入蜂蜜、药汁搅拌均匀，即可饮用。

功效：
　　厚朴具有温中下气、燥湿行气之效，谷芽、柠檬善于消食化积，蜂蜜有健胃和中的功效。合用能有效治疗小儿疳积，症见不思饮食、脘腹胀满、饮食不化等。

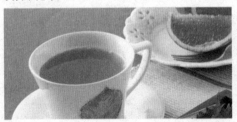

● 菊花山楂饮

材料：
红茶包 1 袋，菊花 10 克，山楂 15 克，白糖少许，清水适量

做法：
①菊花、山楂用水洗净，沥干，备用。
②烧锅洗净，倒入适量清水，烧开后，加入菊花、山楂，待水开后，将大火转为小火，续煮 10 分钟。
③加入红茶包，待红茶入味时，用滤网将茶汁里的药渣滤出，起锅前，加入适量白糖，搅拌均匀即可。

功效：
　　山楂具有消食化积、理气散淤、收敛止泻、杀菌等功效，其所含的大量维生素 C 和酸类物质，可促进胃液分泌，从而促进消化，改善疳积症状。

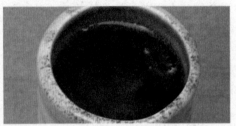

● 枸杞子银耳高粱羹

材料：
银耳 1 朵，高粱 50 克，枸杞子少许，白糖少许

做法：
①银耳洗净，放入清水中泡发，然后切成小朵，备用；高粱用清水洗净，备用；枸杞子洗净，泡发备用。
②锅洗净，置于火上，将银耳、高粱、枸杞子一起放入锅中，注入适量清水，煮至熟。
③最后加入适量白糖调好味即可。

功效：
　　高粱具有凉血、解毒、和胃、健脾、止泻的功效，可对消化不良、积食、湿热下痢和小便不利等多种疾病。

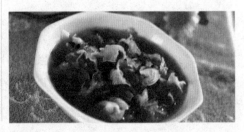

百日咳

　　百日咳，俗称"鸡咳""鸬鹚咳"，是一种儿童常见的传染病，多为嗜血性百日咳杆菌引起的急性呼吸道传染病，经由飞沫传染。临床上以阵发性痉挛性咳嗽、鸡鸣样吸气吼声为特征，病程可长达 2～3 月，因此起名为百日咳。此病多发生于冬、春两季。

● 诊断

　　此症状可分为三期：

　　1. 炎症期：初起现象为微热、咳嗽、流涕等，类似感冒，为期大约 7 天。

　　2. 痉咳期：咳嗽逐渐加重，且呈阵发性咳嗽，尤以夜间为多。发作时以短咳形式连续咳十余声至数十声，形成不断的呼气。咳毕有特殊的鸡鸣样回声。易引起呕吐。病程常延长到 2～3 月。

　　3. 减退期：阵咳逐渐减轻，次数减少，趋向痊愈，为期 2～3 周。

● 选穴及治疗方法

出针罐法①

　　所选穴位：大椎、身柱、肺俞。

　　治疗方法：让患儿取俯卧位，对穴位皮肤进行消毒后，用 1 寸毫针点刺上述穴位，得气后出针，随后采用闪火法将罐吸拔在被刺后的穴位上，留罐 5 分钟。每日或者每两日治疗 1 次。

出针罐法②

　　所选穴位：双侧肺俞穴、风门。

　　治疗方法：让患儿取俯卧位以暴露背部，在对穴位皮肤进行常规消毒后，用毫针刺穴位，并捻转毫针轻轻刺激穴位，出针后用闪火法将罐吸拔在穴位上，留罐 5 分钟。每日治疗 1 次，2～5 次后一般可以治愈。

●注意事项

　　因为本病具有传染性，所以患病的小孩子应该隔离 4～7 周。患病期间不能从精神上刺激患儿，应加强对患儿的营养，并要尽量带患儿去户外活动。

拔罐选穴与治疗方法

精确取穴

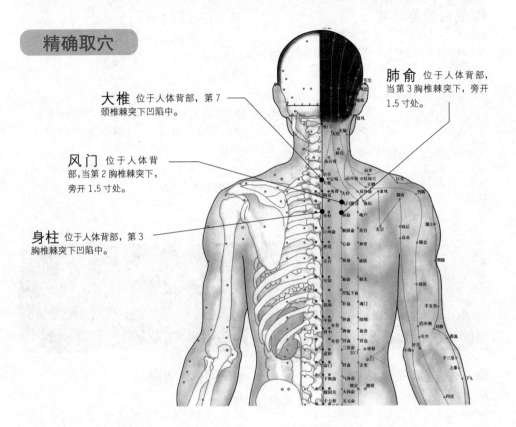

大椎 位于人体背部，第7颈椎棘突下凹陷中。

肺俞 位于人体背部，当第3胸椎棘突下，旁开1.5寸处。

风门 位于人体背部,当第2胸椎棘突下,旁开1.5寸处。

身柱 位于人体背部,第3胸椎棘突下凹陷中。

选穴及操作步骤

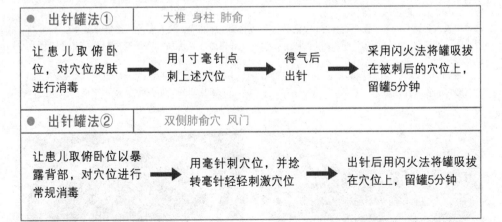

● 出针罐法①	大椎 身柱 肺俞

让患儿取俯卧位，对穴位皮肤进行消毒 ➡ 用1寸毫针点刺上述穴位 ➡ 得气后出针 ➡ 采用闪火法将罐吸拔在被刺后的穴位上，留罐5分钟

● 出针罐法②	双侧肺俞穴 风门

让患儿取俯卧位以暴露背部，对穴位进行常规消毒 ➡ 用毫针刺穴位，并捻转毫针轻轻刺激穴位 ➡ 出针后用闪火法将罐吸拔在穴位上，留罐5分钟

62

百日咳的对症药膳

● 桑白葡萄果冻

材料：

椰果 60 克，葡萄 200 克，鱼腥草、桑白皮各 10 克，果冻粉 20 克，红糖 25 克

做法：

①鱼腥草、桑白皮均洗净，放入锅中，加水煎取药汁备用。

②葡萄洗净，切半，取出籽，与椰果一起放入模型中。

③药汁、果冻粉、红糖放入锅中，以小火加热，同时搅拌，煮沸后关火。倒入模型中，待凉后移入冰箱中冷藏、凝固，即可食用。

功效：

本品清热化痰、滋阴润肺，适合咳嗽、咳吐黄痰的患者食用。

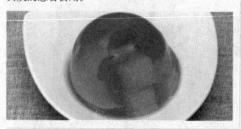

● 川贝蒸鸡蛋

材料：

川贝 6 克，鸡蛋 2 个，食盐少许

做法：

①川贝洗净，备用。

②鸡蛋打入碗中，加入少许食盐，搅拌均匀。

③将川贝放入鸡蛋中，入蒸锅蒸 6 分钟即可。

功效：

本品具有清热化痰、滋阴养肺的功效，适合肺虚咳嗽的患者食用。

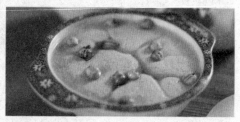

● 鹌鹑五味子陈皮粥

材料：

鹌鹑 3 只，茴香 3 克，大米 80 克，肉桂 15 克，五味子、陈皮各 10 克，姜末、味精、食盐、葱花各适量

做法：

①鹌鹑洗净切块，入沸水余烫；大米淘净；茴香、肉桂、五味子、陈皮煎汁备用。

②锅中放入鹌鹑、大米、姜末、药汁，加沸水，熬煮成粥，加食盐、味精调味，撒入葱花即可。

功效：

本粥健脾益气、补肺纳喘，对小儿百日咳后期有较好的食疗作用。

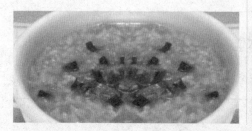

● 霸王花猪肺汤

材料：

霸王花 20 克，猪肺 750 克，瘦肉 300 克，红枣 3 颗，南杏仁、北杏仁各 10 克，食盐 5 克，生姜 2 片

做法：

①霸王花、红枣浸泡，洗净；猪肺洗净，切片；瘦肉洗净，切块。

②烧热油锅，放入姜片，将猪肺爆炒 5 分钟左右。

③将清水煮沸后加入所有原材料，用小火煲 3 个小时，加食盐调味即可。

功效：

本品具有宣肺散寒、化痰平喘的功效，适合冷哮型的哮喘患者食用。

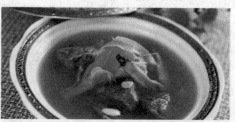

超简单拔罐消百病全书

● 白果猪肚汤

材料：

猪肚 180 克，白果 40 克，胡椒粉、生姜各适量，食盐 10 克

做法：

①猪肚用食盐、淀粉洗净后切片；白果去壳；生姜洗净切片。

②锅中注水烧沸，入猪肚余去血沫，捞出备用。

③将猪肚、白果、生姜放入砂煲，倒入适量清水，小火熬 2 个小时，调入胡椒粉和食盐即可。

功效：

本品具有清热化痰、补肾纳气、定喘止咳的功效，适合热痰郁肺、肾虚不纳型的慢性肺炎患者食用。

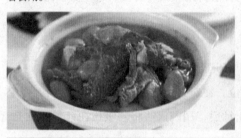

● 百合玉竹瘦肉汤

材料：

水发百合 100 克，猪瘦肉 75 克，玉竹 10 克，枸杞子、清汤适量，食盐 6 克，白糖 3 克

做法：

①将水发百合洗净，猪瘦肉洗净切片，玉竹用温水洗净浸泡备用。

②净锅上火倒入清汤，调入食盐、白糖，下入猪瘦肉烧开，打去浮沫，再下入玉竹、水发百合、枸杞子煲至熟即可。

功效：

本品具有补肺、益气、养阴的功效，适合肺气阴两虚的百日咳患者食用。

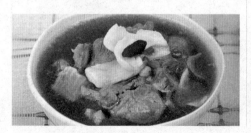

● 猪肺花生汤

材料：

猪肺 1 个，花生米 100 克，黄酒 2 匙，食盐适量

做法：

①猪肺洗净，切块；花生米洗净。

②将猪肺、花生米共入锅内，小火炖 1 个小时。

③去浮沫，加入食盐、适量黄酒，再炖 1 个小时即可。

功效：

本品具有润肺止咳、补益肺脏的功效，适合肺气虚弱的慢性支气管炎、百日咳、肺炎等患者食用。

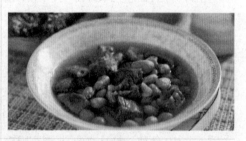

● 冬瓜白果姜粥

材料：

冬瓜 250 克，白果 30 克，大米 100 克，姜末少许，食盐、胡椒粉、葱少许，高汤半碗

做法：

①白果去壳、皮，洗净；冬瓜去皮洗净，切块；大米洗净，泡发；葱洗净，切花。

②锅置火上，注入水后，放入大米、白果，用大火煮至米粒完全开花。

③再放入冬瓜、姜末，倒入高汤，改用小火煮至粥成，调入食盐、胡椒粉入味，撒上葱花即可。

功效：

此粥敛肺止咳、化痰利水，对于百日咳患儿有一定的食疗功效。

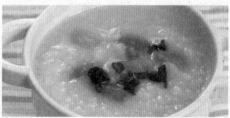

63 小儿遗尿

遗尿又称"尿床"，指的是在睡眠中不知不觉地小便。轻则数夜一次，重则每晚遗尿数次，而且不容易叫醒，即使叫醒过来，也是迷迷糊糊。一般以 5 ~ 15 岁儿童较多见，但也有少数人一直到成年还继续遗尿。5 岁以下儿童有遗尿，不属病态。

● 选穴及治疗方法

单纯火罐法

所选穴位：神阙。

治疗方法：让患儿取仰卧位，然后用闪火法将罐吸拔在神阙穴位上，留罐 3 ~ 5 分钟。每日或者两日治疗 1 次。

出针罐法

所选穴位：①肾俞、膀胱俞、气海；②命门、腰阳关、关元。

治疗方法：每次治疗时只选取 1 组穴位，在对穴位皮肤进行常规消毒后，用毫针刺入穴位，并捻转之，留针 10 分钟。出针后，用闪火法将罐吸拔在针刺部位上，留罐 5 ~ 10 分钟。每日或两日治疗 1 次。

艾灸罐法

所选穴位：①肾俞、膀胱俞、气海；②命门、腰阳关、关元。

治疗方法：如患儿病症较重，如面色萎黄、精神不振、尿频且色清、腰膝酸软等，宜用本法治疗。每次治疗前，只选取 1 组穴，将罐吸拔在穴位上，留罐 15 分钟。每日或者两日治疗 1 次，待有明显疗效后，再改为三日治疗 1 次。

●注意事项

在患儿治疗期间，家长要有意培养孩子按时尿床的习惯，比如在夜间要定时叫患儿起床排尿，因为这样会极为有助于治疗效果。除此之外，家长要让患儿在睡前少饮水，并排空小便。

拔罐选穴与治疗方法

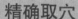 精确取穴

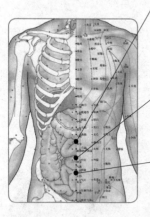

神阙 位于人体的腹中部，脐中央。

气海 位于人体下腹部，前正中线上，当脐中下 1.5 寸处。

关元 位于人体下腹部，当前正中线上，当脐中下 3 寸处。

命门 位于人体腰部，当后正中线上，第 2 腰椎棘突下凹陷处。

腰阳关 位于人体腰部，当后正中线上，第 4 腰椎棘突下凹陷中。

膀胱俞 位于人体骶部，第 2 骶椎左右 2 指宽处，与第 2 骶后孔齐平。

肾俞 位于人体腰部，第 2 腰椎棘突下旁开 1.5 寸处。

选穴及操作步骤

● 单纯火罐法	神阙		
让患儿取仰卧位 ➡	用闪火法将罐吸拔在神阙穴位上，留罐3～5分钟		
● 出针罐法	①肾俞 膀胱俞 气海；②命门 腰阳关 关元		
每次治疗时，只选取1组穴位 ➡	对穴位皮肤进行常规消毒 ➡	用毫针刺入穴位，并捻转之，留针10分钟 ➡	出针后，用闪火法将罐吸拔在针刺部位上，留罐5～10分钟
● 艾灸罐法	①肾俞 膀胱俞 气海；②命门 腰阳关 关元		
每次治疗前，只选取1组穴 ➡	将罐吸拔在穴位上，留罐15分钟		

63

小儿遗尿的对症药膳

● 猪腰枸杞子大米粥

材料：
猪腰 80 克，枸杞子 10 克，大米 120 克，食盐 3 克，鸡精 2 克，葱花 5 克

做法：
①猪腰洗净，去腰膜，切花刀；枸杞子洗净；大米淘净，泡好。
②大米放入锅中，加水，以旺火煮沸，下入枸杞子，以中火熬煮。
③待米粒开花后放入猪腰，转小火，待猪腰变熟，加食盐、鸡精调味，撒上葱花即可。

功效：
此粥具有补肾强腰、缩尿止遗的功效，常食可改善小儿遗尿症状。

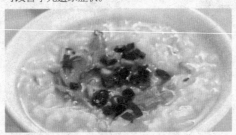

● 山茱萸覆盆子奶酪

材料：
山茱萸 10 克，覆盆子果酱 30 克，鱼胶片 12 克，鲜奶 350 毫升，动物性鲜奶油 150 毫升，细粒冰糖 15 克

做法：
①山茱萸洗净，加 300 毫升水，煮至 100 毫升，去渣。鱼胶片用冰水泡软。
②将鲜奶和鲜奶油加热至 80℃，加入鱼胶拌至溶化，隔冰水冷却到快要凝结时，倒入模型中，冷藏凝固，即成奶酪。
③将备好的汤汁和果酱、冰糖一起煮匀，淋在奶酪上即可。

功效：
本品可改善小儿尿床。

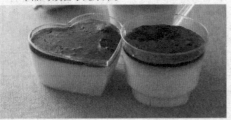

● 山药莲子羹

材料：
山药 30 克，胡萝卜、莲子各 15 克，大米 90 克，食盐、味精、葱花各适量

做法：
①山药去皮，洗净切块；莲子洗净泡发；胡萝卜去皮，切丁；大米洗净。
②锅内注水，放入大米、莲子、胡萝卜、山药。
③改用小火煮至浓稠熟烂时，放入食盐、味精调味，撒上葱花即可。

功效：
本品具有健脾补虚、缩尿止遗的功效，适合脾肾虚弱所致的遗尿、盗汗等症患者食用。

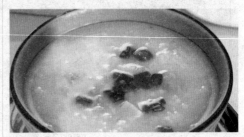

● 白果煲猪小肚

材料：
猪小肚 100 克，白果 5 枚，覆盆子 10 克，食盐 3 克，味精 2 克

做法：
①猪小肚洗净，切丝；白果炒熟，去壳。
②将猪小肚、白果、覆盆子一起放入砂锅，加适量水，煮沸后改小火炖煮 1 个小时。
③调入食盐、味精即可。

功效：
本品具有益气健脾、补肾固精、缩尿止遗的功效，适合肾气亏虚所致的小儿遗尿患者食用。

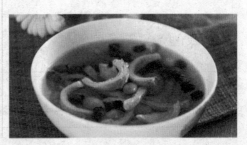

● 薏苡仁猪肠汤

材料：

薏苡仁 20 克，猪小肠 120 克，金樱子、山茱萸各 10 克，食盐适量

做法：

①薏苡仁洗净，用热水泡 1 个小时；猪小肠洗净，放入开水中余烫至熟，切小段。

②将金樱子、山茱萸装入纱布袋中，扎紧，与猪小肠、薏苡仁放入锅中，加水煮沸，转中火续煮 2 个小时。

③煮至熟烂后，将药袋捞出，加入食盐调味即可。

功效：

本品具有补肾健脾、缩尿止遗的功效，适合遗尿的小孩食用。

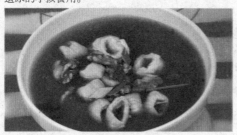

● 归芪猪肝汤

材料：

当归 6 克，黄芪 30 克，猪肝 150 克，食盐 4 克，味精、麻油各 3 克

做法：

①猪肝洗净，切片，用食盐稍腌渍。

②当归、黄芪洗净，用 200 毫升水煎 2 次，煎半个小时，将两次的汁混合。

③药汁继续烧开，加入腌好的猪肝，煮熟，调入食盐、味精，淋麻油即可。

功效：

本品具有益气升举、补气养血的功效，适合中气不足所致的遗尿患儿食用。

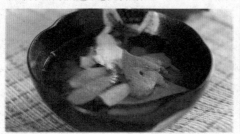

● 山药薏苡仁白菜粥

材料：

山药、薏苡仁各 15 克，白菜 20 克，大米 50 克，食盐 2 克

做法：

①大米、薏苡仁均泡发洗净；山药洗净；白菜洗净，切丝。

②锅置火上，倒入清水，放入大米、薏苡仁、山药，以大火煮开。

③加入白菜煮至浓稠状，调入食盐拌匀即可。

功效：

本品具有健脾补胃、补中益气的功效，适合脾胃气虚所致的遗尿患儿食用。

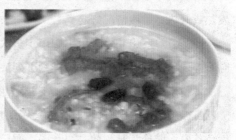

● 山药莲子米浆

材料：

大米 50 克，山药 30 克，莲子 10 克

做法：

①大米洗净，入水浸泡；山药去皮，洗净切块，泡清水里；莲子泡软，去心洗净。

②将大米、山药、莲子放入豆浆机中，添水，按"米浆"键，待浆成，装杯即可。

功效：

山药具有健脾益胃、聪耳明目的功效，对食欲不振、脾胃虚弱、饮食减少、便溏腹泻、消渴尿频、小儿遗尿等有很好的食疗作用。山药也具有滋补、助消化、清热解毒等功效。

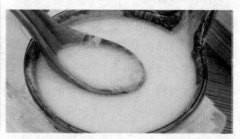

63

64 小儿腹泻

小儿腹泻病是婴幼儿最常见的疾病，对健康影响很大。多发病于2岁以下的小儿，以腹泻为主要症状。一般说来，由饮食不当、气候影响而致泻的，病情较轻，病程较短；由胃肠道感染引起的腹泻病情较重，历时较长；由肠道外感染，比如上呼吸道感染、中耳炎、泌尿道感染等引起的腹泻，在原来的疾病治愈之后，腹泻也容易减轻并停止。

● 诊断

（一）轻症：腹泻物呈稀糊状、蛋花汤样或水样，可有少许黏冻，但无脓血，每日数次到十多次。患儿大便前可能啼哭，似有腹痛状，亦可有轻度恶心呕吐。不发热或低热，一般情况好。

（二）重症：患儿一天可以腹泻十多次，甚至二十次以上。伴有呕吐、高热、体倦、嗜睡等现象，间有烦躁，并可见到下列症状的一部分。

1. 脱水：眼眶与前囟凹陷，皮肤弹性减弱或消失，黏膜干燥，少尿或无尿。

2. 循环衰竭：吐泻严重时，大量失水使血液浓缩，循环血量减少而引起循环衰竭。面色苍白，肢冷，脉微数，心音弱，血压下降。

3. 酸中毒：呕吐次数很多，呼吸深而快，烦躁不安，嘴唇呈樱桃红色。

4. 低血钙症：常见于佝偻病与营养不良的腹泻病儿，易发生在酸中毒纠正后。多有烦躁不安，手足搐搦等症状（即表现为两手手指伸直，略向手心弯曲，拇指贴近掌心，两足趾强直并略向脚心弯曲），严重时可见惊厥。

5. 低血钾症：多发生于脱水初步纠正、尿量增多之后，体倦，腹胀，心音低钝，膝反射消失。

● 选穴及治疗方法

出针罐法

所选穴位：神阙、双侧天枢、长强。

治疗方法：在对穴位进行常规消毒后，用1寸毫针在双侧天枢穴各刺1针（深约1厘米）。随后再在长强穴和脐部各斜刺入1针（深约2厘米），并在上述穴位上均捻转2分钟。出针后，在神阙穴上拔罐，以使局部充血。每日1次。

拔罐选穴与治疗方法

精确取穴

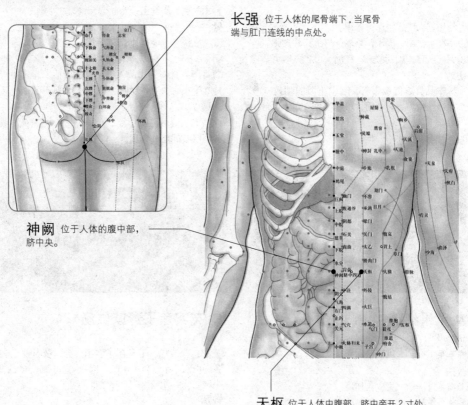

长强 位于人体的尾骨端下，当尾骨端与肛门连线的中点处。

神阙 位于人体的腹中部，脐中央。

天枢 位于人体中腹部，脐中旁开2寸处。

选穴及操作步骤

● **出针罐法**	神阙 双侧天枢 长强

对穴位进行常规消毒 →	用1寸毫针在双侧天枢穴各刺1针(深约1厘米) →	在长强穴和脐部各斜刺入1针（深约2厘米）
→ 在上述穴位上均捻转2分钟 →	出针后，在神阙穴上拔罐，以使局部充血	

64

小儿腹泻的对症药膳

● 山药糯米粥

材料：

山药 15 克，糯米 50 克，红糖适量，胡椒末少许

做法：

①将山药去皮，洗净，备用。

②将糯米洗净，沥干，略炒，与山药共煮粥。

③粥将熟时，加胡椒末、红糖，再稍煮即可。

功效：

本品具有健脾暖胃、温中止泻的功效，适合小儿慢性腹泻患者食用，可连续数日当主食食用。

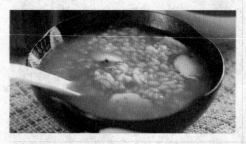

● 苹果红糖饮

材料：

鲜苹果 1 个，红糖适量

做法：

①将苹果洗净，去皮，切块。

②苹果块放入碗内，加入适量水，入锅蒸熟。

③最后再加入红糖即可。

功效：

本品具有健脾止泻、开胃消食的功效，适合脾虚型腹泻，日久不愈的患者食用，还可改善小儿食欲不振、食积腹胀等症状。

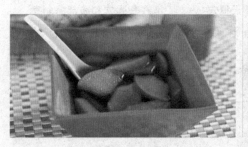

● 四神沙参猪肚汤

材料：

猪肚半个，茯苓 50 克，沙参 15 克，莲子、芡实各 100 克，新鲜山药 200 克，食盐 2 小匙

做法：

①猪肚洗净氽烫切块；芡实淘洗干净，用清水浸泡，沥干；山药削皮，洗净切块；莲子、茯苓、沙参洗净。

②将所有材料一起放入锅中，煮沸后，再转小火炖 2 个小时，煮熟烂后，加食盐调味即可。

功效：

本品健脾渗湿、涩肠止泻，适合脾虚久泻或久泻脱肛的小儿食用。

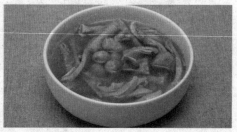

● 芡实莲子薏苡仁汤

材料：

芡实、薏苡仁、干品莲子各 100 克，茯苓及山药各 50 克，猪小肠 500 克，肉豆蔻 10 克，食盐 2 小匙

做法：

①将猪小肠洗净，入沸水氽烫，剪成小段。

②将芡实、茯苓、山药、莲子、薏苡仁、肉豆蔻洗净，与备好的小肠一起放入锅中，加水适量。

③大火煮沸，转小火炖煮至熟烂后加入食盐调味即可。

功效：

本品温补脾阳、固肾止泻，适合慢性小儿腹泻的患者食用。

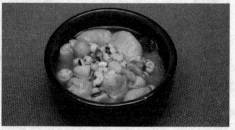

● 茯苓粥

材料：

大米 70 克，薏苡仁 20 克，红枣 3 颗，白茯苓 10 克，白糖 3 克

做法：

①大米、薏苡仁、红枣均泡发洗净；白茯苓洗净。

②锅置火上，倒入清水，放入大米、薏苡仁、白茯苓、红枣，以大火煮开。

③待煮至浓稠状时，调入白糖拌匀即可。

功效：

本品具有清热利湿、健脾止泻的功效，适合湿热型的慢性肠炎患者食用。

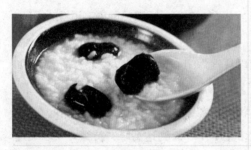

● 石榴芡实红豆浆

材料：

红豆 30 克，石榴 15 克，芡实 8 克

做法：

①红豆加水浸泡 6 个小时，捞出洗净；石榴去皮，掰成颗粒；芡实洗净。

②将上述材料放入豆浆机中，添水搅打成豆浆，并煮熟。

③去渣取汁饮用。

功效：

本品具有益气健脾、涩肠止泻的功效，适合脾胃气虚型的腹泻患者。

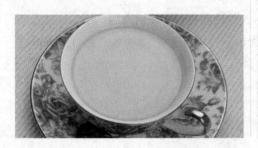

● 栗子桂圆粥

材料：

栗子肉、桂圆肉各 15 克，粳米 70 克，白糖 5 克，葱少许

做法：

①栗子肉、桂圆肉洗净；粳米泡发洗净。

②锅置火上，注入清水后，放入粳米，用大火煮至米粒开花。

③放入栗子肉、桂圆肉，用中火煮至粥成，调入白糖入味，撒上葱花即可。

功效：

本品具有温补脾阳、补肾健脾的功效，适合脾肾阳虚、脾胃气虚型的慢性腹泻患儿。

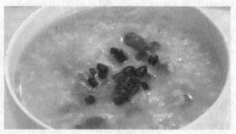

● 麦芽乌梅饮

材料：

炒麦芽 15 克，乌梅 2 颗，山楂 10 克，冰糖适量

做法：

①乌梅用水洗净，将水沥干，备用。

②山楂洗净，用刀切成片状，备用。

③锅置火上，倒入清水 1000 毫升，待烧开后放入山楂和乌梅，大火改为小火，煮 30 分钟左右，加入麦芽。

④再煮 15 分钟，即可加入冰糖，此时汤汁有明显的酸味，冰糖可根据个人口味添加。

功效：

本品具有益气健脾、收敛止泻的功效，适合脾胃气虚型的慢性肠炎患者。

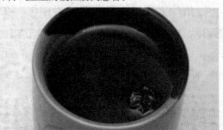

(65) 流行性腮腺炎

　　流行性腮腺炎简称流腮，是春季常见，也是儿童和青少年中常见的呼吸道传染病。它是由腮腺炎病毒侵犯腮腺引起的急性呼吸道传染病，并可侵犯各种腺组织或神经系统及肝、肾、心脏、关节等器官，病人是传染源，飞沫的吸入是主要传播途径，接触病人后 2 ~ 3 周发病。腮腺炎主要表现为一侧或两侧耳垂下肿大，肿大的腮腺常呈半球形，以耳垂为中心边缘不清，表面发热有角痛，张口或咀嚼时局部感到疼痛。

● 诊断

　　1. 潜伏期：患儿有 8 ~ 30 天的潜伏期。起病大多较急，有发热、畏寒、头痛、咽痛、食欲不佳、恶心、呕吐、全身疼痛等症状。发病数小时后，腮腺便肿痛，并逐渐明显，体温可达 39℃以上。

　　2. 此病最大的特征是腮腺肿胀：一般以耳垂为中心，向前、后、下发展，状如梨形，边缘不清；局部皮肤紧张，发亮但不发红，触之坚韧有弹性，有轻触痛；言语、咀嚼时刺激唾液分泌，导致疼痛加剧；症状严重者，腮腺周围组织高度水肿，使容貌变形，并可出现吞咽困难。腮腺肿胀大多于 1 ~ 3 天到达高峰，持续 4 ~ 5 天逐渐消退而恢复正常，全程 10 ~ 14 天。

● 选穴及治疗方法

单纯火罐法

　　所选穴位：患病部位。

　　治疗方法：先在患病部位上涂抹凡士林，然后视患病部位大小选取大小适宜的火罐，然后用闪火法将火罐吸拔在患病部位上，留罐 5 ~ 10 分钟。每日 1 次。

刺络罐法

　　所选穴位：大椎、肺俞、肝俞、身柱、心俞、脾俞。

　　治疗方法：让患儿取适当体位，在对穴位皮肤进行常规消毒后，用三棱针点刺穴位，随后用闪火法将罐吸拔在点刺的穴位上，留罐 5 ~ 10 分钟。每日或者两日治疗 1 次。

拔罐选穴与治疗方法

精确取穴

大椎 位于人体背部，第 7 颈椎棘突下凹陷中。

肺俞 位于人体背部，当第 3 胸椎棘突下，旁开 1.5 寸处。

心俞 位于人体背部，当第 5 胸椎棘突下，左右旁开二指宽处，或左右约 1.5 寸处。

身柱 位于人体背部，第 3 胸椎棘突下凹陷中。

肝俞 位于人体背部，当第 9 胸椎棘突下，旁开 1.5 寸处。

脾俞 位于人体背部，当第 11 胸椎棘突下，旁开 1.5 寸处。

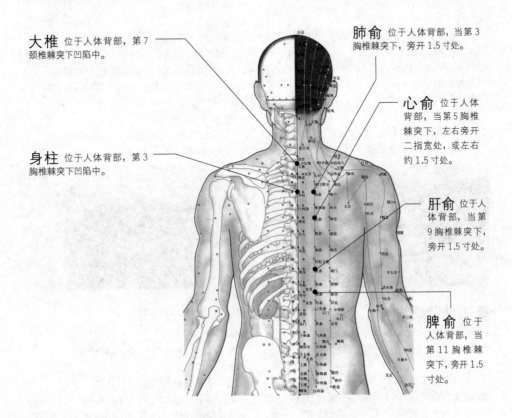

选穴及操作步骤

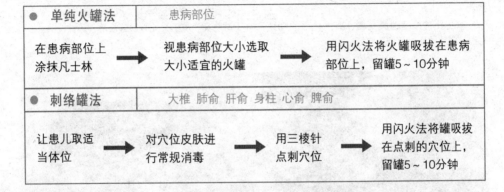

● 单纯火罐法	患病部位	
在患病部位上涂抹凡士林 →	视患病部位大小选取大小适宜的火罐 →	用闪火法将火罐吸拔在患病部位上，留罐 5~10 分钟

● 刺络罐法	大椎 肺俞 肝俞 身柱 心俞 脾俞		
让患儿取适当体位 →	对穴位皮肤进行常规消毒 →	用三棱针点刺穴位 →	用闪火法将罐吸拔在点刺的穴位上，留罐 5~10 分钟

65

流行性腮腺炎的对症药膳

● 黄连冬瓜鱼片汤

材料：
鲷鱼 100 克，冬瓜 150 克，黄连 8 克，大青叶 10 克，嫩姜丝 10 克，食盐 2 小匙

做法：
①鲷鱼洗净，切片；冬瓜去皮洗净，切片；黄连、大青叶放入棉布袋。
②鲷鱼、冬瓜和棉布袋放入锅中，加入清水，以中火煮至熟。
③取出棉布袋，加入姜丝、食盐，关火即可食用。

功效：
　　本品具有发散风热、泻火排毒、消肿止痛的功效，适合急性腮腺炎患者食用。

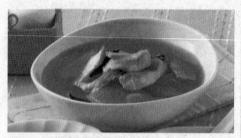

● 丹参黄芪饮

材料：
丹参 10 克，黄芪 15 克，白糖适量

做法：
①将丹参、黄芪洗净。
②将丹参、黄芪浸泡，切薄片，一同放入锅内，加入水，置大火上烧沸，再用小火煮 25 分钟，关火，去渣取汁。
③最后加入白糖调味即可。

功效：
　　本品具有抑制腮腺病毒、凉血化淤的功效，可缓解腮腺肿胀、疼痛的症状。

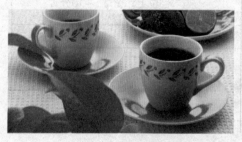

● 板蓝根排毒茶

材料：
板蓝根、甘草各 5 克，小麦牧草粉 2 克，柠檬汁 5 毫升，蜂蜜适量

做法：
①板蓝根、甘草洗净，沥干水，备用。
②砂锅洗净，加入适量清水，放入板蓝根和甘草，以大火煮沸后转入小火，续煮 30 分钟左右。
③加入小麦牧草粉续煮，去渣取汁待凉，加入柠檬汁、蜂蜜，拌匀即可饮用。

功效：
　　本品清热解毒、消炎止痛，适合流行性腮腺炎、流感及流脑患者食用。

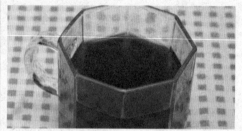

● 金银板蓝根饮

材料：
金银花 6 克，板蓝根 10 克，白糖适量

做法：
①将金银花、板蓝根洗净。
②将金银花、板蓝根一同放入锅内，加入水，置大火上烧沸，再用小火煮 25 分钟，关火，去渣取汁。
③最后加入白糖调味即可。

功效：
　　此品具有清热解毒、消炎止痛的功效，适用于腮腺炎、流感、流脑、痢疾等传染性疾病。

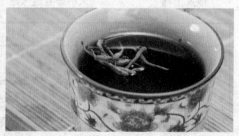

● 绿豆黄豆饮

材料：
蒲公英15克，绿豆、黄豆各50克，白糖适量

做法：
①蒲公英洗净，备用。
②绿豆、黄豆洗净备用。
③将绿豆、黄豆、蒲公英放入榨汁机打成汁即可。

功效：
　　本品具有清热解毒、散结消肿的功效，对流行性腮腺炎以及化脓性腮腺炎均有疗效。

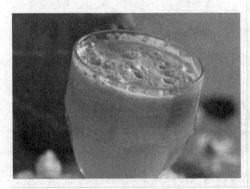

● 马齿苋薏苡仁橘皮粥

材料：
新鲜马齿苋15克，薏苡仁20克，橘皮8克，粳米50克

做法：
①粳米、薏苡仁均泡发洗净；橘皮洗净，切丝；马齿苋洗净，切丝。
②锅置火上，倒入清水，放入粳米、薏苡仁，以大火煮开。
③加入橘皮、马齿苋煮至浓稠状，调入食盐拌匀即可。

功效：
　　此粥能清热解毒、消肿排脓的功效，适合肠胃湿热以及湿毒内蕴的腮腺炎患者食用。

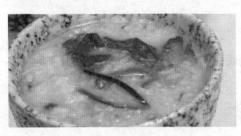

● 清热苦瓜汤

材料：
苦瓜300克，食盐适量

做法：
①苦瓜洗净，去籽。
②净锅上火，加入适量水。
③放入苦瓜煮成汤，再调入食盐即可。

功效：
　　本品具有清热泻火、凉血解毒的功效，适合热毒内蕴型的腮腺炎患儿食用。

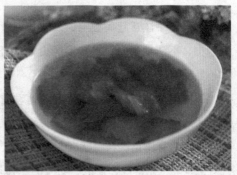

● 苦瓜酿三丝

材料：
猪肉50克，笋80克，香菇10克，苦瓜1条，香油、葱、食盐、味精、白糖、湿淀粉各适量

做法：
①猪肉、笋、香菇洗净切成丝，入锅中爆香后，加入水、食盐、白糖烧至酥烂备用。
②苦瓜洗净切筒，余水；葱洗净切段，与三丝混合塞入苦瓜中。
③将材料并排放盘中，放进微波炉中用高火蒸约3分钟后取出；锅烧热，放入香油及适量的水、食盐、味精，调入湿淀粉勾芡，淋在苦瓜上即可。

功效：
　　本品具有清热、泻火、解毒的功效，适合热毒型的腮腺炎患儿食用。

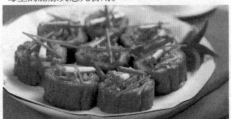

66 小儿高热

　　小儿高热，是指患儿体温超过 39℃。发热是多种疾病的常见症状。小儿正常体温一般以肛温 36.5 ~ 37.5℃，腋温 36 ~ 37℃为正常标准。若腋温超过 37.4℃，且一日间体温波动超过 1℃以上，可认为发热。低热，指腋温为 37.5 ~ 38℃；中度热为 38.1 ~ 39℃；高热为 39.1 ~ 40℃；超高热则为 41℃以上。发热时间超过两周为长期发热。

● 诊断

　　1. 病史：注意起病缓急、发热日期、时间，有何伴随症状，有无受凉或传染病接触史、不洁饮食史、禽畜接触史，是否曾行预防接种，有无气温过高或多汗、饮水不足的情况。

　　2. 体检：注意有无前囟隆起、搏动有力、皮肤黄染、皮疹或出血点、浅表淋巴结肿大、肝脾肿大、颈项强直及神经系统异常体征，详查心肺及腹部情况，长期发热者还应注意体重、精神状况与出汗情况。

　　3. 检验：血常规，血沉，必要时送血培养、血涂片找异常血细胞或疟原虫。尿、便常规及培养病原菌、咽分泌物培养。疑有脑膜炎者、腰椎穿刺取脑脊液检查。必要时取血、尿、便或局部分泌物做病毒分离。

　　4. 胸部 X 线检查：必要时做超声波检查。

● 选穴及治疗方法

刺络罐法

　　所选穴位：大椎、曲池。

　　治疗方法：让患儿取适当体位，在对穴位皮肤进行常规消毒后，用三棱针点刺穴位并使之出血，然后以闪火法将罐吸拔在穴位上，留罐 5 分钟。

●注意事项

　　患儿在患病期间应多喝水，保持大便通畅，与此同时，还要积极治疗引起发热的原因。

拔罐选穴与治疗方法

精确取穴

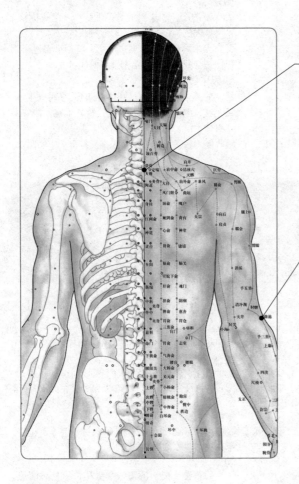

大椎 位于人体背部，第7颈椎棘突下凹陷中。

曲池 屈肘成直角，在肘横纹外侧端与肱骨外上髁连线中点。完全屈肘时，当肘横纹外侧端处。

选穴及操作步骤

● 刺络罐法	大椎　曲池		
让患儿取适当体位	对穴位皮肤进行常规消毒	用三棱针点刺穴位并使之出血	用闪火法将罐吸拔在穴位上，留罐5分钟

66

小儿高热的对症药膳

● 牡蛎萝卜营养饭

材料：

米饭 50 克，牡蛎、白萝卜各 20 克，胡萝卜、豆芽各 10 克，海苔粉 7.5 克，柠檬汁 5 毫升，香油 2.5 毫升，葱花、芝麻食盐各适量，水 3 大杯

做法：

①将牡蛎放进食盐水里洗净，沥干，切片；白萝卜、胡萝卜去皮，洗净，切丝；豆芽余烫后切段。

②白萝卜、胡萝卜用香油煸炒，加水、牡蛎、豆芽、葱花，加米饭拌匀，撒上柠檬汁、芝麻食盐、海苔粉等。

功效：

用各种材料制作的牡蛎萝卜营养饭，味道鲜美，营养丰富，能改善宝宝因发热引起的食欲不振，还能补充宝宝身体所需的多种营养。

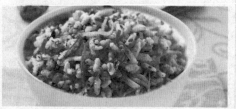

● 蔬菜豆腐

材料：

豆腐 60 克，胡萝卜、洋葱、白菜各 10 克，水淀粉 1 大匙，高汤 1/4 杯

做法：

①豆腐洗净，用热水余烫一下，切成片；胡萝卜去皮洗净，切成细丝；洋葱洗净，剁碎；白菜洗净，余烫一下，剁碎。

②起油锅，煸炒豆腐、胡萝卜、洋葱、白菜，再倒进高汤，最后用水淀粉勾芡即可。

功效：

发热会使宝宝没有胃口，消化功能也会下降。这时候给宝宝吃豆腐最合适不过了，豆腐柔软可口，营养丰富，对宝宝的牙齿、骨骼的生长发育极为有益，而且口感柔软，易被人体消化吸收。

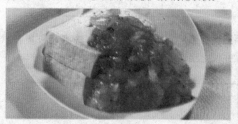

● 哈密瓜南瓜稀粥

材料：

大米 15 克，哈密瓜 10 克，南瓜 5 克

做法：

①大米洗净，加水浸泡；南瓜洗净，磨成糊状；哈密瓜去皮、籽，洗净，磨成糊状。

②将大米磨碎，加水熬煮成粥，将南瓜倒进米粥里煮一会儿，再放进哈密瓜煮沸即可。

功效：

此粥中富含淀粉、蛋白质、脂肪、多种维生素、钙、铁、磷等多种营养物质，营养丰富，能够滋补身体，增长力气。发热的宝宝身体虚弱，消化、吸收能力较差，口感绵软的粥最符合宝宝的需求。

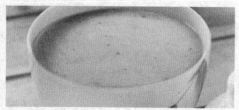

● 银花白菊饮

材料：

金银花、白菊花各 6 克、冰糖适量

做法：

①金银花、白菊花分别洗净、沥干水分，备用。

②将砂锅洗净，倒入清水 500 毫升。用大火煮开，倒入金银花和白菊花，再次煮开后，转为小火，慢慢熬煮。

③待花香四溢时，加入冰糖，待冰糖完全溶化后，搅拌均匀即可饮用。

功效：

菊花善于清热解毒；金银花善于祛风解热。两味煎茶合用，能更好地发挥其消炎解毒的作用，适用于发热头痛、风热感冒、咽喉肿痛等症。

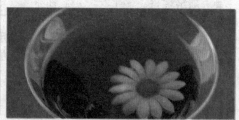

● 蒲公英银花茶

材料：

蒲公英6克、金银花6克，白糖适量

做法：

①将蒲公英、金银花冲净、沥干，备用。

②砂锅洗净，倒入清水至盖满材料，以大煮开转小火慢煮20分钟。

③在熬煮的过程中，需定时搅拌，以免粘锅。最后，起锅前，加入少量白糖，拌匀，取汁当茶饮。

功效：

　　本药膳具有清热解毒、消暑利咽的功效。蒲公英是较常用的药材，具有清热解毒、消肿散结等功效；金银花功善清热解毒、疏风散热，二者合用可治疗发热头昏、咽喉肿痛等症。

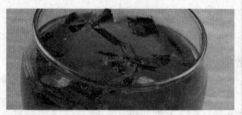

● 蜂蜜桂花糕

材料：

白糖100克，牛奶200毫升，桂花蜂蜜两茶匙，琼脂4茶匙，蜜糖适量

做法：

①将琼脂放入水中，用小火煮溶化，再加入白糖，煮至白糖完全溶解，再倒入牛奶拌匀。

②琼脂未完全冷却前加入桂花蜂蜜拌匀，冷却，加入少数蜜糖即可。

功效：

　　牛奶、桂花蜂蜜和琼脂都具有清热、泻火和安神的作用，可除烦祛躁，稳定情绪，对于小儿高热烦躁有一定的食疗作用。

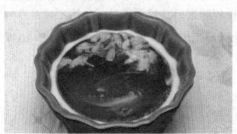

● 紫苏叶卷蒜瓣

材料：

紫苏叶150克，蒜瓣200克，食盐2克，味精2克，酱油5毫升，白糖3克，香油3毫升

做法：

①紫苏叶、蒜瓣用凉开水冲洗后，沥干水分；将一半食盐和白糖加水制成糖盐水。

②将紫苏叶、蒜瓣在糖食盐水中泡30分钟，中途换3次水，取出沥干水分。将食盐、味精、生抽、白糖、香油搅拌均匀。

③把蒜瓣一个一个地卷在紫苏叶中，食用时蘸调匀的调味料。

功效：

　　紫苏叶发散风寒、发汗固表，大蒜可解毒杀菌、抵抗病毒，两者同食，对于小儿外感风寒所致的高热病症有一定的辅助治疗作用。

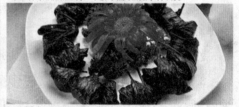

● 猕猴桃薄荷汁

材料：

猕猴桃1个，苹果1个，薄荷叶适量

做法：

①猕猴桃洗净，削皮，切成四块；苹果削皮，去核，切块。

②将薄荷叶洗净，放入榨汁机中搅碎，再加入猕猴桃、苹果块，搅打成汁即可。

功效：

　　薄荷能清利头目，猕猴桃能消积化食。本品对于小儿高热所致的食欲不振、头晕、头痛等症具有很好的缓解作用。

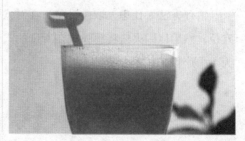

小儿肺炎

支气管肺炎大多是由于感染肺炎杆菌、肺炎双球菌、流感杆菌、葡萄球菌、链球菌等，也有少数是感染病毒所致。近年来发现不少由腺病毒引起的肺炎，这种肺炎病历时比较长，而且比较顽固，用各种抗生素均无效。支气管肺炎为婴幼儿时期的主要常见病之一，一年四季均可发生，以冬春两季或气候骤变时为主，严重影响婴幼儿的健康，甚至危及生命。它还可以继发于麻疹、百日咳等传染病等。

● 诊断

1. 症状：患者身体发热（体温一般在 38 ~ 40℃，弛张热或不规则发热），但新生儿与极度虚弱的小儿患肺炎时，也有不发热现象，甚至会出现体温低于正常现象。通常症状为咳嗽、气急、鼻翼扇动、精神烦躁不安，严重时可见紫绀。同时胃口不好，或伴有呕吐、腹泻。

2. X 光透视：X 光透视时可见肺纹理增多，有小斑状或小片状阴影。

3. 肺部体征：多数病人患病初期只听到少许散在的干湿啰音，大多出现于左右两侧、后背下方近脊柱处，以后湿啰音逐渐增多，变成密集而细小的湿啰音与捻发音。病情好转后，细湿啰音逐渐变松变粗。

● 选穴及治疗方法

单纯火罐法

所选穴位：大椎、风门、肺俞。

治疗方法：让患儿取俯卧位，在穴位皮肤周围涂上些许油膏后，用闪火法将罐扣在穴位上，并留罐 10 分钟左右。每日或者两日 1 次，10 次为 1 个疗程。

刺络罐法

所选穴位：大椎、风门、肺俞、曲池、尺泽。

治疗方法：让患儿取俯卧位，在对穴位皮肤进行常规消毒后，先用三棱针点刺穴位，然后以闪火法将罐吸拔在所选的穴位上，留罐 3 ~ 5 分钟。每日 1 次，10 次为 1 个疗程。

拔罐选穴与治疗方法

精确取穴

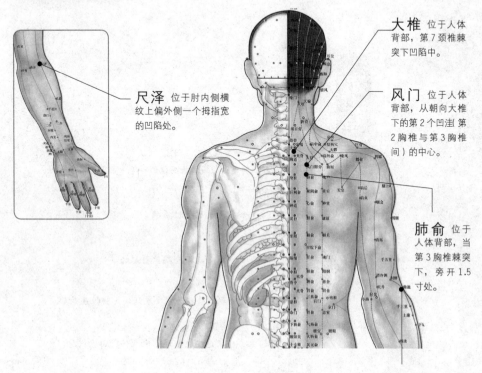

尺泽 位于肘内侧横纹上偏外侧一个拇指宽的凹陷处。

大椎 位于人体背部，第7颈椎棘突下凹陷中。

风门 位于人体背部，从朝向大椎下的第2个凹洼（第2胸椎与第3胸椎间）的中心。

肺俞 位于人体背部，当第3胸椎棘突下，旁开1.5寸处。

曲池 屈肘成直角，在肘横纹外侧端与肱骨外上髁连线中点。完全屈肘时，当肘横纹外侧端处。

选穴及操作步骤

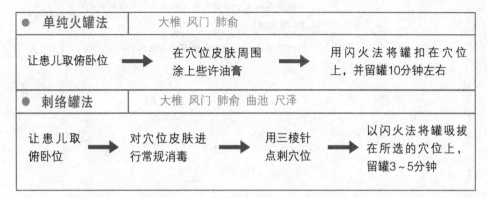

● 单纯火罐法	大椎 风门 肺俞	
让患儿取俯卧位 →	在穴位皮肤周围涂上些许油膏 →	用闪火法将罐扣在穴位上，并留罐10分钟左右

● 刺络罐法	大椎 风门 肺俞 曲池 尺泽		
让患儿取俯卧位 →	对穴位皮肤进行常规消毒 →	用三棱针点刺穴位 →	以闪火法将罐吸拔在所选的穴位上，留罐3~5分钟

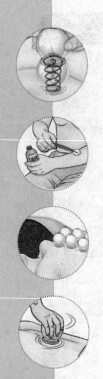

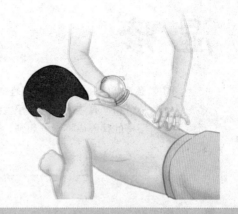

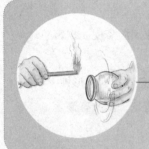

第九章
皮肤科疾病拔罐疗法

　　本章介绍了湿疹、荨麻疹、带状疱疹、神经性皮炎、银屑病、白癜风、皮肤瘙痒症、玫瑰糠疹等共八种在生活中发病率比较高的、比较典型的皮肤科疾病的拔罐疗法。每小节的结构是先对某种疾病作一简介，然后再阐述治疗该种疾病所应选取的穴位和具体的拔罐操作步骤。

(68) 湿 疹

湿疹是最常见的一种急性或慢性的炎症性皮肤病，主要表现为剧烈瘙痒、皮损多形性、对称分布、有渗出倾向、慢性病程、易反复发作等，任何年龄、任何部位都可能发生。湿疹的病因尚不十分清楚，一般认为与过敏或神经功能障碍等多种内外因素有关。

● 诊断

1. 湿疹一般演变过程如下：各个阶段的损害可同时存在，构成了湿疹皮肤损害多形性的特点。

2. 根据病程及皮肤损害的不同，湿疹可分为急性和慢性两种。急性损害多形性，有复发和发展成慢性的倾向；慢性湿疹损害常为局限性，边缘较清楚，皮肤有显著浸润和变厚。

3. 阵发性剧痒，洗澡、饮酒、被窝过暖及精神紧张后瘙痒更严重。有时影响睡眠。

● 选穴及治疗方法

刺络罐法①

所选穴位：大椎、曲池、三阴交、阿是穴。

治疗方法：在消毒穴位皮肤后，要先用 1.5 寸毫针迅速刺入相应穴中。对于大椎穴要给予中强刺激；而对于曲池和三阴交穴则要给予强刺激，并且针感要向四周扩散。阿是穴在常规消毒后，用皮肤针叩刺并使病变部位出血，然后再用闪火法将火罐吸拔在叩刺部位，留罐 15 分钟。依此法每周治疗 2 ~ 3 次。

刺络罐法②

所选穴位：肺俞、委阳。

治疗方法：让患者取俯卧位，露出后背和双腿。消毒穴位皮肤后，用三棱针快速点刺肺俞穴并用手指挤压针眼使之出血，随后将罐吸拔在穴位上。背部做完后，再依照此法将罐吸拔在腿部委阳穴上，留罐 10 ~ 15 分钟。隔日一次，3 次为 1 个疗程。

拔罐选穴与治疗方法

精确取穴

大椎 位于人体背部，第 7 颈椎棘突下凹陷中。

肺俞 第 3 胸椎棘突旁开 1.5 寸。

曲池 屈肘成直角，在肘横纹外侧端与肱骨外上髁连线中点处。

委阳 在腘横纹外侧端，当股二头肌肌腱的内侧。

三阴交 小腿内侧，足内踝尖上 3 寸，胫骨内侧缘后方。

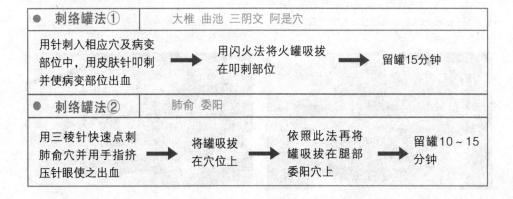

选穴及操作步骤

● 刺络罐法①	大椎 曲池 三阴交 阿是穴		
用针刺入相应穴及病变部位中，用皮肤针叩刺并使病变部位出血 ➡	用闪火法将火罐吸拔在叩刺部位 ➡	留罐15分钟	
● 刺络罐法②	肺俞 委阳		
用三棱针快速点刺肺俞穴并用手指挤压针眼使之出血 ➡	将罐吸拔在穴位上 ➡	依照此法再将罐吸拔在腿部委阳穴上 ➡	留罐10～15分钟

68

湿疹的对症药膳

● 枳实薏苡仁冬瓜粥

材料：
薏苡仁、枳实各50克，猪瘦肉、冬瓜各适量，食盐2克，绍兴黄酒5毫升，葱8克

做法：
①薏苡仁泡发洗净；枳实洗净；冬瓜去皮，洗净，切丁；猪瘦肉洗净，切丝；葱洗净，切花。
②锅置火上，倒入清水，放入薏苡仁，以大火煮至米粒开花。
③再加入冬瓜煮至浓稠状，下入猪肉丝、枳实煮熟，调入食盐、绍兴黄酒，撒上葱花即可。

功效：
此粥可清热燥湿、消炎杀菌，适合湿热型湿疹、荨麻疹的患者食用。

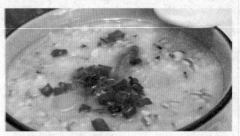

● 菊花土茯苓汤

材料：
野菊花、土茯苓各30克，冰糖10克

做法：
①将野菊花去杂洗净；土茯苓洗净，切成薄片备用。
②砂锅内加适量水，放入土茯苓片，大火烧沸后改用小火煮10~15分钟。
③加入冰糖、野菊花，再煮3分钟，去渣即成。

功效：
本品具有清热解毒、利湿止痒的功效，对湿热型湿疹、荨麻疹以及皮肤瘙痒等症均有疗效。

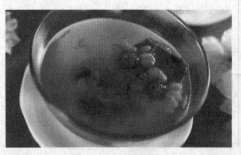

● 马蹄煲乳鸽

材料：
马蹄200克，桂圆肉150克，乳鸽1只，红枣10克，白芷20克，生姜10克，鸡精、胡椒粉、香油、食盐、高汤各适量

做法：
①马蹄、红枣、白芷、桂圆肉洗净；乳鸽去毛及内脏洗净；生姜切片。
②锅上火，加水煮沸，放进乳鸽氽烫去血水。
③将所有材料放入锅中，加水小火煲2个小时至乳鸽熟烂即可。

功效：
本品清热祛风、利尿排毒的功效，适合风热型湿疹和荨麻疹患者食用。

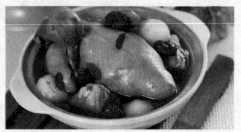

● 芦荟炒苦瓜

材料：
芦荟350克，苦瓜200克，食盐、味精、香油各适量

做法：
①芦荟去皮，洗净切成条；苦瓜去瓤，洗净，切成条，做焯水处理。
②炒锅加油烧热，放苦瓜条煸炒，再加入芦荟条、食盐、味精一起翻炒，炒至断生即可。

功效：
本品具有清热解毒、利湿止痒的功效，适合湿毒内蕴型湿疹患者食用。

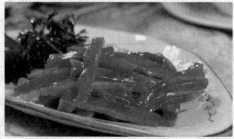

● 归芪防风瘦肉汤

材料：

当归、黄芪各20克，防风10克，猪瘦肉60克，食盐适量

做法：

①将当归、黄芪、防风洗净；猪瘦肉洗净，切块。

②将当归、黄芪、防风与猪瘦肉一起炖熟。

③最后加食盐调味即可。

功效：

本品具有补气活血、祛风透疹的功效，适合体质虚弱、反复发作的湿疹患者食用。

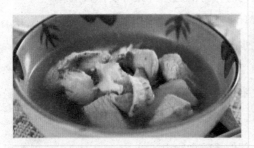

● 土茯苓绿豆老鸭汤

材料：

土茯苓50克，绿豆200克，陈皮3克，老鸭500克，食盐少许

做法：

①先将老鸭洗净，斩件，备用。

②土茯苓、绿豆和陈皮用清水浸透，洗干净，备用。

③瓦煲内加入适量清水，先用大火烧开，然后放入土茯苓、绿豆、陈皮和老鸭，待水再开，改用小火继续煲3个小时左右，以少许食盐调味即可。

功效：

绿豆可清热解毒，土茯苓可解毒除湿，老鸭可清热毒、利小便。三者合用，对湿疹患者有较好的疗效。

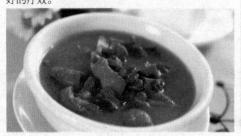

● 白芷防风青菜粥

材料：

白芷、防风各10克，青菜少许，大米100克，食盐2克

做法：

①将大米泡发，洗净；白芷、防风洗净，用温水稍微泡至回软后，捞出沥干水分。

②锅置火上，倒入清水，放入大米，以大火煮至米粒绽开。

③加入白芷、防风同煮至浓稠状，再下入青菜稍煮5分钟，调入食盐拌匀入味即可。

功效：

此粥能祛风解表、祛湿止痒的功效，适合脾虚湿盛型湿疹患者食用。

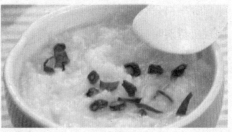

● 芥蓝黑木耳

材料：

芥蓝200克，水发黑木耳80克，红椒5克，食盐3克，味精2克，醋8毫升

做法：

①芥蓝去皮，洗净，切成小片，入水中焯一下；红椒洗净，切成小片。

②水发黑木耳洗净，摘去蒂，晾干，撕小片，入开水中烫熟。

③将芥蓝、黑木耳、红椒装盘，淋上食盐、味精、醋，搅拌均匀即可。

功效：

本品具有解毒祛风、滋阴润燥的功效，适合血虚风燥型湿疹患者食用。

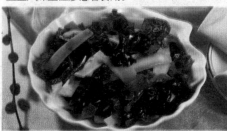

荨麻疹

荨麻疹俗称风疹块，是一种常见的过敏性疾病。临床主要表现为皮肤突然出现成块成团的风团，异常瘙痒。如发于咽喉，可致呼吸困难；发于肠胃可致恶心、呕吐、腹痛等症状。根据临床诊断要点可分为寻常荨麻疹、寒冷性荨麻疹、日光性荨麻疹等。现代医学认为进食虾、蛋、奶，接触荨麻，吸入花粉、灰尘，虫蚊叮咬以及寒冷刺激、药物过敏等都可引起荨麻疹的发生。

● 诊断

1. 起病快，瘙痒明显，发作后短时间内可自行消退。一天可发作数次。

2. 皮损只表现为大小、形态不一的风团。若发生在睑、口唇等组织松弛部位并表现出特别明显的水肿，此为血管神经性水肿。

3. 内脏可发生水肿，同时有胸闷、气急、腹痛、腹泻的表现，有时腹痛剧烈可误诊为急性腹痛。喉头水肿还可能会发生窒息。

4. 如皮损广泛，颜色特别红，全身症状（发热等）明显者，则可能是药物过敏引起，应详细询问病人在发作前有无服用药物及其他特殊食物史。

● 选穴及治疗方法

单纯火罐法

所选穴位：神阙。

治疗方法：患者取仰卧位，暴露脐部，采用闪火法将罐吸拔在穴位上，留罐 5 ~ 10 分钟。起罐后再拔，连续 3 次为 1 次治疗，以局部皮肤有明显淤血为佳。每日 1 次，3 次为 1 个疗程，疗程间隔为 3 ~ 5 日。

若属于虚寒体质或遇冷、冬季发作者，可于每次拔罐前用艾条温和灸神阙 10 ~ 15 分钟。

刺络罐法

所选穴位：委中。

治疗方法：让患者取俯卧位，消毒穴位皮肤后，用三棱针快速点刺穴位，使之微出血，然后用闪火法将玻璃罐吸拔在穴位上，留罐 5 ~ 10 分钟，出血量约 10 毫升，起罐后用干棉球擦净血迹。每日一次，一般 2 ~ 3 即可治愈。

拔罐选穴与治疗方法

精确取穴

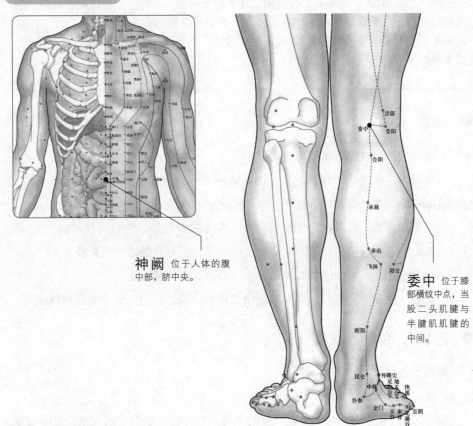

神阙 位于人体的腹中部，脐中央。

委中 位于膝部横纹中点，当股二头肌腱与半腱肌肌腱的中间。

选穴及操作步骤

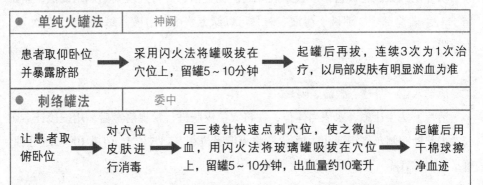

● 单纯火罐法	神阙	
患者取仰卧位并暴露脐部 →	采用闪火法将罐吸拔在穴位上，留罐5～10分钟 →	起罐后再拔，连续3次为1次治疗，以局部皮肤有明显淤血为准

● 刺络罐法	委中		
让患者取俯卧位 →	对穴位皮肤进行消毒 →	用三棱针快速点刺穴位，使之微出血，用闪火法将玻璃罐吸拔在穴位上，留罐5～10分钟，出血量约10毫升 →	起罐后用干棉球擦净血迹

69

(70) 带状疱疹

带状疱疹是由水痘带状疱疹病毒引起的急性炎症性皮肤病，在中医上被称为"蛇丹"或"缠腰火丹"。主要表现为簇集性水疱，沿一侧周围神经作群集带状分布，伴有明显神经痛。初次感染表现为水痘，以后病毒可长期潜伏在脊髓后根神经节，免疫功能减弱可诱发水痘带状疱疹病毒再度活动，生长繁殖，沿周围神经波及皮肤，发生带状疱疹。

● 诊断

1. 发病突然，或先有痛感再有皮损。

2. 皮损为成簇之小米到绿豆大小的丘疹或水疱。疱壁紧张，内容较清，亦可为血疱或脓疱。几簇水疱呈带状排列，簇与簇之间的皮肤正常。

3. 均为单侧性，并与神经的走向一致。常见的发病部位为肋间神经、三叉神经分布的部位。若损害侵犯三叉神经第一支的，还会影响到眼结膜或角膜。

4. 自觉痛或痒。痛的性质如神经痛，年龄越大痛势越明显。

5. 病程一般在2周左右，但少数病例在皮损消退后神经痛的症状还延续很久。

● 选穴及治疗方法

刺络密排罐法

所选穴位：大椎、灵台、病灶处。

治疗方法：让患者取适当体位，常规消毒病灶部位皮肤后，用皮肤针重叩出血，随后快速用闪火法将罐密排吸拔于病灶处。在大椎、灵台穴位采用刺络罐法，留罐15分钟。若局部疱疹溃破、渗液多时，可以涂上些甲紫溶液。每日1次，7次为1个疗程。

刺络罐法

所选穴位：身柱、脾俞、阿是穴。

治疗方法：让患者取适当体位，在将穴位皮肤进行常规消毒后，用三棱针点刺或者皮肤针叩刺穴位，随后再用闪火法将火罐吸拔在点刺穴位上，留罐10～15分钟。每日1次或者隔日1次均可。

拔罐选穴与治疗方法

精确取穴

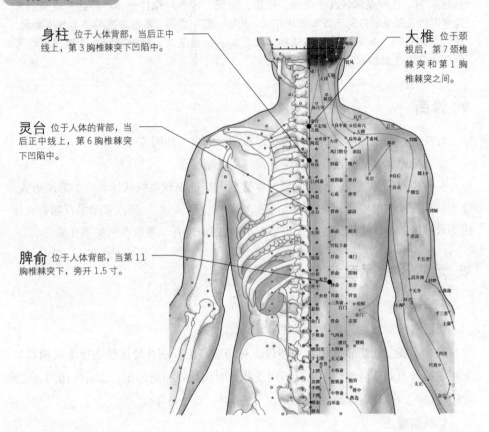

身柱 位于人体背部，当后正中线上，第3胸椎棘突下凹陷中。

大椎 位于颈根后，第7颈椎棘突和第1胸椎棘突之间。

灵台 位于人体的背部，当后正中线上，第6胸椎棘突下凹陷中。

脾俞 位于人体背部，当第11胸椎棘突下，旁开1.5寸。

选穴及操作步骤

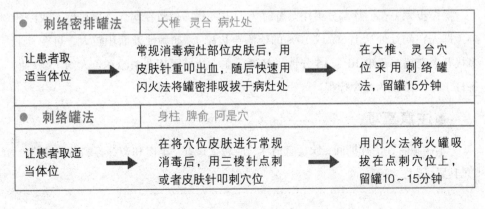

● 刺络密排罐法	大椎 灵台 病灶处	
让患者取适当体位 ➡	常规消毒病灶部位皮肤后，用皮肤针重叩出血，随后快速用闪火法将罐密排吸拔于病灶处 ➡	在大椎、灵台穴位采用刺络罐法，留罐15分钟
● 刺络罐法	身柱 脾俞 阿是穴	
让患者取适当体位 ➡	在将穴位皮肤进行常规消毒后，用三棱针点刺或者皮肤针叩刺穴位 ➡	用闪火法将火罐吸拔在点刺穴位上，留罐10～15分钟

神经性皮炎

神经性皮炎，又称慢性单纯性苔藓，是一种慢性的以剧烈瘙痒为主要表现的皮肤性疾病。这种疾病好发于颈部、四肢、腰骶，常为对称性分布。神经性皮炎为常见多发性皮肤病，多见于青年和成年人，儿童一般不发病，夏季多发或季节性不明显。现代医学认为，本病的发生与精神因素有关，情绪波动、精神紧张、劳累过度均可促使本病发生或加剧。

● 诊断

1. 皮疹好发于颈部、四肢伸侧及腰骶部、腘窝、外阴等部位。

2. 自觉剧痒，病程慢性，可反复发作或迁延不愈。

3. 常先有局部瘙痒，经反复搔抓摩擦后，局部出现粟粒状绿豆大小的圆形或多角形扁平丘疹，呈皮色、淡红或淡褐色，稍有光泽，以后皮疹数量增多且融合成片，成为典型的苔藓样皮损，皮损大小形态不一，四周可有少量散在的扁平丘疹。

● 选穴及治疗方法

刺络罐法

所选穴位：大椎、身柱、肺俞和病灶处。

操作步骤：让患者采用适当体位，对相应穴位及病灶处皮肤进行常规消毒后，先用三棱针点刺相应穴位，随后再用皮肤针对病灶处叩刺出血，最后再用闪火法将火罐吸拔在穴位及病灶处，留罐 10 ~ 15 分钟。每 2 日 1 次。

综合药罐法

所选穴位：病灶部位。

操作步骤：在病灶部分可用敷蒜罐（即先将蒜捣烂敷在病灶处再拔罐）或涂药罐（即先在病灶处涂上 5% 或 10% 的碘酒再拔罐），如病灶处面积较大，可在其上多拔几个药罐，留罐 10 ~ 15 分钟。起罐后在病灶处再用艾条温和灸大约 15 分钟。每日 1 次，10 次为 1 个疗程。

> ### ●注意事项
>
> 本病患者在治疗期间，饮食宜清淡，应忌食鱼虾、羊肉和辛辣等刺激性食物，尤其要忌烟、酒等。

拔罐选穴与治疗方法

精确取穴

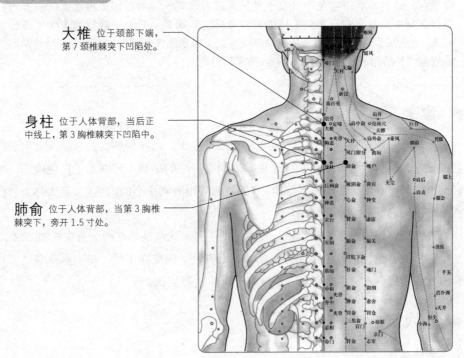

大椎 位于颈部下端，第 7 颈椎棘突下凹陷处。

身柱 位于人体背部，当后正中线上，第 3 胸椎棘突下凹陷中。

肺俞 位于人体背部，当第 3 胸椎棘突下，旁开 1.5 寸处。

选穴及操作步骤

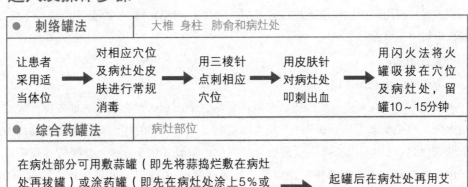

● 刺络罐法	大椎 身柱 肺俞和病灶处

| 让患者采用适当体位 | → | 对相应穴位及病灶处皮肤进行常规消毒 | → | 用三棱针点刺相应穴位 | → | 用皮肤针对病灶处叩刺出血 | → | 用闪火法将火罐吸拔在穴位及病灶处，留罐10～15分钟 |

● 综合药罐法	病灶部位

在病灶部分可用敷蒜罐（即先将蒜捣烂敷在病灶处再拔罐）或涂药罐（即先在病灶处涂上5％或10％的碘酒再拔罐），如病灶处面积较大，可在其上多拔几个药罐，留罐10～15分钟 → 起罐后在病灶处再用艾条温和灸大约15分钟

(71)

银屑病

银屑病中医又名"白疕"，是一种以皮肤出现红斑及伴有白色脱屑为主要症状的皮肤病。这种疾病很常见而且易于复发，目前没有一种可以彻底根治此病的方法。现代医学中，甚至对于本病的病因都没有完全弄清楚，只是一般认为本病与遗传、感染、代谢障碍、内分泌失调和精神障碍有关。按照临床表现，此病可以分为寻常型、脓疱型、关节型、红皮型等，其中以寻常型最为常见。

● 诊断

1. 寻常型银屑病：皮疹一般发生在头皮、躯干、四肢伸侧，是在皮肤上出现红色的丘疹，渐扩大融合成斑片或斑块，表面有较厚的形状不规则的银白色磷屑，轻轻刮掉皮屑可看到薄薄的一层红膜，刮除红膜即可看到小小的出血点，有人称为"血露"，医学上则称之为筛状出血。

2. 红皮型银屑病：是较严重、较少见的一种，此型是指在约全身皮肤的 70% 以上呈弥漫性红色，暗红色浸润性皮损，表面有大量糠皮样皮屑，口咽鼻及眼结膜可充血发红，患者常有发热畏寒、头疼及全身不适等症状。

● 选穴及治疗方法

刺络罐法

所选穴位：①大椎、风门、肝俞；②肺俞、脾俞、身柱、血海。

治疗方法：让患者取俯伏位，常规消毒所选穴位的皮肤后，首先用三棱针点刺穴位，然后再用闪火法将罐吸拔在被点刺的穴位上，留罐 15 ~ 20 分钟。每日 1 次，每次吸拔一组穴位。

火针罐法

所选部位：皮损部位。

治疗方法：在对患病皮肤进行常规消毒后，采用粗火针密刺法。即先将针尖处用火烧至白亮状态，然后每隔 0.5 厘米就直刺 1 针（针刺的深度要穿透皮损部位的皮肤），然后再用闪火法将罐吸拔在针刺部位，留罐 3 ~ 5 分钟。在吸拔过程中可拔出少量血液，但一定要控制出血量，最多不超过 10 毫升。此种治疗方法每隔 3 日 1 次，连续 10 次为 1 个疗程，一般应坚持 3 个疗程。在针刺后 3 日内，着针部位勿要着水。

拔罐选穴与治疗方法

精确取穴

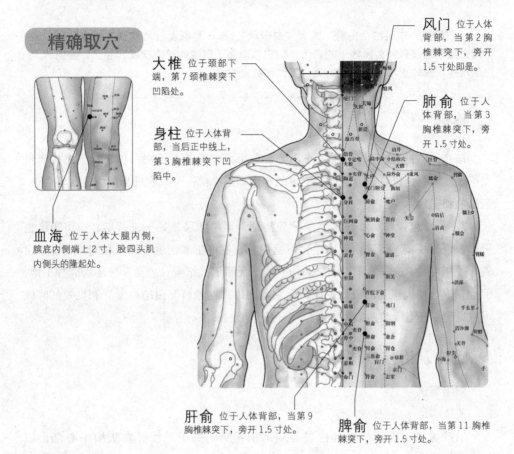

大椎 位于颈部下端，第7颈椎棘突下凹陷处。

身柱 位于人体背部，当后正中线上，第3胸椎棘突下凹陷中。

血海 位于人体大腿内侧，髌底内侧端上2寸，股四头肌内侧头的隆起处。

风门 位于人体背部，当第2胸椎棘突下，旁开1.5寸处即是。

肺俞 位于人体背部，当第3胸椎棘突下，旁开1.5寸处。

肝俞 位于人体背部，当第9胸椎棘突下，旁开1.5寸处。

脾俞 位于人体背部，当第11胸椎棘突下，旁开1.5寸处。

选穴及操作步骤

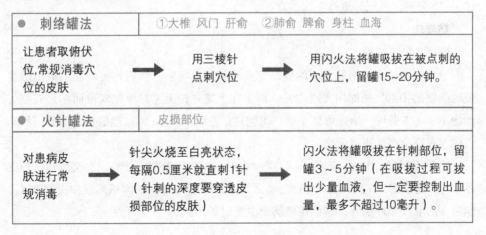

● 刺络罐法	①大椎 风门 肝俞　②肺俞 脾俞 身柱 血海
让患者取俯伏位,常规消毒穴位的皮肤 → 用三棱针点刺穴位 → 用闪火法将罐吸拔在被点刺的穴位上,留罐15~20分钟。	

● 火针罐法	皮损部位
对患病皮肤进行常规消毒 → 针尖火烧至白亮状态,每隔0.5厘米就直刺1针（针刺的深度要穿透皮损部位的皮肤） → 闪火法将罐吸拔在针刺部位,留罐3~5分钟（在吸拔过程可拔出少量血液,但一定要控制出血量,最多不超过10毫升）。	

白癜风

　　白癜风，中医称"白癜"或者"白驳风"，是一种原发性色素脱失性皮肤病。虽然白癜风病没有什么肉体上的痛苦，但它却削弱了患者的健康皮肤和心灵，挫伤了人的精神，影响正常的生活、婚姻、工作和社会交往。

● 诊断

　　1. 人体各处皮肤均出现大小不等、单个或多发的不规则白色斑块。白癜风虽然都表现为白色斑块，但是色素脱失的程度却不一样，可以表现为浅白色、乳白色、云白色和瓷白色。

　　2. 一般来说白斑和正常皮肤分界清楚，但是如果是处于进行期，白斑边缘也可以表现为模糊不清。白斑内毛发可呈白色，也可正常，也可黑白相间，毛发变白者疗效相对要差。一般来说白斑表面光滑，无鳞屑或结痂，感觉和分泌功能都正常。但也有少数病人感觉白斑处发痒，个别是剧痒，这种情况白斑在发展和见效的时候可以见到；还有少数白癜风患者白斑部位分泌的汗液有异味。

● 选穴及治疗方法

刺络罐法

　　所选部位：病损局部。

　　治疗方法：在对病损部位进行局部消毒后，先用三棱针在病损中心部位以梅花状分布进行点刺，然后再用闪火法将火罐吸拔在点刺部位以拔出污血，留罐10～15分钟。可三天进行1次治疗。

药罐法

　　所选穴位：皮损区、孔最、足三里、三阴交。

　　治疗方法：先将指肚大小的脱脂棉浸润到药液罐中，然后再将脱脂棉取出贴在玻璃罐壁的中部，随即用火点燃并立即罩在上述穴位上（是单侧穴位而不是双侧），留罐10～15分钟。治疗每日1次，每侧穴位连续吸拔10次，然后再改取另一侧的穴位，进行交替的拔罐治疗。

　　附药液配方：木香、荆芥、川芎各10克，当归、赤芍、丹参、白蒺藜和牡丹皮各15克，鸡血藤20克，灵磁石30克，将之投入到浓度为95%的酒精溶液中浸泡10日，然后去渣取汁200毫升，储存在玻璃瓶中密封备用。

拔罐选穴与治疗方法

精确取穴

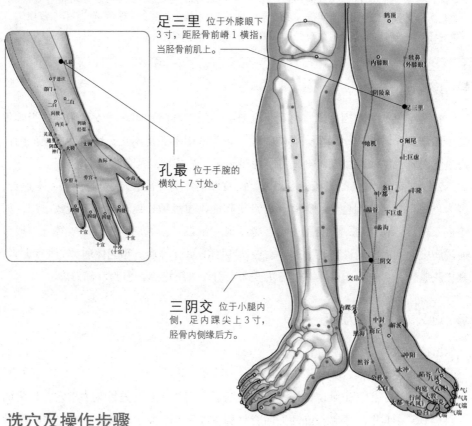

足三里 位于外膝眼下 3 寸，距胫骨前崤 1 横指，当胫骨前肌上。

孔最 位于手腕的横纹上 7 寸处。

三阴交 位于小腿内侧，足内踝尖上 3 寸，胫骨内侧缘后方。

选穴及操作步骤

● **刺络罐法**	病损局部	
对病损部位进行局部消毒 →	用三棱针在病损中心部位以梅花状分布进行点刺 →	用闪火法将火罐吸拔在点刺部位以拔出污血，留罐 10~15 分钟
● **药罐法**	皮损区 孔最 足三里 三阴交	
将指肚大小的脱脂棉浸润到药液罐中 →	将脱脂棉取出贴在玻璃罐壁的中部 →	用火点燃并立即罩在上述穴位上（是单侧穴位而不是双侧），留罐 10~15 分钟

73

皮肤瘙痒症

皮肤瘙痒症，是一种自觉瘙痒而无原发损害的皮肤病。由于不断搔抓，常有抓痕、血痂、色素沉着及苔藓样变等继发损害。本病临床上有泛发性和局限性两种。现代医学对本病的病因还不完全明确，多认为与某些内科疾病有关，如糖尿病、肝病、肾病等，同时还与一些外界因素刺激有关，如寒冷、温热、化纤织物等。

● 诊断

1. 常见症状：剧烈瘙痒。可见于全身或局限于肛门、阴囊或女性阴部。为阵发性痒感剧烈，常在夜间加重，影响睡眠。病人常用手抓挠不止，继发性皮损。因抓挠过度而发生抓痕、血淤，日久可出现湿疹化、苔藓样变及色素沉着。

2. 根据病史、病情等进行诊断思考，如：皮肤瘙痒为突出表现，全身无明显不适者，多为皮肤科疾病。因食物、药物、虫毒或其他物质过敏、侵袭或中毒所致出疹，如漆疮、药毒、粉花疮、食鱼蟹中毒、野屎风、水毒、沙虱病、恶虫叮咬等，一般可通过病史询问而明确诊断，且多伴有瘙痒、风团、水肿等症。年老体弱、气血亏虚者，其皮肤瘙痒，多为血虚风燥。由情绪波动而引发皮肤瘙痒，多为肝郁血虚。

● 选穴及治疗方法

出针罐法

所选穴位：大椎、肺俞、心俞、肝俞、膈俞、脾俞。

治疗方法：患者俯卧位，消毒穴位皮肤后，用2寸毫针先针刺大椎穴，针尖向上斜刺0.5~1寸，其余穴位针尖向脊柱斜刺1~1.5寸，以有酸、麻、胀、沉针感为宜，留针20分钟。起针后不按针孔，然后在上述穴位用闪火法将火罐吸拔在穴位上，留罐10~15分钟，以针孔处拔出血液或组织液为宜。每日1次，亦可隔日1次，10次为1个疗程。

刺络罐法

所选穴位：大椎、肺俞、脾俞、胃俞。

治疗方法：患者俯卧位，消毒背部皮肤，医者用梅花针自颈部以中度刺激叩刺至骶部，再重点叩刺大椎、肺俞、脾俞、胃俞穴部位，使其局部微出血，然后选用大小适度的火罐，在脊柱两侧出血部位，用闪火法吸拔火罐，留罐10~15分钟。隔日1次，连续3次为1个疗程。

拔罐选穴与治疗方法

精确取穴

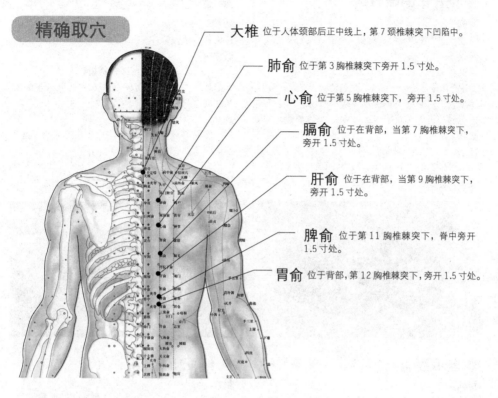

大椎 位于人体颈部后正中线上，第 7 颈椎棘突下凹陷中。

肺俞 位于第 3 胸椎棘突下旁开 1.5 寸处。

心俞 位于第 5 胸椎棘突下，旁开 1.5 寸处。

膈俞 位于在背部，当第 7 胸椎棘突下，旁开 1.5 寸处。

肝俞 位于在背部，当第 9 胸椎棘突下，旁开 1.5 寸处。

脾俞 位于第 11 胸椎棘突下，脊中旁开 1.5 寸处。

胃俞 位于背部，第 12 胸椎棘突下，旁开 1.5 寸处。

选穴及操作步骤

● 出针罐法	大椎 肺俞 心俞 肝俞 膈俞 脾俞
患者俯卧位，消毒穴位皮肤后 ➡	用2寸毫针先针刺大椎穴，针尖向上斜刺0.5～1寸，其余穴位针尖向脊柱斜刺1～1.5寸，以有酸、麻、胀、沉针感为宜，留针20分钟
➡	起针后不按针孔，然后在上述穴位用闪火法将火罐吸拔在穴位上，留罐10～15分钟，以针孔处拔出血液或组织液为宜
● 刺络罐法	大椎 肺俞 脾俞 胃俞
患者俯卧位，消毒背部皮肤 ➡	医者用梅花针自颈部以中度刺激叩刺至骶部，再重点叩刺大椎、肺俞、脾俞、胃俞穴部位，使其局部微出血
➡	然后选用大小适度的火罐，在脊柱两侧出血部位，用闪火法吸拔火罐，留罐10～5分钟

（74）

皮肤瘙痒症的对症药膳

● 黑豆牛蒡炖鸡汤

材料：
黑豆、牛蒡各 300 克，鸡腿 400 克，食盐 6 克

做法：
①黑豆淘净，以清水浸泡 30 分钟。
②牛蒡削皮、洗净、切块，鸡腿剁块，焯烫后捞出。
③黑豆、牛蒡先下锅，加 6 碗水煮沸，转小火炖 15 分钟，再下鸡块续炖 20 分钟，待肉熟烂，加食盐调味即成。

功效：
本品具有清热祛风、凉血止痒的功效，适合风热犯表型皮肤瘙痒患者食用。

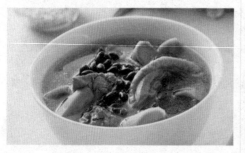

● 黄花菜马齿苋汤

材料：
黄花菜、马齿苋各 50 克，食盐适量

做法：
①将黄花菜、马齿苋洗净，备用。
②把黄花菜、马齿苋放入锅中加入适量水煮成汤。
③加食盐调味即可。

功效：
本品具有清热解毒、凉血止痒的功效，适合湿毒内蕴型皮肤瘙痒的患者食用。

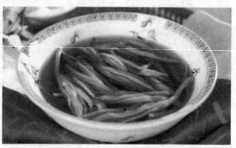

● 丝瓜豆腐汤

材料：
鲜丝瓜 150 克，嫩豆腐 200 克，生姜、葱、食盐、味精、酱油、米醋各适量

做法：
①将丝瓜削皮，洗净切片；豆腐洗净切块；生姜、葱切丝。
②炒锅上火，放入油烧热，投入生姜、葱煸香，加水适量，下豆腐块和丝瓜片，大火烧沸转小火煮 5 分钟，调入食盐、味精、酱油、米醋即可。

功效：
本品清热解毒、滋阴凉血、祛风止痒，适合湿毒内蕴以及血热风盛型皮肤瘙痒患者食用。

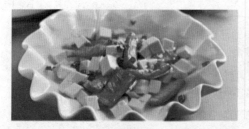

● 红豆粉葛

材料：
粉葛 250 克，龙骨 250 克，红豆 50 克，食盐 5 克，味精 2 克，生姜适量

做法：
①粉葛去皮洗净，切滚刀块；龙骨斩件；生姜去皮切片。
②锅中注水烧开，放入龙骨、粉葛过水，捞出，沥干水分。
③将龙骨、粉葛放入锅中，加入适量水煮开，放入红豆继续煮 1 个小时，加食盐和味精调味即可。

功效：
本品疏风散热、利湿解毒，适用于风热犯表型及湿毒内蕴型皮肤瘙痒症。

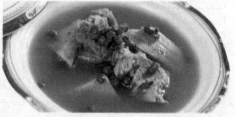

● 银耳枸杞汤

材料：
银耳 300 克，枸杞子 20 克，白糖 5 克

做法：
①将银耳泡发后洗净，枸杞子泡发洗净。
②再将泡软的银耳切成小朵。
③锅中加水烧开，下入银耳、枸杞子煮开，调入白糖即可。

功效：
　　本品具有滋阴、润燥、止痒的功效，适合血热风燥型皮肤瘙痒的患者食用。

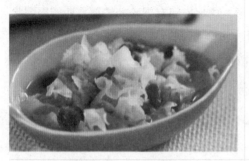

● 京酱豆腐

材料：
猪绞肉 100 克，黑木耳、荸荠各 60 克，豆腐 100 克，赤芍、丹皮各 10 克，栀子 5 克，豆瓣酱、姜末、甜面酱、米酒各适量

做法：
①将赤芍、丹皮、栀子煎取药汁备用。
②猪绞肉用甜面酱、米酒腌渍 10 分钟；黑木耳、荸荠和豆腐洗净切丁。
③油锅烧热，放入绞肉、黑木耳、荸荠和豆腐翻炒片刻，加入药汁及调味料，收汁关火即可。

功效：
　　本品清热凉血、滋阴润燥，适合血热风燥型的皮肤瘙痒患者食用。

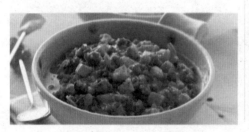

● 凉拌茼蒿

材料：
茼蒿 400 克，红椒 10 克，蒜蓉 20 克，食盐 3 克，鸡精 1 克

做法：
①将茼蒿洗净，切成长段，将茼蒿入沸水锅中焯水，捞出沥干水分，装盘待用；红椒洗净，切丝。
②锅注油烧热，下入红椒和蒜蓉爆香，倒在茼蒿上，加食盐和鸡精搅拌均匀即可。

功效：
　　本品具有温胃散寒、祛风止痒、杀菌解毒的功效，适合风寒外袭型皮肤瘙痒患者食用。

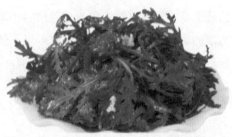

● 薄荷西米粥

材料：
嫩薄荷叶 15 克，西米 100 克，枸杞子适量，食盐 3 克，味精 1 克

做法：
①西米洗净，用温水泡至透亮；薄荷叶洗净，切碎；枸杞子洗净。
②锅置火上，注入清水后，放入西米用大火煮至米粒开花。
③放入薄荷叶、枸杞子，改用小火煮至粥成，调入食盐、味精入味即可。

功效：
　　此粥具有疏风散热、辟秽解毒、滋阴清热的功效，适合风热犯表以及血热风燥型皮肤瘙痒的患者食用。

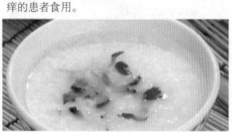

75 玫瑰糠疹

> 玫瑰糠疹是一种圆形或椭圆形的玫瑰色斑疹，其表面附有糠状鳞屑，病因不明，发病可能与病毒感染有关。有一定的季节性，多在春、秋季节发病。

● 诊断

初起的损害是在躯干或四肢某处出现直径 1～3 厘米大小的玫瑰色淡红斑，有细薄的鳞屑，被称为前驱斑，数目为 1～3 个。1～2 周以后，躯干与四肢出现大小不等的红色斑片，常对称分布。开始于躯干，以后逐渐发展至四肢。斑片大小不一，直径一般为 0.2～1 厘米大小，常呈椭圆形，斑片中间有细碎的鳞屑，而四周圈状边缘上有一层游离缘向内的薄弱鳞屑，斑片的长轴与肋骨或皮纹平行。可伴有不同程度的瘙痒。少数病人的皮损仅限于头颈部或四肢部位发生。本病有自限性，病程一般为 4～8 周，但也有数月，甚至 7～8 个月不愈者，自愈或痊愈后一般不复发。

● 选穴及治疗方法

刺络罐法①

所选穴位：大椎、身柱、肩髃、曲池。

治疗方法：患者取坐位或俯卧位，暴露穴区，皮肤常规消毒后，用三棱针快速点刺穴位，然后用闪火法将罐吸拔在穴位上，留罐 15～20 分钟，以局部红紫并出血 1 毫升为度。每日 1 次，10 次为 1 个疗程。

刺络罐法②

所选穴位：大椎、风门、肝俞、身柱、肺俞、脾俞。

治疗方法：患者取俯伏位，常规消毒穴位皮肤后，用三棱针点刺穴位出血，然后用闪火法将火罐吸拔在点刺的穴位上，留罐 15 分钟左右。每日或隔日 1 次，两组穴交替使用，一般 3～5 次皮疹可消退。

> **● 注意事项**
>
> 发病和治疗期间，少去公共场所，忌食辛、辣、腥、膻等刺激性食物。

拔罐选穴与治疗方法

精确取穴

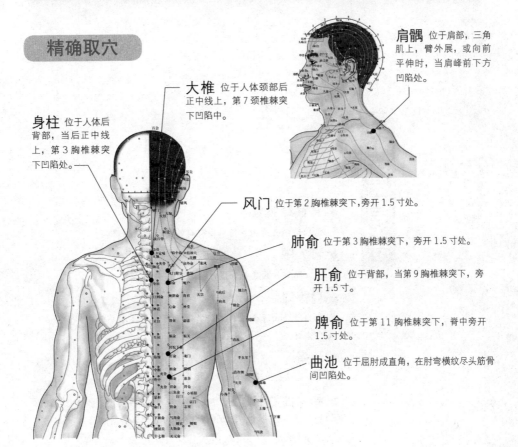

身柱 位于人体后背部，当后正中线上，第3胸椎棘突下凹陷处。

大椎 位于人体颈部后正中线上，第7颈椎棘突下凹陷中。

肩髃 位于肩部，三角肌上，臂外展，或向前平伸时，当肩峰前下方凹陷处。

风门 位于第2胸椎棘突下，旁开1.5寸处。

肺俞 位于第3胸椎棘突下，旁开1.5寸处。

肝俞 位于背部，当第9胸椎棘突下，旁开1.5寸。

脾俞 位于第11胸椎棘突下，脊中旁开1.5寸处。

曲池 位于屈肘成直角，在肘弯横纹尽头筋骨间凹陷处。

选穴及操作步骤

● 刺络罐法①	大椎 身柱 肩髃 曲池	
患者取坐位或俯卧位，暴露穴区，皮肤常规消毒	→ 用三棱针快速点刺穴位	→ 然后用闪火法将罐吸拔在穴位上，留罐15~20分钟，以局部红紫并出血1毫升为度
● 刺络罐法②	大椎 风门 肝俞 身柱 肺俞 脾俞	
患者取俯伏位，常规消毒穴位皮肤后	→ 用三棱针点刺穴位出血	→ 然后用闪火法将火罐吸拔在点刺的穴位上，留罐15分钟左右

第九章 皮肤科疾病拔罐疗法

75

279

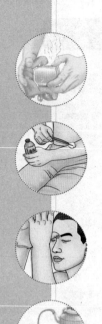

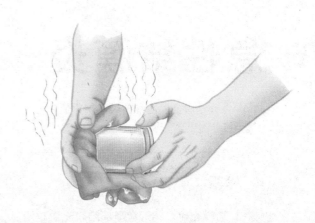

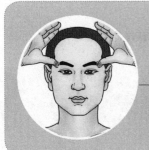

第十章
五官科疾病拔罐疗法

　　本章介绍了急性结膜炎、青光眼、白内障、牙痛、复发性口腔溃疡、慢性咽炎、急性扁桃体炎、鼻出血、慢性鼻炎、内耳眩晕病等共十种在日常生活中发病率比较高的、比较典型的五官科疾病的拔罐疗法。每小节的结构是先对某种疾病作一简介，然后再阐述治疗该种疾病所应选取的穴位和具体的拔罐操作步骤。

(76) 急性结膜炎

急性结膜炎是由细菌感染引起的急性传染性眼病，俗称红眼或火眼，在中医上属天行赤眼范围。

● 诊断

1. 结膜充血：越近穹隆部结膜充血越明显，血管弯曲不规则，呈网状。

2. 有多量黏液或脓性分泌物，附着于睑缘，所以晨起不易睁眼。

3. 轻者有痒、灼热和异物感，重者有怕光流泪及眼睑重垂。如有疼痛应注意是否蔓延到角膜。

4. 有时还可以在球结膜或角膜缘出现圆形疱疹。

5. 应与睫状充血相鉴别。

● 选穴及治疗方法

刺络罐法①

所选穴位：大椎、心俞、肝俞、身柱、膈俞、胆俞。

治疗方法：让患者取俯卧位，在对穴位皮肤进行常规消毒后，先用三棱针点刺穴位，然后用闪火法将罐吸拔在点刺穴位上，留罐15分钟。每日1次。

刺络罐法②

所选穴位：太阳。

治疗方法：让患者取坐位或仰卧位，对两侧穴位进行常规消毒。用三棱针快速、数次点刺穴位，使其少量出血，然后再用小号玻璃罐用闪火法吸拔穴位，留罐5分钟，使其每罐出血5毫升。每日1次。

拔罐选穴与治疗方法

精确取穴

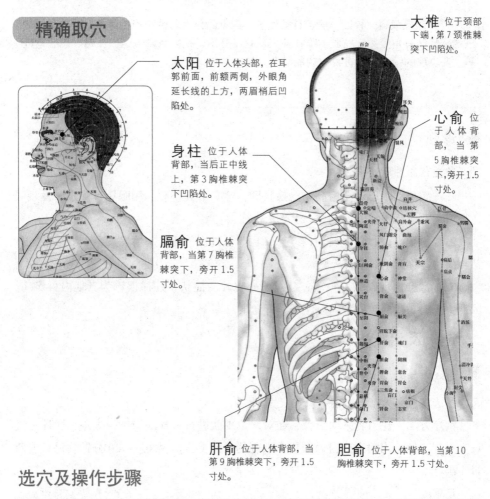

太阳 位于人体头部，在耳郭前面，前额两侧，外眼角延长线的上方，两眉梢后凹陷处。

身柱 位于人体背部，当后正中线上，第3胸椎棘突下凹陷处。

膈俞 位于人体背部，当第7胸椎棘突下，旁开1.5寸处。

大椎 位于颈部下端，第7颈椎棘突下凹陷处。

心俞 位于人体背部，当第5胸椎棘突下，旁开1.5寸处。

肝俞 位于人体背部，当第9胸椎棘突下，旁开1.5寸处。

胆俞 位于人体背部，当第10胸椎棘突下，旁开1.5寸处。

选穴及操作步骤

● 刺络罐法①	大椎 心俞 肝俞 身柱 膈俞 胆俞

让患者取俯卧位	➡	对穴位皮肤进行常规消毒	➡	用三棱针点刺穴位	➡	用闪火法将罐吸拔在点刺穴位上，留罐15分钟

● 刺络罐法②	太阳

让患者取坐位或仰卧位，并对两侧太阳穴进行常规消毒	➡	用三棱针快速，数次点刺穴位，并使其少量出血	➡	将小号玻璃罐用闪火法吸拔在穴位上，并留罐5分钟，使其每罐出血5毫升

76

青光眼

青光眼是眼科一种疑难病，种类很多，常见的分为急性和慢性两类，是一种眼内压增高且伴有角膜周围充血，瞳孔散大、眼压升高、视力急剧减退、头痛、恶心呕吐等主要表现的眼痛。危害视力功能极大，是一种常见疾病。

● 诊断

急性充血性青光眼：

1. 发病急，眼压迅速增高。触摸眼球，感到十分坚硬。用眼压计测定，发现眼压高于正常值（正常值为 11 ~ 21 毫米汞柱）。

2. 视物发糊，看灯光周围有彩色圈，也叫做虹视。随着病情发展，视力迅速减退，甚至失明，称为绝对期青光眼。

3. 常常会出现眼痛、头痛，甚至恶心呕吐的症状，往往误诊为其他内科疾病。因此，头痛、眼痛较剧者，应注意是青光眼。

选穴及治疗方法

● 刺络罐法

所选穴位：大椎、心俞、肝俞、太阳。

治疗方法：让患者采取坐位，在对穴位皮肤进行常规消毒后，先用三棱针在穴位上点刺，然后用闪火法将罐吸拔在点刺的穴位上，留罐 15 ~ 20 分钟。每日或两日 1 次。

走罐法

所选穴位：肝俞、脾俞、胃俞、肾俞。

治疗方法：让患者取俯卧位并暴露背部，在背部涂抹润滑油，然后以闪火法将玻璃火罐吸拔在背部，后用右手握住罐体，按顺时针方向边旋转罐体边向前推进（从肝俞穴推至肾俞穴）。如此反复推走直至皮肤变得潮红为度。最后，在上述穴位再各拔罐 1 个，留罐 15 ~ 20 分钟，3 日 1 次，10 次为 1 个疗程。

拔罐选穴与治疗方法

精确取穴

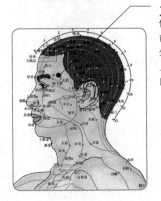

太阳 位于人体头部，在耳郭前面，前额两侧，外眼角延长线的上方，两眉梢后凹陷处。

大椎 位于颈部下端，第7颈椎棘突下凹陷处。

心俞 位于人体背部，当第5胸椎棘突下，旁开1.5寸处。

肝俞 位于人体背部，第9胸椎棘突下，旁开1.5寸处。

脾俞 位于人体背部，在第11胸椎棘突下，左右旁开两指宽处。

肾俞 位于人体腰部，第2腰椎棘突下旁开1.5寸处。

胃俞 位于人体背部，当第12胸椎棘突下，旁开1.5寸处。

选穴及操作步骤

● 刺络罐法	大椎 心俞 肝俞 太阳
让患者采取坐位 → 对穴位皮肤进行常规消毒 → 用三棱针在穴位上点刺 → 用闪火法将罐吸拔在点刺的穴位上，留罐15～20分钟	

● 走罐法	肝俞 脾俞 胃俞 肾俞
让患者取俯卧位并暴露背部 → 在背部涂抹润滑油 → 以闪火法将玻璃火罐吸拔在背部 →	
右手握住罐体，按顺时针方向旋转罐体向前推进(从肝俞穴推至肾俞穴)。反复推走至皮肤变得潮红为度 → 在上述穴位再各拔罐1个，留罐15～20分钟	

77

285

(78) 白内障

　　白内障是由于新陈代谢或其他原因发生晶体全部或部分混浊，而引起视力障碍的眼病，中医属圆翳内障。现代医学认为，老化、遗传、代谢异常、外伤、辐射、中毒和局部营养不良等可引起晶状体囊膜损伤，使其渗透性增加，丧失屏障作用，或导致晶状体代谢紊乱，使晶状体蛋白发生变性，形成混浊。

● 诊断

　　1. 先天性白内障：常见于婴幼儿，生下来即有。晶状体混浊可能不是全部，也不会继续发展，对视力的影响决定于混浊的部位和程度。

　　2. 外伤性白内障：由于晶状体囊穿破或爆裂而引起，前者是穿孔性外伤，后者是迟钝性外伤的后果。

　　3. 并发性白内障：是由严重的虹膜睫状体炎、绝对期青光眼、化脓性角膜溃疡及糖尿病等疾病引起的。检查时除晶体混浊外，还可有其他异常，如角膜混浊、虹膜粘连等。

　　4. 老年性白内障：常常是两眼进行性的视力减退，多发于年龄在 45 岁以上的人群，检查时看见瞳孔内有灰白色混浊，没有其他异常。

● 选穴及治疗方法

刺络罐法

　　所选穴位：大椎穴及后颈部、眼周围部分。

　　治疗方法：让患者取适当体位，在对所选穴位和部位进行常规消毒后，用梅花针叩刺之，然后取型号合宜的火罐，用闪火法将罐吸拔在治疗部位，留罐 10 ~ 15 分钟，两日 1 次，5 ~ 10 次为 1 个疗程。

刮痧罐法

　　所选穴位：①肝俞、肾俞、风池、光明；②百会、攒竹、丝竹空、太阳、四白。

　　治疗方法：让患者取俯卧位，对第①组穴的穴位皮肤进行消毒，采用刮痧板刮拭穴位皮肤，直至皮肤出现丹痧为度，最后再用闪火法将火罐吸拔在刮痧部位，留罐 15 ~ 20 分钟。对于第②组穴，则只刮痧不拔罐。这样的治疗每两日 1 次，10 次为 1 个疗程，每个疗程之间间隔 5 日。

拔罐选穴与治疗方法

精确取穴

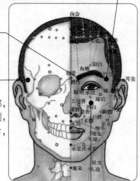

丝竹空 位于面部，眉梢凹陷处。

百会 该穴位于人体头部，当前发际正中直上5寸，或两耳尖连线的中点处。

攒竹 位于面部，当眉头陷中，眶上切迹处。

太阳 位于人体头部，在耳郭前面，前额两侧，外眼角延长线的上方，两眉梢后凹陷处。

四白 位于面部，双眼平视时，瞳孔正中央下约2厘米处。

风池 位于后颈部，后头骨下，两条大筋外缘陷窝中，相当于耳垂齐平。

大椎 位于颈部下端，第7颈椎棘突下凹陷处。

肝俞 位于人体背部，当第9胸椎棘突下，旁开1.5寸处。

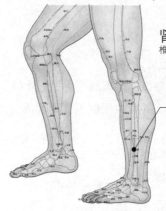

肾俞 位于人体腰部，第2腰椎棘突下旁开1.5寸处。

光明 位于人体的小腿外侧，当外踝尖穴上5寸，腓骨前缘。

选穴及操作步骤

● 刺络罐法	大椎穴及后颈部 眼周围部分		
让患者取适当体位	对所选穴位和部位进行常规消毒	用梅花针叩刺之	取型号合宜的火罐吸拔在治疗部位留罐10～15分钟

● 刮痧罐法	①肝俞 肾俞 风池 光明 ②百会 攒竹 丝竹空 太阳 四白		
让患者取俯卧位并对第①组穴的穴位皮肤进行消毒	采用刮痧板刮拭穴位皮肤，直至皮肤出现丹痧为度	用闪火法将火罐吸拔在刮痧部位，留罐15～20分钟	对于第②组穴，则只刮痧不拔罐

78

牙痛是以牙齿及牙龈红肿疼痛为主要表现的口腔疾患，一般是由于口腔不洁或过食膏粱厚味、胃腑积热、胃火上冲，或风火邪毒侵犯、伤及牙齿、或肾阴亏损、虚火上炎、灼烁牙龈等引起病症。

● 诊断

（一）根尖周炎引发的牙痛诊断

1. 痛牙一般由蛀牙、牙折裂引起。

2. 自发性持续痛，也可向同侧头颞部放射，能指出病牙部位。

3. 牙有伸长感，咀嚼时痛，垂直轻叩患牙有明显疼痛。

4. 根尖软组织有压痛，或有瘘管。

5. 颌下淋巴结肿、压痛。

6. 体温升高。

（二）牙髓炎引起的牙痛

1. 一般蛀牙、牙磨损、牙折裂等会引起牙痛。

2. 自发性阵发痛，并可向同侧头、面部放射，夜间疼痛尤其厉害，在急性期时不能指出病牙部位。

3. 冷热刺激会加剧疼痛。

4. 轻叩病牙可有疼痛感。

● 选穴及治疗方法

刺络罐法

所选穴位：大椎、肩井。

治疗方法：让患者取坐位，在对穴位皮肤进行常规消毒后，先用三棱针点刺所选穴位，然后再用闪火法将罐吸拔在穴位上，留罐 10 ~ 15 分钟。每日 1 次。

涂药罐法

所选穴位：患侧颊车、下关、合谷。

治疗方法：让患者取坐位，先在颊车、下关穴位处涂上风油精，然后再用闪火法将罐吸拔在穴位上。随后再在合谷穴用出针罐法，留罐 10 ~ 15 分钟。每日 1 次。

拔罐选穴与治疗方法

精确取穴

下关 位于面部，耳前方，当颧弓与下颌切迹所形成的凹陷中。

大椎 位于颈部下端，第 7 颈椎棘突下凹陷处。

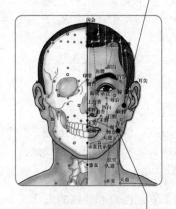

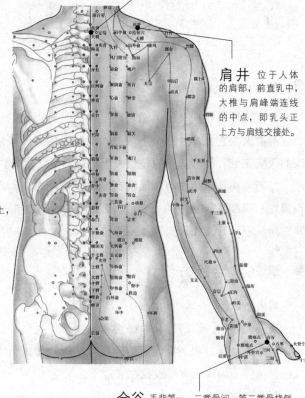

肩井 位于人体的肩部，前直乳中，大椎与肩峰端连线的中点，即乳头正上方与肩线交接处。

颊车 位于面部，侧面下颌骨边角上，向鼻子斜方向约 1 厘米处的凹陷中。

合谷 手背第一、二掌间，第二掌骨桡侧的中点处。

选穴及操作步骤

● 刺络罐法	大椎 肩井		
让患者取坐位	→ 对穴位皮肤进行常规消毒	→ 用三棱针点刺所选穴位	→ 用闪火法将罐吸拔在穴位上，留罐10～15分钟

● 涂药罐法	颊车 下关 合谷		
让患者取坐位	→ 在颊车、下关穴位处涂上风油精	→ 用闪火法将罐吸拔在穴位上	→ 在合谷穴上用出针罐法，留罐10～15分钟

80 复发性口腔溃疡

复发性口腔溃疡，是口腔黏膜疾病中常见的溃疡性损害疾病，发作时疼痛剧烈，灼痛难忍。中医学认为本病是由于情志不遂，素体虚弱，外感六淫之邪致使肝失条达、脾失健运、肝郁气滞、郁热化火、虚火上炎熏蒸于口而患病，长期的反复发作将直接影响患者整个机体的免疫功能，引起代谢紊乱，出现口臭、慢性咽炎、便秘、头痛、头晕、恶心、乏力、精力不集中、失眠、烦躁、发热、淋巴结肿大等全身症状，严重影响患者的工作、生活，甚至造成恶变或癌变。

● 诊断

1. 复发性口腔溃疡的典型表现是初起时有很细的小斑点，伴有灼热不适感，然后逐渐扩大为直径 2 ~ 3 毫米或更大的浅溃疡。溃疡微微有些凹陷，表面有一层淡淡的假膜覆盖，溃疡周围的黏膜由于充血而呈红晕状，灼痛明显。

2. 当溃疡伤口接触有刺激性食物时，疼痛更加剧烈。复发性口腔溃疡的发作有自限性和周期性，一般的复发性口腔溃疡如果不经特殊治疗 7 ~ 10 天可逐渐愈合，间歇期长短不等，几天到数月，此起彼伏。

● 选穴及治疗方法

刺络罐法①

所选穴位：大椎及其两侧 0.5 寸处、身柱、灵台、心俞、曲池、足三里、三阴交。

治疗方法：让患者取俯卧位，在对所选穴位进行常规消毒后，先用三棱针点刺穴位，然后用闪火法将罐吸拔在穴位上，留罐 10 ~ 15 分钟。每日 1 次或两日 1 次。

刺络罐法②

所选穴位：神阙。

治疗方法：让患者取仰卧位，在对所选穴位皮肤进行常规消毒后，用梅花针轻刺数下，然后再用闪火法将大号火罐吸拔在穴位上，留罐 10 分钟。两日 1 次，10 次为 1 个疗程。

●注意事项

本病患者平时要节制饮食，少吃辛辣、肥肉等刺激性食品和油腻食品。除此之外，患者还要保持心情舒畅，保证睡眠的充足，并锻炼身体，增强体质。

拔罐选穴与治疗方法

精确取穴

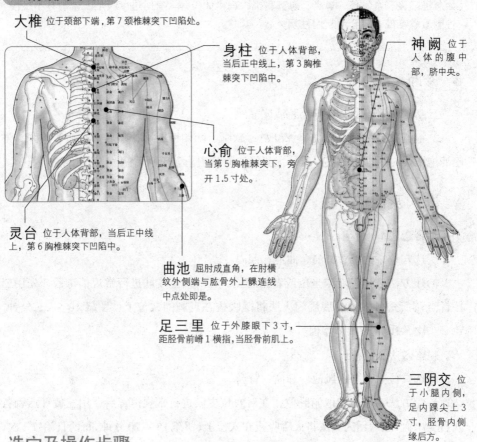

大椎 位于颈部下端，第7颈椎棘突下凹陷处。

身柱 位于人体背部，当后正中线上，第3胸椎棘突下凹陷中。

神阙 位于人体的腹中部，脐中央。

心俞 位于人体背部，当第5胸椎棘突下，旁开1.5寸处。

灵台 位于人体背部，当后正中线上，第6胸椎棘突下凹陷中。

曲池 屈肘成直角，在肘横纹外侧端与肱骨外上髁连线中点处即是。

足三里 位于外膝眼下3寸，距胫骨前嵴1横指，当胫骨前肌上。

三阴交 位于小腿内侧，足内踝尖上3寸，胫骨内侧缘后方。

选穴及操作步骤

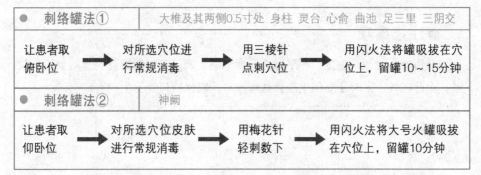

● 刺络罐法①	大椎及其两侧0.5寸处 身柱 灵台 心俞 曲池 足三里 三阴交

让患者取俯卧位	→	对所选穴位进行常规消毒	→	用三棱针点刺穴位	→	用闪火法将罐吸拔在穴位上，留罐10~15分钟

● 刺络罐法②	神阙

让患者取仰卧位	→	对所选穴位皮肤进行常规消毒	→	用梅花针轻刺数下	→	用闪火法将大号火罐吸拔在穴位上，留罐10分钟

80

慢性鼻咽炎是一种病程发展缓慢的慢性炎症，常与邻近器官或全身性疾病并存，如急性咽炎反复发作、鼻炎、鼻旁窦炎、扁桃体炎等，有时过度吸烟、饮酒等不良慢性刺激鼻咽部，也会引起慢性咽炎。

● 诊断

1. 咽部干燥不适，有异物感或胀痛感。

2. 检查发现：咽部充血呈深红色，软腭、咽侧壁肥厚，咽后壁有血管扩张，淋巴滤泡增生；后期可黏膜干燥，无光泽，有痂皮附着于咽后壁。

● 选穴及治疗方法

刺络罐法①

所选穴位：大椎、肺俞、曲池、照海。

治疗方法：让患者取坐位或者俯卧位，在对穴位皮肤进行常规消毒后，先用三棱针点刺所选各穴，然后用闪火法将罐吸拔在点刺的穴位上，留罐 10 ~ 15 分钟。每日 1 次，10 次为 1 个疗程。

刺络罐法②

所选穴位：大杼、风池、肺俞、肾俞。

治疗方法：让患者取俯卧位，在对穴位皮肤进行常规消毒后，用三棱针点刺各穴直至出血，然后用闪火法将火罐吸拔在穴位上，留罐 15 ~ 20 分钟。每两日治疗 1 次，10 日为 1 个疗程。

●注意事项

本病患者要预防感冒，在平时应忌食烟酒、辛辣等刺激性食物及减少粉尘刺激。除此以外，平时还要用生理食盐水漱口，以保持口腔卫生。

拔罐选穴与治疗方法

精确取穴

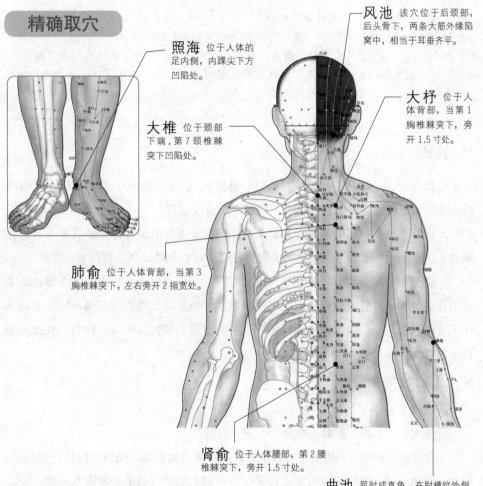

照海 位于人体的足内侧，内踝尖下方凹陷处。

风池 该穴位于后颈部，后头骨下，两条大筋外缘陷窝中，相当于耳垂齐平。

大杼 位于人体背部，当第1胸椎棘突下，旁开1.5寸处。

大椎 位于颈部下端，第7颈椎棘突下凹陷处。

肺俞 位于人体背部，当第3胸椎棘突下，左右旁开2指宽处。

肾俞 位于人体腰部，第2腰椎棘突下，旁开1.5寸处。

曲池 屈肘成直角，在肘横纹外侧端与肱骨外上髁连线中点处即是。

选穴及操作步骤

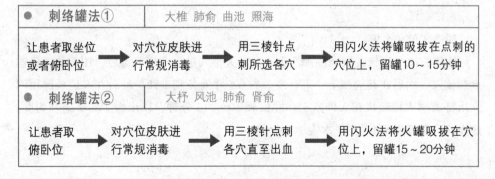

● 刺络罐法①	大椎 肺俞 曲池 照海		
让患者取坐位或者俯卧位 →	对穴位皮肤进行常规消毒 →	用三棱针点刺所选各穴 →	用闪火法将罐吸拔在点刺的穴位上，留罐10~15分钟
● 刺络罐法②	大杼 风池 肺俞 肾俞		
让患者取俯卧位 →	对穴位皮肤进行常规消毒 →	用三棱针点刺各穴直至出血 →	用闪火法将火罐吸拔在穴位上，留罐15~20分钟

81

293

急性扁桃体炎

急性扁桃体炎，中医称为"乳蛾"、"喉蛾"或"莲房蛾"，是腭扁桃体的一种非特异性急性炎症，常伴有一定程度的咽黏膜及咽淋巴组织的急性炎症。根据临床表现不同，此病可分为卡他性、隐窝性及滤泡性扁桃体炎3种；就诊断和治疗而言，又可分为急性充血性扁桃体炎和急性化脓性扁桃体炎两种。本病常发生于儿童及青少年。

● 诊断

1. 全身症状：起病急、恶寒、高热、体温可达 39 ~ 40℃，尤其是幼儿可因高热而抽搐、呕吐或昏睡、食欲不振、便秘及全身酸困等。

2. 局部症状：咽痛明显，吞咽时尤甚，剧烈者可放射至耳部，幼儿常因不能吞咽而哭闹不安。儿童若因扁桃体肥大影响呼吸时可妨碍其睡眠，夜间常惊醒不安。

3. 检查：面颊赤红，口有臭味，舌被厚苔，颈部淋巴结，特别是下颌角处的淋巴结往往肿大，并且有触痛，白细胞明显增多。根据局部检查可见到不同类型扁桃体炎有不同表现。急性充血性扁桃体炎，主要表现为扁桃体充血、肿胀，表面无脓性分泌物。

● 选穴及治疗方法

刺络罐法①

所选穴位：大椎、肺俞、曲池、少商、商阳。

治疗方法：让患者取坐位，对穴位皮肤进行常规消毒后，先用三棱针点刺大椎、肺俞、曲池等穴，随后再用闪罐法将罐吸拔在被点刺的穴位上，留罐5分钟，最后再用三棱针点刺少商、商阳穴，放血数滴。这样的治疗每日1次。

刺络罐法②

所选穴位：大椎。

治疗方法：让患者取坐位并低头，在对大椎穴进行常规消毒后，用三棱针迅速点刺该穴，然后在其周围上、下、左、右0.5寸处各刺1针。最后在穴位局部用闪火法将玻璃火罐吸拔在大椎穴上，并留罐10 ~ 15分钟，以出血1 ~ 2毫升为度。这样的治疗每两日1次，3次为1个疗程。

拔罐选穴与治疗方法

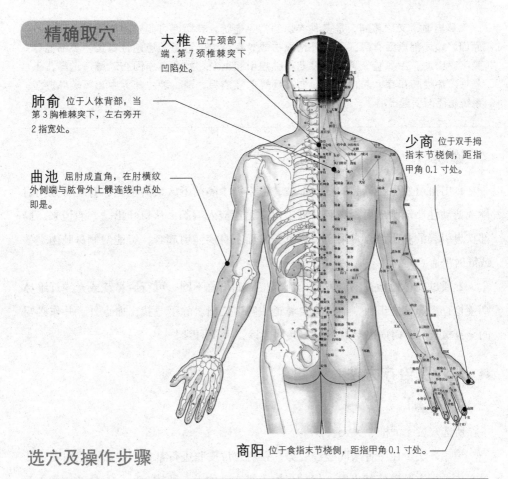

精确取穴

大椎 位于颈部下端，第7颈椎棘突下凹陷处。

肺俞 位于人体背部，当第3胸椎棘突下，左右旁开2指宽处。

曲池 屈肘成直角，在肘横纹外侧端与肱骨外上髁连线中点处即是。

少商 位于双手拇指末节桡侧，距指甲角0.1寸处。

商阳 位于食指末节桡侧，距指甲角0.1寸处。

选穴及操作步骤

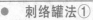

● 刺络罐法①	大椎 肺俞 曲池 少商 商阳
让患者取坐位 → 对穴位皮肤进行常规消毒 → 用三棱针点刺大椎、肺俞、曲池等穴 → 用闪罐法将罐吸拔在被点刺的穴位上，留罐5分钟	
→ 用三棱针点刺少商、商阳穴，放血数滴	
● 刺络罐法②	大椎
让患者取坐位并低头 → 对大椎穴进行常规消毒 → 用三棱针迅速点刺该穴，然后在其周围上、下、左、右0.5寸处各刺1针	
→ 最后在穴位局部用闪火法将玻璃火罐吸拔在大椎穴上，并留罐10~15分钟，以出血1~2毫升为度	

82

(83) 鼻出血

鼻出血，又称鼻衄，是多种疾病的常见症状。其病因可归纳为局部原因和全身原因。如局部原因有鼻部受到外伤撞击或挖鼻过深、过重，患急性鼻炎、萎缩性鼻炎者易出血，由鼻腔、鼻窦或鼻咽部肿瘤引起出血。如全身原因有动脉压过高，患急性发热性传染病，患白血病、血友病等血液疾患，磷、砷、苯等中毒可破坏造血系统功能而引起出血。

● 诊断

1. 出血可发生在鼻腔的任何部位，但以鼻中隔前下区最为多见，有时可见喷射性或搏动性小动脉出血。鼻腔后部出血常迅速流入咽部，从口吐出。一般说来，局部疾患引起的鼻出血，多限于一侧鼻腔，而全身疾病引起者，可能两侧鼻腔内交替或同时出血。

2. 通过前鼻镜检查不能发现出血部位，如出血不剧、可行后鼻镜或光导纤维鼻咽镜检查。鼻窦内出血，血液常自鼻道或嗅裂流出。除了寻找出血点外，并作必要的全身检查。有时尚需与有关科室共同会诊，寻找病因。

● 选穴及治疗方法

刺络罐法①

所选穴位：大椎、关元。

治疗方法：让患者采取坐位姿势，在对穴位皮肤进行常规消毒后，使用皮肤针对穴位进行重刺以使其出血，然后将罐吸拔在穴位上，留罐 10 ~ 15 分钟。每 3 天治疗 1 次。

刺络罐法②

所选穴位：大椎、肺俞、肝俞、委中、涌泉。

治疗方法：让患者取俯卧体位，在对穴位皮肤进行常规消毒后，先用三棱针点刺各穴使之出血数滴，然后再用闪火法将罐吸拔在所选穴位上，留罐 10 ~ 15 分钟，最终吸拔出血量为 1 ~ 2 毫升。每两日治疗 1 次，10 次为 1 个疗程。

拔罐选穴与治疗方法

精确取穴

大椎 位于颈部下端,第7颈椎棘突下凹陷处。

肺俞 位于人体背部,当第3胸椎棘突下,左右旁开2指宽处。

肝俞 位于人体背部,当第9胸椎棘突下,旁开1.5寸处。

关元 位于人体腹部,当前正中线上,当脐中下3寸处。

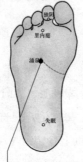

委中 位于人体膝部,横纹中点,当股二头肌腱与半腱肌肌腱的中间即是。

涌泉 位于人体足底部,第2、3趾趾缝纹头端与足跟连线的1/3处。

选穴及操作步骤

● 刺络罐法①	大椎 关元		
让患者采取坐位姿势 →	对穴位皮肤进行常规消毒 →	使用皮肤针对穴位进行重刺以使其出血 →	将罐吸拔在穴位上,留罐10～15分钟

● 刺络罐法②	大椎 肺俞 肝俞 委中 涌泉		
让患者取俯卧体位 →	对穴位皮肤进行常规消毒 →	用三棱针点刺各穴使之出血数滴 →	闪火法将罐吸拔在所选穴位上,留罐10～15分钟,最终吸拔出血量为1～2毫升

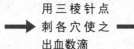

83

(84) 慢性鼻炎

慢性鼻炎是鼻腔黏膜和黏膜下层的慢性炎症。比较早期的慢性鼻炎常表现为鼻黏膜的慢性充血肿胀，称慢性单纯性鼻炎，若发展为鼻黏膜和鼻甲骨的增生肥厚，则称慢性肥厚性鼻炎。

● 诊断

1. 鼻塞：可呈现交替性，即左侧卧时左鼻腔阻塞；右侧卧时右鼻腔阻塞。

2. 鼻涕多：黏液性、黏液脓性或脓性分泌。

3. 可有嗅觉减退，头胀头昏，咽部不适。

4. 检查鼻腔发现：鼻黏膜弥漫性充血、鼻甲肿胀、黏膜表面或仅于鼻腔底部有分泌物积聚，而中鼻道及嗅沟没有脓液。这也是与副鼻窦炎的区别所在。

● 选穴及治疗方法

单纯火罐法

所选穴位：①中脘、肺俞、膈俞；②风池、脾俞、足三里。

治疗方法：在上述的两组穴位中，每次治疗只选取 1 组，交替选取治疗。让患者取坐位，用闪火法将火罐吸拔在穴位上，留罐 5 ~ 20 分钟。每日 1 次，10 次为1 个疗程。

挑刺罐法

所选穴位：①大椎、合谷；②肺俞、足三里；③风池、曲池。

治疗方法：在上述 3 组穴位中，每次治疗只选取其中的 1 组，然后交替使用。让患者取坐位，在对穴位皮肤进行常规消毒后，先用三棱针对穴位进行挑刺直至出血，然后用闪火法将罐吸拔在穴位上，留罐 15 ~ 20 分钟。这样的治疗每周 2 次，待症状缓解后改为每周 1 次，5 次为 1 个疗程，在 2 个疗程之间应间隔 1 周。

●注意事项

本病患者要坚持治疗，平常要加强身体锻炼，以提高抵抗力，并少吃辛辣等刺激性食物。

拔罐选穴与治疗方法

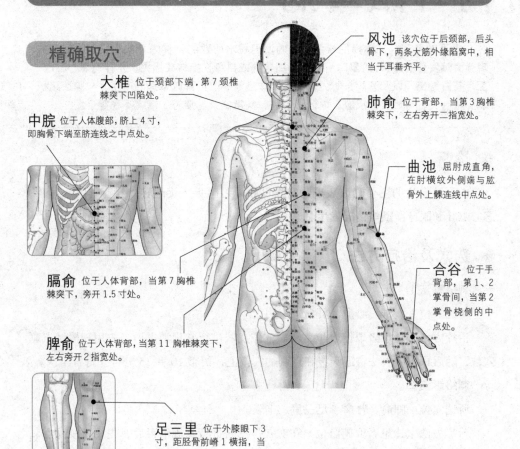

精确取穴

风池 该穴位于后颈部，后头骨下，两条大筋外缘陷窝中，相当于耳垂齐平。

大椎 位于颈部下端，第7颈椎棘突下凹陷处。

中脘 位于人体腹部，脐上4寸，即胸骨下端至脐连线之中点处。

肺俞 位于背部，当第3胸椎棘突下，左右旁开二指宽处。

曲池 屈肘成直角，在肘横纹外侧端与肱骨外上髁连线中点处。

膈俞 位于人体背部，当第7胸椎棘突下，旁开1.5寸处。

合谷 位于手背部，第1、2掌骨间，当第2掌骨桡侧的中点处。

脾俞 位于人体背部，当第11胸椎棘突下，左右旁开2指宽处。

足三里 位于外膝眼下3寸，距胫骨前嵴1横指，当胫骨前肌上。

选穴及操作步骤

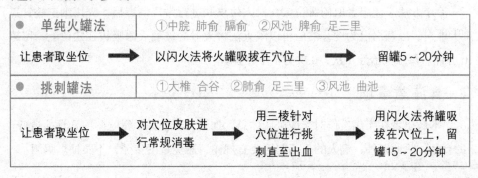

● 单纯火罐法	①中脘 肺俞 膈俞　②风池 脾俞 足三里		
让患者取坐位 ➡	以闪火法将火罐吸拔在穴位上 ➡		留罐5~20分钟
● 挑刺罐法	①大椎 合谷　②肺俞 足三里　③风池 曲池		
让患者取坐位 ➡	对穴位皮肤进行常规消毒 ➡	用三棱针对穴位进行挑刺直至出血 ➡	用闪火法将罐吸拔在穴位上，留罐15~20分钟

(85) 内耳眩晕病

内耳眩晕病，又称梅尼埃病，是内淋巴积水所致的一种内耳病变。它的临床表现为突然发作的眩晕，眩晕时可感到四周景物或自身在旋转或摇晃。常伴有恶心呕吐、面色苍白、出汗以及耳鸣、听力减退、眼球震颤等。内耳眩晕病的产生，与膜迷路积水膨胀有关，可因变态反应、内分泌紊乱、病毒感染、疲劳、情绪不稳等诱发。

● 诊断

内耳眩晕症的主要临床表现为突发性眩晕，感觉天旋地转，伴有耳鸣、耳聋、恶心呕吐和眼球震颤等情况发生。

● 选穴及治疗方法

刺络罐法①

所选穴位：大椎、心俞、肝俞、三阴交。

治疗方法：让患者取俯卧位，在对穴位皮肤进行常规消毒后，先用三棱针点刺穴位，随后再用闪火法将罐吸拔在点刺的穴位上，留罐 10～15 分钟。每日 1 次。

刺络罐法②

所选穴位：脾俞、肾俞、足三里、丰隆。

治疗方法：让患者取俯卧位，在对穴位皮肤进行常规消毒后，先用三棱针点刺穴位。然后再以闪火法将火罐吸拔在相应的穴位上，留罐 10～15 分钟。这样的治疗每日 1 次。

刺络罐法③

所选穴位：大椎。

治疗方法：让患者取俯卧位，在对穴位皮肤进行常规消毒后，先用细三棱针点刺大椎穴，以刺出血为度，然后再以闪火法将大号的玻璃火罐吸拔在穴位上，留罐 10 分钟。每 3 天治疗 1 次，8 次为 1 个疗程。

● 注意事项

本病患者在疾病发作时，应卧床休息，加强营养，并尽量吃一些含食盐量低的食品。除此以外，病人的生活起居要有规律，避免过度疲劳，不要抽烟喝酒。

拔罐选穴与治疗方法

精确取穴

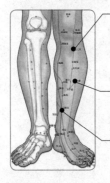

足三里 位于外膝眼下3寸，距胫骨前嵴1横指，当胫骨前肌上。

丰隆 位于小腿前外侧，外踝尖上8寸，即小腿外侧中点处，距胫骨前缘2横指。

三阴交 位于小腿内侧，足内踝尖上3寸，胫骨内侧缘后方。

大椎 位于颈部下端，第7颈椎棘突下凹陷处。

心俞 位于人体背部，当第5胸椎棘突下，旁开1.5寸处。

肝俞 位于人体背部，当第9胸椎棘突下，旁开1.5寸处。

脾俞 位于人体背部，当第11胸椎棘突下，旁开1.5寸处。

肾俞 位于人体背部，当第2胸椎棘突下，旁开1.5寸处。

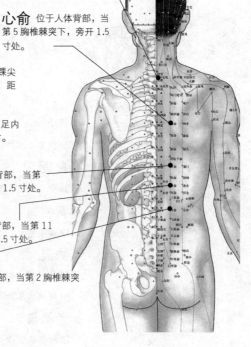

选穴及操作步骤

● 刺络罐法①	大椎 心俞 肝俞 三阴交		
让患者取俯卧位 →	对穴位皮肤进行常规消毒 →	用三棱针点刺穴位 →	用闪火法将罐吸拔在点刺的穴位上，留罐10～15分钟
● 刺络罐法②	脾俞 肾俞 足三里 丰隆		
让患者取俯卧位 →	对穴位皮肤进行常规消毒 →	用三棱针点刺穴位 →	以闪火法将火罐吸拔在相应的穴位上，留罐10～15分钟
● 刺络罐法③	大椎		
让患者取俯卧位 →	对穴位皮肤进行常规消毒 →	用细三棱针点刺大椎穴，以刺出血为度 →	以闪火法将大号的玻璃火罐吸拔在穴位上，留罐10分钟

85

本章看点

● 肥胖症

脂肪百分比超过 30% 者称为肥胖。

● 痤疮

痤疮是由于毛囊及皮脂腺阻塞、发炎所引发的。

● 黄褐斑

黄褐斑是发生在颜面的色素沉着斑。

● 腋臭

腋臭是指汗腺分泌出的一种特殊的臭味或汗液分解
后释放出来的臭味。

● 酒糟鼻

酒糟鼻是发于鼻颧部的一种慢性炎症皮肤病。

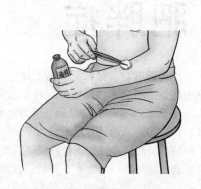

第十一章

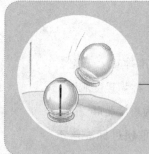

美容科疾病拔罐疗法

本章介绍了肥胖症、痤疮、黄褐斑、腋臭、酒糟鼻等共五种在日常生活中比较常见的也比较典型的有关美容的疾病拔罐疗法。每小节的结构是先对某种疾病作一简介，然后再阐述治疗该种疾病所应选取的穴位和具体的拔罐操作步骤。

肥胖症，又称肥胖病，是一种社会性慢性疾病。当人体内热量的摄入量高于消耗量，造成体内脂肪堆积过多，导致体重超标、体态臃肿，实际测量体重超过标准体重 20% 以上，并且脂肪百分比超过 30% 者称为肥胖。通俗讲肥胖就是体内脂肪堆积过多。当前肥胖已经成为了全世界的公共卫生问题，国际肥胖特别工作组（IOTF）指出，肥胖将成为新世纪威胁人类健康和生活满意度的最大杀手。不能否认的是，肥胖已经成为一种疾病，并且一直严重威胁我们的健康。

● 诊断

1. 成年人标准体重：[身高（厘米）–100（厘米）] × 90%= 标准体重（千克）。当体重超过标准体重的 10% 时，称为超重；超出标准体重的 20%，称为轻度肥胖；超出标准体重的 30% 时候，称为中度肥胖；当超过 50% 的时候称为重度肥胖。

2. 儿童标准体重：（年龄 ×2）+8= 标准体重（千克）。当体重超过标准体重的 10% 时，称为超重；超出标准体重的 20% 时，称为轻度肥胖；超出标准体重的 30% 时候，称为中度肥胖；当超过 50% 的时候称为重度肥胖。

● 选穴及治疗方法

留针罐法

所选穴位：天枢、中脘、神阙、关元、足三里。

治疗方法：让患者取仰卧位，对穴位皮肤进行消毒后，先用毫针点刺穴位，得气后再施以平补平泻手法，然后用闪火法将火罐吸拔在留针穴位上，留罐 20 分钟。每两日治疗 1 次，10 次为 1 个疗程。

出针罐法

所选穴位：①中脘、天枢、关元、足三里、阴陵泉；②巨阙、大横、气海、丰隆、三阴交。

治疗方法：让患者取仰卧位，在对穴位皮肤进行常规消毒后，以毫针点刺各穴，得气后再施以泻法，反复大幅度地旋转毫针以产生较强烈的针感，留针 30 分钟。起针后，除下肢穴位外，腹部穴位均用闪火法将罐吸拔在针刺后的穴位上，留罐 15 分钟。每日治疗 1 次，10 次为 1 个疗程。每个疗程之间间隔 3 日。

拔罐选穴与治疗方法

精确取穴

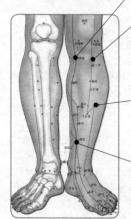

阴陵泉 该穴位于小腿内侧，胫骨内侧踝后下方凹陷处。

足三里 位于外膝眼下3寸，距胫骨前嵴1横指，当胫骨前肌上。

丰隆 位于小腿前外侧，外踝尖上8寸，即小腿外侧中点处，距胫骨前缘2横指。

三阴交 位于小腿内侧，足内踝尖上3寸，胫骨内侧缘后方。

神阙 该穴位于人体的腹中部，脐中央。

气海 该穴位于人体的腹中部，脐中央。

关元 该穴位于人体下腹部，当前正中线上，脐中下3寸处。

巨阙 该穴位于人体上腹部，前正中线上，当脐中上6寸处。

中脘 位于人体上腹部，前正中线上，当脐上4寸处。

大横 该穴位于人体腹中部，距脐中4寸处即是。

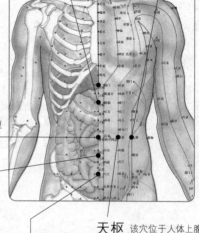

天枢 该穴位于人体上腹部，脐中旁开2寸处。

选穴及操作步骤

● 留针罐法	天枢 中脘 神阙 关元 足三里
让患者取仰卧位 ➡ 对穴位皮肤进行消毒 ➡ 用毫针点刺穴位 ➡ 得气后施以平补平泻手法	
➡ 用闪火法将火罐吸拔在留针穴位上，留罐20分钟	
● 出针罐法	①中脘 天枢 关元 足三里 阴陵泉 ②巨阙 大横 气海 丰隆 三阴交
让患者取仰卧位 ➡ 对穴位皮肤进行常规消毒 ➡ 以毫针点刺各穴，得气后再施以泻法，反复大幅度地旋转豪针以产生较强烈的针感，留针30分钟	
➡ 起针后，除下肢穴位外，腹部穴位均用闪火法将罐吸拔在针刺后的穴位上，留罐15分钟	

86

肥胖症的对症药膳

● 四神粉煲豆腐

材料：

四神粉（中药店有售）100 克，豆腐 600 克，冬菇 50 克，笋片 30 克，胡萝卜 20 克，葱花、酱油、食盐、酒各适量

做法：

①豆腐切块抹上食盐；冬菇去蒂；胡萝卜切片。油锅烧热后，放入豆腐，稍油炸后捞起。

②将豆腐、冬菇、笋片、胡萝卜放入煲锅后，再将酱油、酒及调水后的四神粉倒入锅内。

③大火煮沸后转小火煲 1 个小时，撒上葱花即可起锅。

功效：

本药膳富含维生素，又可健脾清热，适合想减肥者食用。四神粉是以山药、芡实、茯苓、莲子四味为主，再加少许薏苡仁组合而成的，具温和平补之效，可改善食欲不振、肠胃消化吸收不良、容易腹泻等病症，也同样适合脾胃虚弱等患者食用。

● 蘑菇海鲜汤

材料：

茯苓 10 克，蜂蜜适量，蘑菇 150 克，虾仁 60 克，粳米 100 克，胡萝卜、青豆、洋葱、奶油、胡椒粉各适量

做法：

①将药材洗净，打包煮沸，滤取药汁备用；虾仁洗净（除泥肠后）切小丁，其他材料照做。

②锅烧热，放入奶油，爆香洋葱丁，再倒入滤取的汤汁、胡萝卜丁等其他材料。

③煮滚后盛盘，再撒上少许胡椒粉即可。

功效：

本汤能净化血液、排泄毒性物质。经常食用可净化体内环境，是一种很好的减肥美容食品。蘑菇所含的大量植物纤维，具有防止便秘、预防糖尿病及大肠癌、降低血液中胆固醇含量的作用。而且蘑菇又属于低热量食品，可以防止发胖，对高血压、心脏病患者十分有益。

● 瞿麦排毒汁

材料：

莲子 10 克，瞿麦 5 克，苹果 50 克，梨 50 克，小豆苗 15 克，果糖 1/2 大匙

做法：

①全部药材与清水置入锅中浸泡 30 分钟后，以小火加热煮沸，约 1 分钟后关火，滤取药汁待凉。

②苹果、梨洗净切小丁，小豆苗洗净切碎。

③全部材料放入果汁机混合搅拌，倒入杯中即可饮用。

功效：

此汤汁具有生津止渴、消脂排毒的作用。瞿麦可治小便不通，淋病，水肿，经闭，痈肿。常将此汤配合其他有益调经的食材还可使月经变得规律。

● 南瓜百合甜点

材料：

百合 250 克，南瓜 250 克，白糖 10 克，蜂蜜适量

做法：

①南瓜洗净，先切成两半，然后用刀在瓜面切锯齿形状的刀纹。

②百合洗净，逐片削去黄尖，用白糖拌匀，放入勺状的南瓜中，盛盘。

③煮开后，大火转入小火，约蒸煮 8 分钟即可。取出，淋上备好的蜂蜜即可。

功效：

百合具有润肺止咳、清脾除湿、补中益气、清心安神的功效。南瓜可健脾养胃、消滞减肥。因此，这款粥可作肥胖及神经衰弱者食疗之用。

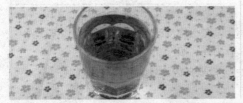

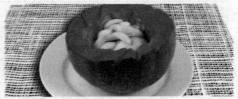

● 纤瘦蔬菜汤

材料：

紫苏10克，苍术10克，白萝卜200克，西红柿250克，玉米笋100克，绿豆芽15克，清水800毫升，食盐适量

做法：

①全部药材与800毫升清水放入锅中，以小火煮沸，滤取药汁备用。

②白萝卜去皮洗净，刨丝；西红柿洗净，切片；玉米笋洗净切片。

③药汁放入锅中，加入全部蔬菜材料煮沸，放入食盐调味即可食用。

功效：

蔬菜汤富含维生素和矿物质，能排出体内毒素，延缓细胞的老化，使病变组织恢复健康，还能增强免疫力。

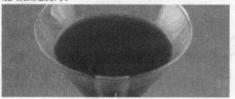

● 草本瘦身茶

材料：

玫瑰花、决明子、山楂、陈皮、甘草、薄荷叶各适量，白糖少量

做法：

①将玫瑰花、决明子、山楂、陈皮、甘草、薄荷叶分别洗净。

②放入水中煮10余分钟，滤去药渣。

③加适量白糖即可饮用。

功效：

本品可清肝明目、行气解郁、消食化积、降压降脂，可用于治疗食后腹胀、烦躁易怒、目赤肿痛、便秘、高血压、肥胖症等症。

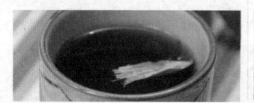

● 多味百合蔬菜

材料：

百合30克，豌豆荚15克，新鲜香菇、银耳、青椒、红椒、百合各10克，低钠食盐0.5克，淀粉4克，食盐5克

做法：

①将全部材料洗净，百合剥片；银耳泡软，摘除老蒂，放入滚水氽烫，捞起沥干；香菇切粗条，放入滚水氽烫捞起、沥干备用。

②起油锅，放入百合炒至透明，加入香菇、银耳拌炒，再加食盐、豌豆、红椒快炒，放入淀粉、水勾薄芡，即可食用。

功效：

此药膳具有补肺、润肺、补血养神的功效，还具有美容润肤的功效。常食可以起到减肥、塑身的效果。需要注意的是，百合性偏凉，患有风寒咳嗽、虚寒出血、脾虚便溏的人应忌食。

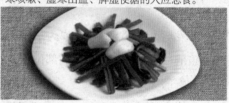

● 山楂玉米须茶

材料：

山楂、荠菜花、玉米须各8克，蜂蜜适量

做法：

①将山楂、荠菜花、玉米须洗净，装入纱布袋，入锅加水煎汁。

②去掉纱布包，取汁；待药茶微温时，加入蜂蜜即可饮用。

功效：

本品具有清热利尿、消食化积、降脂瘦身的功效，可用于小便短赤、食积不化、高血脂、肥胖等病症。

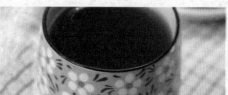

痤疮，又叫青春痘、粉刺、毛囊炎等，是由于毛囊及皮脂腺阻塞、发炎所引发的一种皮肤病。青春期时，体内的激素会刺激毛发生长，促进皮脂腺分泌更多油脂，毛发和皮脂腺因此堆积许多物质，使油脂和细菌附着，引发皮肤红肿的反应。由于这种症状常见于青年男女，所以才称它为"青春痘"。其实，青少年不一定都会长青春痘；而青春痘也不一定只长在青少年的身上。

● 诊断

1. 基本损害为毛囊性丘疹，中央有一黑点，称黑头粉刺；周围色红，挤压有米粒样白色脂栓排出，另有无黑头、成灰白色的小丘疹，称白头粉刺。破溃痊愈后，可遗留暂时色素沉着或有轻度凹陷的瘢痕，甚至破溃后形成多个瘢痕，严重者呈橘皮脸。

2. 发病人群以 15 ~ 30 岁为主，因为随着皮肤油脂的下降，皮肤会慢慢由油转干，青春痘的程度自然减轻。发病部位以颜面为多，亦可见于胸背上部及肩胛处、胸前、颈后、臀部等处。

3. 聚合性痤疮病程长，多发于男性，常见丘疹、结节、囊肿、脓肿、窦道、瘢痕等多种损害混合在一起。

● 选穴及治疗方法

刺络罐法①

所选穴位：大椎、肺俞、曲池。

治疗方法：让患者取俯卧位，在对穴位皮肤进行常规消毒后，先用三棱针点刺或者用皮肤针叩刺所选穴位，然后再用闪火法将罐吸拔在穴位上，并留罐 10 ~ 15 分钟。每 4 日 1 次，10 次为 1 个疗程。

刺络罐法②

所选穴位：身柱、心俞、外关。

治疗方法：让患者取俯伏位，在对穴位进行常规消毒后，用皮肤针用力叩刺穴位皮肤至出血的程度，然后用闪火法将罐吸拔在所选穴位上，并留罐 10 ~ 15 分钟。每 3 日治疗 1 次，10 次为 1 个疗程，在每个疗程之间间隔 5 日。

拔罐选穴与治疗方法

精确取穴

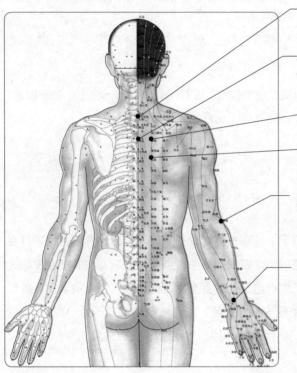

大椎 位于颈部下端，第7颈椎棘突下凹陷处。

身柱 位于人体背部，当后正中线上，第3胸椎棘突下凹陷中。

肺俞 位于人体背部，第3胸椎棘突下旁开1.5寸处即是。

心俞 位于人体背部，当第5胸椎棘突下，旁开1.5寸处。

曲池 屈肘成直角，在肘横纹外侧端与肱骨外上髁连线中点。完全屈肘时，当肘横纹外侧端处。

外关 位于手背腕横纹上2寸，尺、桡骨之间，阳池与肘尖的连线上。

选穴及操作步骤

● 刺络罐法①	大椎 肺俞 曲池		
让患者取俯卧位 →	对穴位皮肤进行常规消毒 →	用三棱针点刺或者用皮肤针叩刺所选穴位 →	用闪火法将罐吸拔在穴位上，并留罐10～15分钟

● 刺络罐法②	身柱 心俞 外关		
让患者取俯伏位 →	对穴位进行常规消毒 →	用皮肤针用力叩刺穴位皮肤至出血的程度 →	用闪火法将罐吸拔在所选穴位上，并留罐10～15分钟

87

黄褐斑，也称肝斑，是面部黑变病的一种，是发生在颜面的色素沉着斑。黄褐斑虽然无痛无恙，但却影响美容，往往会给患者带来精神上的压力和痛苦。现代医学认为，黄褐斑多由妇女妊娠、更年期内分泌紊乱、服用避孕药和日晒等原因引起。如结核病、肝脏病等慢性病也可引发黄褐斑。

● 诊断

患病部位为淡褐色或黄褐色斑，边界较清，形状不规则，对称分布于眼眶附近、额部、眉弓、鼻部、两颊、唇及口周等处，无自觉症状及全身不适。

● 选穴及治疗方法

刺络罐法

所选穴位：背部反应点。

治疗方法：让患者反坐在椅子上，在良好光线的条件下暴露出背部，医者就在脊柱两侧寻找黄色斑点和深褐色斑块，在找到这些斑点或斑块后，对其所在皮肤进行消毒，然后用三棱针对这些反应点连续针刺直至出血，用真空罐吸拔于出血处以罐内有血液流出为强度标准，留罐 5 ~ 6 分钟，以血液凝结成块为准。此种治法，在第一周内 1 天 1 次，以后则 3 天 1 次。3 周为 1 个疗程，可以连续治疗。

出针罐加艾灸法

所选穴位：气海、肾俞（两侧）、肝俞（两侧）。

治疗方法：让患者取适当体位，在对穴位皮肤进行常规消毒后，用毫针刺所选穴位，然后再用平补平泻手法，留针 10 分钟。起针后，以闪火法将罐吸拔在所选穴位上，留罐 10 ~ 15 分钟。起罐后，用艾条温灸 5 ~ 10 分钟，同时用毫针刺两侧迎香穴，留针 15 ~ 30 分钟。用艾炷灸患部中央 3 ~ 7 壮。每天 1 次，7 次为 1 个疗程。

●注意事项

本病患者在治疗期间，注意要保持良好心态，饮食宜清淡，忌食辛辣等刺激性食物。除此之外，患者还要尽量避免长时间的户外活动，以免暴晒。

拔罐选穴与治疗方法

精确取穴

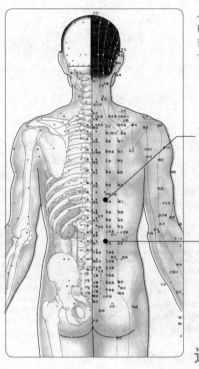

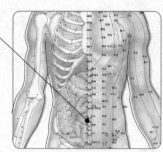

气海 位于人体下腹部，前正中线上，当脐中下1.5寸处。

肝俞 位于人体背部，当第9胸椎棘突下，旁开1.5寸处。

肾俞 位于人体腰部，当第2腰椎棘突下，旁开1.5寸处。

选穴及操作步骤

● 刺络罐法	背部反应点		
让患者反坐在椅子上 →	在良好光线的条件下暴露出背部 →	医者在脊柱两侧寻找黄色斑点和深褐色斑块 →	对其所在皮肤进行消毒
→ 用三棱针对这些反应点连续针刺直至出血 →	用真空罐吸拔于出血处以罐内有血液流出为强度标准，留罐5~6分钟，以血液凝结成块为准		

● 出针罐加艾灸法	气海 肾俞（两侧） 肝俞（两侧）		
让患者取适当体位 →	对穴位皮肤进行常规消毒 →	用毫针刺所选穴位 →	用平补平泻手法，留针10分钟 →
起针后，以闪火法将罐吸拔在所选穴位上，留罐10~15分钟 →	起罐后，用艾条温灸5~10分钟，同时用毫针刺两侧迎香穴，留针15~30分钟 →		用艾炷灸患部中央3~7壮

黄褐斑的对症药膳

● 抗敏关东煮

材料：

白术、麦门冬各 10 克，黄芪、红枣各 15 克，玉米 100 克，白萝卜 100 克，鱼豆腐 45 克，鳕鱼丸 3 个，竹轮 3 个，鸭血糕 100 克，棉布袋 1 个

做法：

①将各药材分别洗净，放入棉布袋中，和水煮滚转小火熬煮，最后取出药包，留下汤汁备用。其他各材料洗净切块，备用。

②将切好的材料放入备好的汤汁，煮滚后转小火熬至萝卜熟烂，再将萝卜切小块，与其他材料连同汤汁一起盛盘即可。

功效：

本药膳具有降低血压、减少血脂、抗过敏、美白祛斑、滋阴明目的功效。其中的鱼豆腐、鳕鱼丸能滋补肝肾阴虚，和药材搭配能补中益气，可增强抵抗力，有效地预防皮肤过敏。

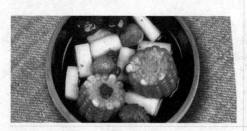

● 多味百合蔬菜

材料：

百合 30 克，豌豆荚 15 克，新鲜香菇、银耳、青椒、红椒、百合各 10 克，低钠食盐 0.5 克，淀粉 4 克，食盐 5 克

做法：

①将全部材料洗净，百合剥片；银耳泡软，摘除老蒂，放入滚水汆烫，捞起沥干；香菇切粗条，放入滚水汆烫捞起、沥干备用。

②起油锅，放入百合炒至透明，加入香菇、银耳拌炒，再加食盐、豌豆、红椒快炒，放入淀粉、水勾薄芡，即可食。

功效：

此药膳具有补肺、润肺、补血养神的功效，还具有美容润肤的功效。常食可以起到减肥、塑身的效果。需要注意的是，百合性偏凉，患有风寒咳嗽、虚寒出血、脾虚便溏的人应忌食。

● 玫瑰枸杞养颜羹

材料：

枸杞子、杏仁、葡萄干各 10 克，玫瑰花瓣 20 克，酒酿 1 瓶，玫瑰露酒 50 克，白糖 10 克，醋少许，淀粉 20 克

做法：

①将新鲜的玫瑰花瓣洗净、切丝，备用。

②锅中加水烧开，放入白糖、醋、酒酿、枸杞子、杏仁、葡萄干，再倒入玫瑰露酒，待煮开后，转入小火。

③用少许淀粉勾芡，搅拌均匀后，撒上玫瑰花丝即成。

功效：

枸杞能补肾益精，养肝明目，补血安神，生津止渴，润肺止咳。治肝肾阴亏，腰膝酸软，头晕、目眩，目昏多泪，虚劳咳嗽，消渴，遗精。玫瑰有抗脂肪肝的作用，将二者结合，可以起到美容补血的作用。

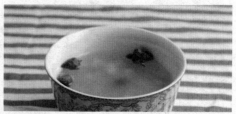

● 蘑菇海鲜汤

材料：

茯苓 10 克，蜂蜜适量，蘑菇 150 克，虾仁 60 克，粳米 100 克，胡萝卜、青豆、洋葱、奶油、胡椒粉各适量

做法：

①将药材洗净，打包煮沸，滤取药汁备用；虾仁洗净（除泥肠后）切小丁，其他材料照做。

②锅烧热，放入奶油，爆香洋葱丁，再倒入滤取的汤汁、胡萝卜丁等其他材料。

③煮滚后盛盘，再撒上少许胡椒粉即可。

功效：

本汤能净化血液、排泄毒性物质。经常食用可净化体内环境，是一种很好的减肥美容食品。蘑菇所含的大量植物纤维，具有防止便秘、预防糖尿病及大肠癌、降低血液中胆固醇含量的作用。而且蘑菇又属于低热量食品，可以防止发胖，对高血压、心脏病患者十分有益。

● 女贞子蜂蜜粥

材料：

女贞子8克，蜂蜜10毫升，百香果汁25毫升，鸡蛋1个，橙汁10毫升，雪糕1个，冰块适量

做法：

①取适量冰块放入碗中，再打入鸡蛋；女贞子洗净煎水备用。

②再加入雪糕、蜂蜜、橙汁、百香果汁、女贞子汁。

③一起搅打成泥即可饮用。

功效：

本品可软化血管、滋补肝肾、润肤养颜。适合黄褐斑、皮肤干燥、咽干口燥、腰膝酸软的患者食用。

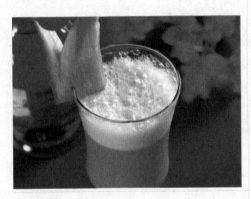

● 核桃仁芝麻糊

材料：

核桃仁50克，芝麻50克，白糖适量

做法：

①核桃仁洗净，芝麻去杂质，洗净备用。

②将核桃、芝麻放入豆浆机内，加热开水适量，搅打成糊。

③加入白糖，搅拌均匀即可食用。

功效：

核桃具有补肾气的作用，芝麻可滋补肝肾，两者合用，可滋补润燥、美肤养颜。

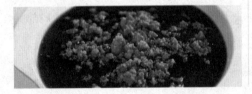

● 绿豆薏苡仁粥

材料：

薏苡仁10克，绿豆10克，低脂奶粉25克

做法：

①先将绿豆与薏苡仁洗净、泡水，大约2个小时即可泡发。

②砂锅洗净，将绿豆与薏苡仁加入水中滚煮，水煮开后转小火，将绿豆煮至熟透，汤汁呈黏稠状。

③滤出绿豆、薏苡仁中的水，加入低脂奶粉搅拌均匀后，再倒入绿豆牛奶中。

功效：

绿豆及薏苡仁都有消暑利尿、改善水肿的效果。绿豆还有解毒的效果，使体内毒素尽快排出。

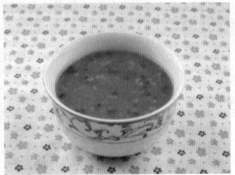

● 木瓜牛奶甜汤

材料：

木瓜150克，低脂牛奶200毫升，白糖适量

做法：

①木瓜去皮、切块。

②把木瓜放入榨汁机中，加入适量低脂牛奶、白糖，搅拌均匀即可饮用。

功效：

本品具有滋阴养颜的功效，适合高血压、高血脂患者，胃痛患者，皮肤粗糙、暗沉者，脾胃虚弱者食用。

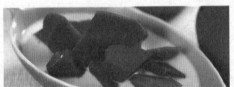

腋臭，又称狐臭、臭汗症，是指汗腺分泌出的一种特殊的臭味或汗液分解后释放出来的臭味。多在青春期时发生，到老年时可减轻或消失。狐臭给人带来很多不便，并使患有狐臭的人造成很大的心理负担并有自卑感，从而影响工作和学习以及交际。狐臭具有遗传性，并与性别、种族差异有关。一般来说，女性多于男性，白种人和黑种人多于黄种人。这主要与大汗腺的生理结构和功能有关。

● 诊断

1. 家族史：包括外公、外婆、爷爷、奶奶、父母等祖辈是否有腋臭病史，是否有身体异味。

2. 病症：观察耳屎是否属湿性黏糊性，也有少数轻度患者成粉末样状。

3. 气味：用干净的手帕或纸张用力擦抹腋毛部位，鉴别味道，运动发热后最佳。

4. 色素：观察所穿内衣腋窝部位是否发黄变色。

5. 腋毛：腋毛部是否可见异常油腻物或伴有比汗液黏的液体，是否有毛发霉变分泌物黏连。

● 选穴及治疗方法

火针闪罐法

所选穴位：少海、极泉穴以及穴位周边。

治疗方法：让患者取仰卧位，先取双侧少海穴，在对穴位进行常规消毒后，用三棱针放血 3 ~ 5 滴。然后再让患者双手抱头，露出腋窝，在对腋窝皮肤进行消毒后，用火针快速刺入极泉穴以及此穴周边上、下、左、右 0.8 寸各 1 针，随后用闪罐法连续吸拔穴位及周边部位 10 ~ 15 次并留罐 30 秒钟左右，最后达到皮肤潮红的状态。拔罐完成后禁水 3 日以防感染。每隔 7 天治疗 1 次，3 次为一疗程，连续治疗 3 个疗程即可见效。

●注意事项

本病患者应勤洗澡、勤换衣，保持皮肤干燥清洁，也可将腋毛刮去，使局部皮肤减少被细菌感染的机会。

拔罐选穴与治疗方法

精确取穴

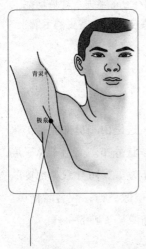

青灵

极泉

极泉 位于腋窝正中，腋动脉搏动处即是。

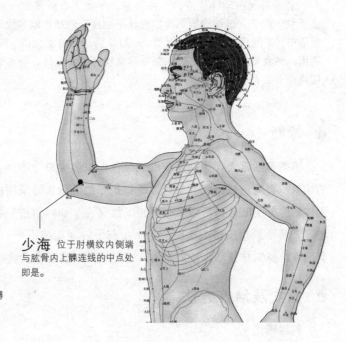

少海 位于肘横纹内侧端与肱骨内上髁连线的中点处即是。

选穴及操作步骤

● 火针闪罐法	少海 极泉穴以及穴位周边

让患者取仰卧位 →	对双侧少海穴进行常规消毒 →	用三棱针放血3～5滴 →	让患者双手抱头，对腋窝皮肤进行消毒
→ 用火针快速刺入极泉穴以及此穴周边上、下、左、右0.8寸各1针	→ 用闪罐法连续吸拔穴位及周边部位10～15次并留罐30秒钟左右（达到皮肤潮红的状态）	→ 拔罐完成后禁水3日以防感染	

89

90 酒糟鼻

　　酒糟鼻又名玫瑰痤疮，也称赤鼻，是发于鼻颧部的一种慢性炎症皮肤病，多发生于中年男子。这种病虽然自觉症状不明显，但却影响容貌，故常令人烦恼。在现代医学中，本病病因尚未完全明确，一般认为与内分泌失调、消化功能紊乱、精神抑郁、嗜酒，喜食辛辣食物、浓茶和咖啡等食物有关。此外，与毛囊皮脂腺中寄生的毛囊虫感染也有关系。

● 诊断

　　酒糟鼻通常表现为外鼻皮肤发红，但以鼻尖最为明显，这是由于鼻部血管扩张的结果。有时透过皮肤甚至可以看到扩张的毛细血管呈树枝状分布。又由于鼻子局部皮脂腺分泌旺盛，所以鼻子显得又红又亮；如病情进一步发展，可导致鼻部皮肤增厚，甚至长出皮疹或小脓疱。由于鼻子外观粗糙不平，很像酒糟，故名酒糟鼻。有的人，鼻尖皮肤增厚特别显著，粗糙的鼻尖明显增大就好像长了肿瘤一样。

● 选穴及治疗方法

刺络罐法①

　　所选穴位：大椎、肺俞、大肠俞、曲池。

　　治疗方法：先对相应穴位的皮肤局部进行消毒后，用三棱针迅速刺入皮肤0.5～1分深，随后用手挤压针孔周围，使之出血，最后再用闪火法将罐吸拔在穴位上，留罐15分钟。两日1次，6次为1个疗程，连续治疗2～3个疗程。

刺络罐法②

　　所选穴位：肺俞、胃俞、大椎、患病部位。

　　治疗方法：让患者取俯伏位，在对穴位和患病部位进行常规消毒后，对肺俞、胃俞、大椎3穴用梅花针叩刺至皮肤发红、微出血的状态，然后用闪火法将火罐吸拔在叩刺的穴位上，留罐15～30分钟。两日1次，连续10次为1个疗程。

●注意事项

　　本病患者在治疗期间要忌烟酒和忌食辛辣刺激性食物，并保持良好的心态和有规律的生活习惯。

拔罐选穴与治疗方法

精确取穴

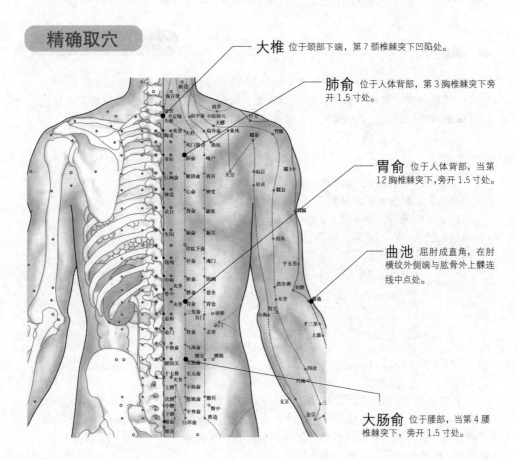

大椎 位于颈部下端，第 7 颈椎棘突下凹陷处。

肺俞 位于人体背部，第 3 胸椎棘突下旁开 1.5 寸处。

胃俞 位于人体背部，当第 12 胸椎棘突下，旁开 1.5 寸处。

曲池 屈肘成直角，在肘横纹外侧端与肱骨外上髁连线中点处。

大肠俞 位于腰部，当第 4 腰椎棘突下，旁开 1.5 寸处。

选穴及操作步骤

● 刺络罐法①	大椎 肺俞 大肠俞 曲池		
对相应穴位的皮肤局部进行消毒 →	用三棱针迅速刺入皮肤 0.5～1分深 →	用手挤压针孔周围并使之出血 →	用闪火法将罐吸拔在穴位上，留罐15分钟

● 刺络罐法②	肺俞 胃俞 大椎 患病部位	
让患者取俯伏位并对穴位和患病部位进行常规消毒 →	对肺俞、胃俞、大椎3穴用梅花针叩刺至皮肤发红、微出血的状态 →	用闪火法将火罐吸拔在叩刺的穴位上，留罐 15～30分钟

90

附录 穴位速查图集

● 风池穴

主治：具有醒脑明目、快速止痛、保健调理的功效；对感冒、头痛、头晕、中风、热病、颈项强痛、眼病、鼻炎、耳鸣、耳聋、咽喉疾患、腰痛等疾患，具有很好的调理保健效能；对高血压、脑震荡、面肌痉挛和荨麻疹也具有治疗效果。

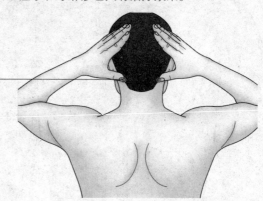

正坐，举臂抬肘，肘约与肩同高，屈肘向头，双手置于耳后，掌心向内，指尖朝上，四指轻扶头（耳上）两侧。拇指指腹位置的穴位即是。

● 四白穴

主治：四白穴对眼睛保健、治疗近视较有疗效；还可以有效治疗目赤痛、目翳、眼睑动、口眼歪斜、头痛眩晕等；还可以在一定程度上缓解神经系统疾病，如三叉神经痛、面神经麻痹、面肌痉挛等；对角膜炎、青光眼、夜盲、结膜瘙痒、角膜白斑、鼻窦炎、胆道蛔虫等，也有一定疗效。

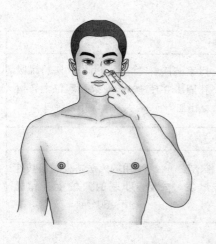

先以两手中指和食指并拢伸直，不要分开，然后中指指肚贴两侧鼻翼，食指指尖所按的位置即是。

● 丝竹空穴

主治：能够有效治疗各种头痛、头晕、目眩、目赤疼痛等疾患；对眼球充血、睫毛倒生、视物不明、眼睑跳动等症状，也具有明显的疗效；可以使面神经麻痹、牙齿疼痛、癫痫等病症，得到很好的调理和改善。

正坐，举双手，四指指尖朝上，掌心向内，拇指指腹，向内按两边眉毛外端凹陷之穴位即是。

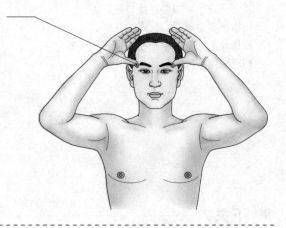

● 颊车穴

主治：颊车穴对于口眼歪斜具有特殊的疗效；对于治牙关不开、面神经麻痹、声嘶沙哑、颔颊炎、颈部痉挛等病都有良好的效果；对腮腺炎、下牙痛等病症，也具有良好的保健和治疗功效。

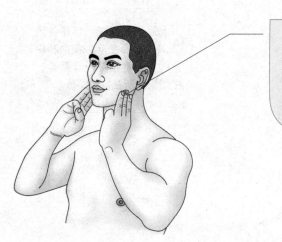

正坐或仰卧，轻咬牙，双手大、小指稍曲，中间三指伸直，中间三指放于下巴颔颊部，中指指腹压在咬肌隆起处即是。

● 百会穴 --

主治：具有开窍宁神的作用，能治疗失眠、神经衰弱；有平肝息风的作用，能治疗头痛、眩晕、休克、高血压、中风失语、脑贫血、鼻孔闭塞等疾患；还有升阳固脱的作用，能治疗脱肛、子宫脱垂等疾患。

正坐，举双手，虎口张开，拇指指尖碰触耳尖，掌心向头，四指朝上。双手中指在头顶正中相碰触所在穴位即是。

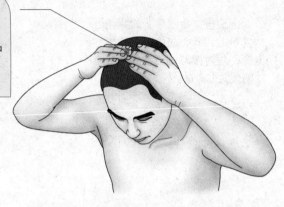

● 下关穴 --

主治：此处穴位具有消肿止痛、聪耳通络、疏风清热、通关利窍的作用；能够有效治疗耳聋、耳鸣、聤耳等疾病；对于齿痛、口歪、面痛、牙关紧闭、面神经麻痹都有良好的疗效；下颌脱臼、颞下颌关节炎、颞下颌关节功能紊乱综合征等，也可利用下关穴进行治疗。

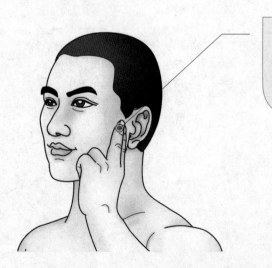

正坐或仰卧、仰靠，闭口，手掌轻握拳，食指和中指并拢，食指贴于耳垂旁，中指指腹所在位置即是。

● 攒竹穴 --

主治：能够治疗癫痫、头晕、头顶痛、鼻渊、目赤肿痛、小儿惊风等疾病；在现代中医临床中，经常利用这个穴位治疗高血压、鼻炎、中风后引起的偏瘫等疾病。

正坐轻闭双眼，两手肘撑在桌面，双手手指交叉，指尖向上，将两拇指指腹由下往上置于眉棱骨凹陷处，则拇指指腹所在的位置即是该穴。

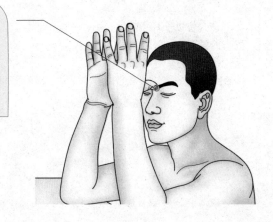

● 大椎穴 --

主治：有解表通阳、清脑宁神的作用，能够快速退热；还能够治疗感冒、肩背痛、头痛、咳嗽、气喘、中暑、支气管炎、湿疹、血液病等疾患；还能够有效治疗体内寄生虫、扁桃体炎、尿毒症等。

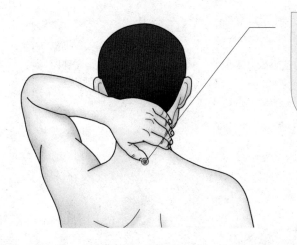

正坐或俯卧，伸左手由肩上反握对侧颈部，虎口向下，四指扶右侧颈部，指尖向前，拇指腹所在位置的穴位即是。

● 太阳穴

主治：此穴有清肝明目，通络止痛的作用。可以治疗眼睛疲劳、牙痛等疾病；还可以治疗偏正头痛、神经血管性头痛、三叉神经痛、目赤肿痛、视神经萎缩等；对初期白内障也有疗效。

该穴位位于耳郭前面，前额两侧，外眼角延长线的上方。在两眉梢后的凹陷处。

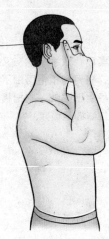

● 印堂穴

主治：此穴有清头明目，通鼻开窍作用。可以治疗头痛、头晕、鼻炎、目赤肿痛、三叉神经痛；还可治疗头痛、前头痛、失眠、高血压、鼻塞、流鼻水、鼻炎、鼻部疾病、目眩、眼部疾病等。

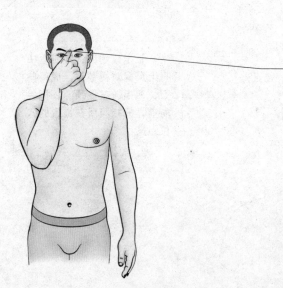

取正坐、仰靠或仰卧姿势，面部两眉头连线中点即是。

● 归来穴

主治：此穴能够治疗疝气、月经不调、不孕、带下、子宫内膜炎、阳痿、睾丸炎、阴茎病、男女生殖器等病症；对腹痛、虚弱、畏寒等病症，具有良好的调理保健功能。

仰卧，左手五指并拢，拇指贴于肚脐处，其余四指位于肚脐下，找到肚脐正下方小指所在的位置，并以此为基点，跷起拇指，并拢其余四指，手指朝下，则小指所在的位置即是左穴。以同样方法找到右穴。

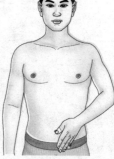

● 大横穴

主治：这个穴位具有清热降温的功效；对腹痛、泄泻、便秘、肠炎、腹中积聚等不适症状，具有显著的疗效。

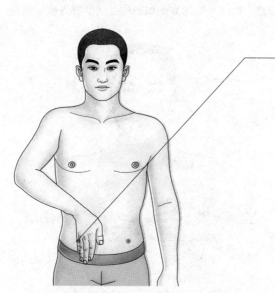

正坐或仰卧，右手五指并拢，手指朝下，将拇指放于肚脐处，则小指边缘与肚脐所对的位置即是。再依此法找出左边穴位。

● 肩髃穴 ---

　　主治：具有祛风湿、通经络的作用；这个穴位对臂痛不能举、胁肋疼痛等症状，具有明显的缓解和治疗作用；还可以治疗肩关节周围炎、中风偏瘫等疾患；对荨麻疹、脑血管后遗症、肋间神经痛等，也具有明显疗效。

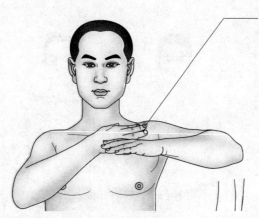

　　正坐或仰卧，将右手三指（食指、中指、无名指）并拢，放在胸窝上、中指指腹所在的锁骨外端下即是。

● 膻中穴 ---

　　主治：具有通窍聪耳、泄热镇惊的作用；对于头痛、耳鸣、耳痛、耳聋、耳肿流脓、中耳炎、视网膜出血、小儿惊痫、呕吐涎沫等症状，具有明显的缓解和治疗作用；还能够治疗呼吸系统的一些疾病，如喘息、哮喘，并对其他如身热、胁肋痛等病症也有调理、改善的作用。

　　正坐，伸双手向胸，手掌放松，约成瓢状，掌心向下，中指指尖置于双乳的中点位置即是。

● 中府穴

主治：《针灸大成》记载有"主腹胀，四肢肿，食不下，喘气胸满，肩背痛，呕哕，欬逆上气，肺系急，肺寒热，胸悚悚，胆热呕逆，欬唾浊涕，风汗出，皮痛面肿，少气不得卧，伤寒胸中热"；还可以泻除胸中及体内的烦热，是支气管炎及气喘的保健特效穴；对于扁桃体炎、心脏病、胸肌疼痛、头面及四肢水肿等症也有保健功效。

> 正坐，屈肘抬臂，大约与肩同高，以另一手中指按压肩尖下，肩前呈现凹陷处即是。

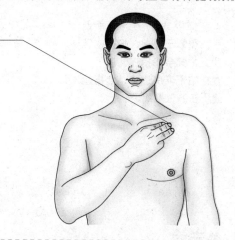

● 曲骨穴

主治：少腹胀满，小便淋漓，遗尿，疝气，遗精阳痿，阴囊湿痒，月经不调，赤白带下，痛经。

> 平躺，将一手掌放于腹部，掌心朝内，拇指刚好位于肚脐，无名指所处的位置即是。

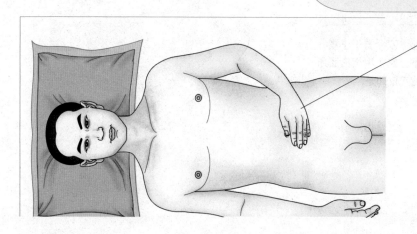

● 乳根穴 --

主治：有调气降逆、宽胸利膈的作用，能够治疗支气管哮喘、支气管炎、咳嗽、气喘、咯唾脓血、胸痹心痛、心悸、心烦等疾病；对乳腺炎、乳汁过少、肋间神经痛等病症，有很好的调理和保健作用。

仰卧或正坐，轻举两手，覆掌于乳房，拇指在乳房上，其余四指在乳房下，食指贴于乳房边缘，食指指腹所在的位置即是。

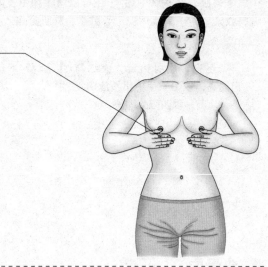

● 关元穴 --

主治：能够治疗阳痿、早泄、月经不调、崩漏、带下、不孕、子宫脱垂、闭经、遗精、遗尿、痛经、小腹痛、腹泻、腹痛、痢疾、完谷不化等症状；对全身衰弱、尿路感染、肾炎、疝气、脱肛、中风、尿道炎、盆腔炎、神经衰弱、小儿消化不良等疾患，都有很好的疗效，而且有调理、改善体质的功能。

正坐，双手置于小腹，掌心朝下，左手中指指腹所在位置的穴位即是。

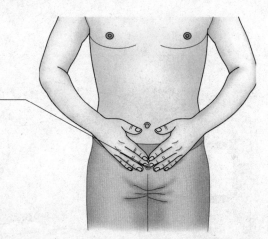

● 神阙穴 --

　　主治：有温阳固脱、健运脾胃的作用，对小儿泻痢有特效；能够治疗急慢性肠炎、痢疾、脱肛、子宫脱垂、水肿、中风、中暑、不省人事、肠鸣、腹痛、泻痢不止等疾患。

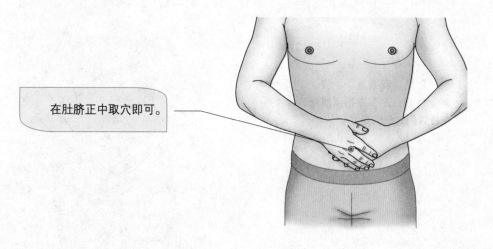

在肚脐正中取穴即可。

● 天枢穴 --

　　主治：能够治疗便秘、腹泻、肠鸣等病症；对腹痛、虚损劳弱、伤寒等疾病有很好的抑制作用；对中暑呕吐、男性生殖器疾病、月经不调、不孕等病症有很好的调理保健疗效。

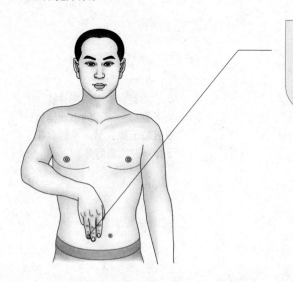

仰卧或正坐，双手手背向外，拇指与小指弯曲，中间三指并拢，以食指指腹贴于肚脐，无名指所在的位置即是。

● 中极穴

主治：有助气化、调胞宫、利湿热的作用，能治疗遗精、阳痿、月经不调、痛经、带下、子宫脱垂、早泄、产后恶露不止、胞衣不下、水肿等病症；对遗溺不禁、疝气、不孕、崩漏、白浊、积聚疼痛、阴痛、阴痒、阴挺等症状，也具有很好的调理和保健作用。

正坐，双手置于小腹，掌心朝下，左手中指指腹所在位置的穴位即是。

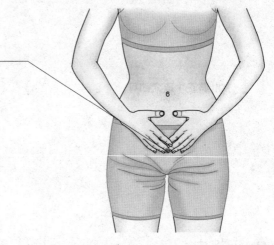

● 巨阙穴

主治：对于治疗胃肠疾病很有疗效。可以治疗胸痛，心痛，心烦，惊悸，尸厥，癫狂，痫症，健忘，胸满气短，咳逆上气，腹胀暴痛，呕吐，呃逆，噎嗝，吞酸，黄疸，泄利。

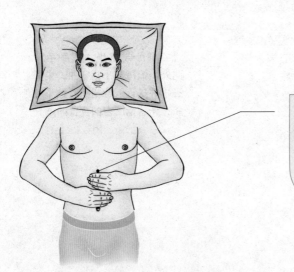

仰卧，双手四指并拢，上下叠加。一手的小拇指位于肚脐上缘，另一手的食指上缘所在位置即是。

● 气海穴 --

　　主治：虚脱、形体羸瘦、脏气衰惫、乏力等气虚病症；水谷不化、绕脐疼痛、腹泻、痢疾、便秘等肠腑病症；小便不利、遗尿、遗精、阳痿、疝气；月经不调、痛经、闭经、崩漏、带下、阴挺、恶露不尽、胞衣不下等妇科病症。

　　取仰卧位，食指与中指并拢，将食指横放中线处，位于肚脐下缘，与之相对中指下缘处即是该穴。

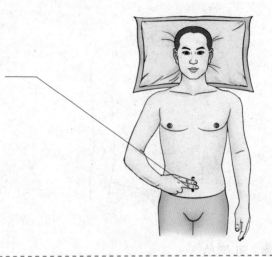

● 章门穴 --

　　主治：此穴有健腰、利水、消胀功效。可以治疗腹胀、小腹痛、里急、洞泄、水道不通、溺黄、腰痛、骨痹痛引背；对肾炎、肋间神经痛也有疗效。

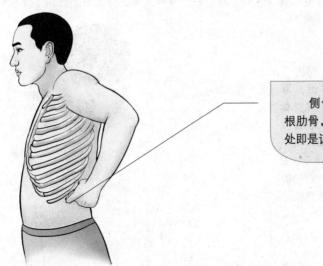

　　侧位，用手摸到第12根肋骨，其游离端下方凹陷处即是该穴。

中脘穴

主治:消化系统疾病,如腹胀、腹泻、腹痛、腹鸣、吞酸、呕吐、便秘、黄疸等,此外对一般胃病、食欲不振、目眩、耳鸣、青春痘、精力不济、神经衰弱也很有效。此穴位为人体任脉上的主要穴道之一,可以治疗恶心、胃灼热、嗳气、慢性肝炎、慢性胃炎、胃痛等。

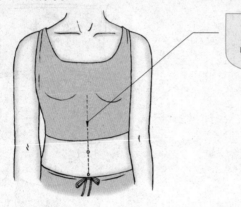

取胸骨剑突与脐的中间点即是。

风门穴

肩背腰骶部

主治:具有宣通肺气、调理气机的作用;能够有效治疗各种风寒感冒发热、恶寒、咳嗽、支气管炎等疾病;这个穴位对预防感冒、头颈痛、胸背痛、荨麻疹、呕逆上气等病症,都具有很好的保健和调理作用;对剧烈的哮喘具有迅速缓解的作用;此穴位还可以有效治疗背部青春痘。

正坐头微向前俯,双手举起,掌心向后,并拢食指、中指两指,其他手指弯曲,越过肩伸向背部,将中指指腹置于大椎下第2个凹洼(第2胸椎与第3胸椎间)的中心,则食指指尖所在的位置即是该穴。

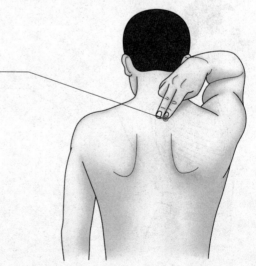

● 大杼穴

主治：这处穴位能清热除燥、止咳通络；长期按压这个穴位，能够有效治疗咳嗽、发热、肩背痛等疾病。

正坐头微向前俯，掌心向后，并拢食指、中指两指，其他手指弯曲，越过肩伸向背部，将中指指腹置于颈椎末端最高的骨头尖下的棘突(第1胸椎的棘突)下方，则食指指尖所在的位置即是该穴。

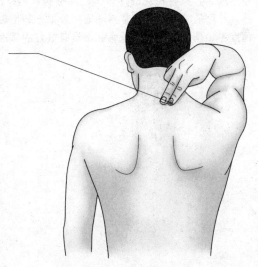

● 肩井穴

主治：此穴位对肩背痹痛、手臂不举、颈项强痛等病疾，具有特殊疗效；长期按摩这个穴位，对乳痈、中风、瘰疬、难产、乳腺炎、功能性子宫出血、产后子宫出血、神经衰弱、半身不遂、脑贫血、脚气、狐臭等症状，都具有缓解、调理、治疗和保健的作用。

正坐，交抱双手，掌心向下，放在肩上，以中间三指放在肩颈交会处，中指指腹所在位置的穴位即是。

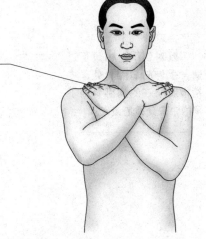

● 身柱穴 --

主治：这个穴位，对气喘、感冒、咳嗽、肺结核，以及因为咳嗽导致的肩背疼痛等疾患，具有特殊的疗效；还能够有效治疗虚劳喘咳、支气管炎、肺炎、百日咳，并且对疔疮肿毒还具有非常明显的效果；长期按压这个穴位，对脊背强痛、小儿抽搐、癫症、热病、中风不语等病症，具有很好的调理和保健作用。

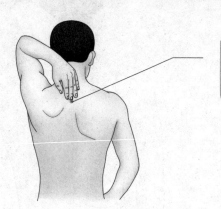

正坐或俯卧，伸左手由肩上尽力向后，中指指尖所在的位置即是。

● 天宗穴 --

主治：此处穴位，具有疏通肩部经络、活血理气的作用；此处穴位，是治疗女性急性乳腺炎、乳腺增生的特效穴位，按摩此穴位，对于乳房疼痛、乳汁分泌不足、胸痛也有明显的疗效；按压此穴位，能够治疗肩胛疼痛、肩背部损伤、上肢不能举等局部疾病；长期揉按此处穴位，还对气喘、颊颌肿等病症具有改善作用。

以对侧手，由颈下过肩，手伸向肩胛骨处，中指指腹所在的肩胛骨冈下窝的中央处即是该穴。

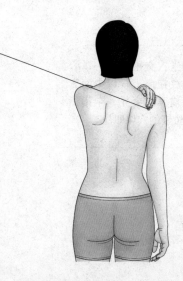

超简单拔罐消百病全书

● 命门穴 --

主治：此穴对肾气不足、精力衰退，有固本培元的作用，对腰痛、腰扭伤、坐骨神经痛有明显疗效；能治疗阳痿、遗精、月经不调、头痛、耳鸣，四肢冷等疾患；长期按压此穴，能治小儿遗尿。

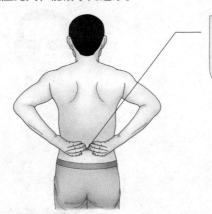

正坐，伸两手至背腰后，拇指在前，四指在后。左手中指指腹所在位置的穴位即是。

● 尺泽穴 --

上肢部

主治：此穴对无名腹痛有特效；对咳嗽、气喘、肺炎、支气管炎、咽喉肿痛有一定疗效；尺泽穴是最好的补肾穴，通过降肺气而补肾，最适合高血压患者；患有肘臂肿痛、皮肤痒、过敏等病症者，长期按压此穴，会有很好的调理保健功效。

伸臂向前，仰掌，掌心朝上。微微弯曲约35°。以另一手手掌由下而上轻托肘部。弯曲拇指，指腹所在的肘窝中一大凹陷处即是。

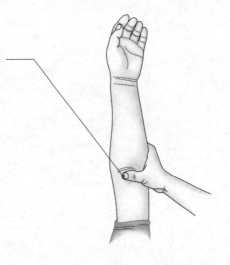

● 孔最穴

主治：能治疗大肠炎及痔疮；对于身体热病、头痛、吐血、肺结核、手指关节炎、咳嗽、嘶哑失声、咽喉痛等病症都有很好的调理保健功效；能治疗支气管炎、支气管哮喘、肺结核、肺炎、扁桃体炎、肋间神经痛等。

手臂向前，仰掌向上，以另一手握住手臂中段处。用拇指指甲、垂直下压即是该穴。左右各有一穴。

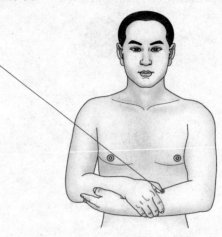

● 鱼际穴

主治：在调理声带疾患、长茧、失音上有很好的功效；对于头痛、眩晕、神经性心悸亢进症、胃出血、咽喉炎、咳嗽、汗不出、腹痛、风寒、脑充血、脑贫血等病症，长期按压此穴会有很好的调理保健效能；还可以利用此穴治疗支气管炎、肺炎、扁桃体炎、咽炎、小儿单纯性消化不良等。

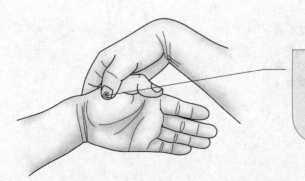

以一手手掌轻握另一手手背，弯曲拇指，以指甲尖垂直下按第1掌骨侧中点的肉际处即是。

超简单拔罐消百病全书

● 少商穴 ---

主治：遇到流行性感冒、腮腺炎、扁桃体炎或者小儿惊风、喉部急性肿胀、呃逆等，都可以用"少商穴"来调治；可以开窍通郁。对于治疗小儿食滞吐泻、唇焦、小儿慢性肠炎，都具有良好的功效，能够散邪清热；在昏厥、癫狂、拇指痉挛时，按压少商穴可以使症状得到舒缓，并且能够收缩脑部的血管，活化淤积的气血；对于精神神经系统的疾病，如休克、精神分裂症、癔症、失眠都具有疗效。

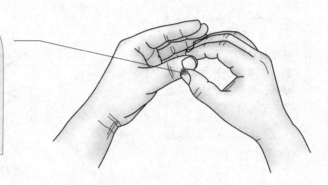

将拇指伸出，以另一手食指、中指两指轻握，再将另一手拇指弯曲，以指甲甲尖垂直掐按拇指甲角边缘即是。

● 商阳穴 ---

主治：对于治疗胸中气闷、哮喘咳嗽、四肢肿胀、热病无汗都有特殊的疗效；患有咽喉肿痛、牙痛、中风昏迷、手指麻木、耳鸣、耳聋等病症的人，长期按压此处穴位，具有很好的调理保健效果；还能治疗齿痛、颌肿、青盲；常用来治疗咽炎、急性扁桃体炎、腮腺炎、口腔炎、急性胃肠炎、中风昏迷等。

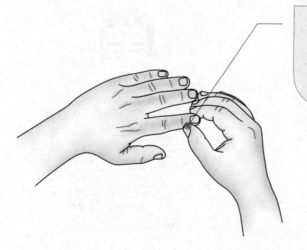

以右手轻握左手食指，左手掌背朝上，屈曲右手拇指以指甲尖垂直掐按靠拇指侧的位置即是。

● 合谷穴 -

主治：可以降低血压、镇静神经、调整功能，开关节而利痹疏风，行气血而通经清淤；能治头面的各种症状，不但对牙齿、眼、喉有良好的功效，还能止喘、疗疮等；长期按压此穴，对反射性头痛、耳鸣、耳聋、鼻炎、扁桃体炎、视力模糊、呼吸困难、肩胛神经痛、痰阻塞、窒息、虚脱、失眠、神经衰弱等症都有很好的调理保健效能。

手轻握空拳，弯曲拇指与食指，两指指尖轻触、立拳，以另手掌轻握拳外，以拇指指腹、垂直下压即是该穴。

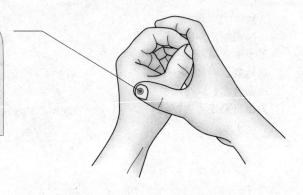

● 曲池穴 -

主治：此穴对大肠功能障碍、肠炎、肚腹绞痛等，有很好的保健调理效果；可以清热解毒，缓解皮肤过敏、奇痒难忍、被蚊虫叮咬之后的红肿状况，并能够凉血润燥；长期按压此穴，对结膜炎、眼睑炎、荨麻疹、湿疹、齿槽出血、甲状腺肿等疾病，有很好的调理保健效果；现代中医临床常用来治疗肩肘关节疼痛、上肢瘫痪、流行性感冒、扁桃体炎、急性胃肠炎等。

正坐，轻抬左臂，屈肘，将手肘内弯，用另一手拇指下压此处凹陷处即是。

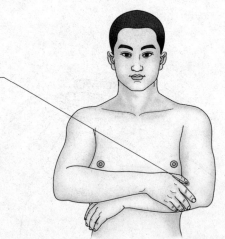

超简单拔罐消百病全书

● 少海穴

主治：此处穴位具有宁神通络的作用，主要治疗神经衰弱、头痛目眩、心痛、牙痛、肋间神经痛等；对于前臂麻木、肘关节痛、肘关节周围软组织疾患、臂麻手颤、肘臂挛痛等症状，具有良好的调理和保健作用；现代中医临床中，常利用此穴位治疗癔症、精神分裂症、尺神经麻痹、肋间神经痛等。

正坐，抬手，手肘略屈，手掌向上，用另手轻握肘尖，四指在外，以拇指指腹所在的内肘尖内下侧、横纹内侧端陷凹处即是。

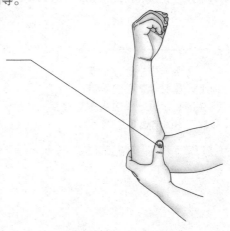

● 内关穴

主治：这个穴位对于因怀孕呕吐、晕车、手臂疼痛、头痛、眼睛充血、恶心想吐、胸肋痛、上腹痛、腹泻、痛经等症状，具有明显的缓解作用；对心绞痛、精神异常、风湿疼痛、胃痛、中风、哮喘、偏瘫、偏头痛、产后血晕、忧郁症，具有明显的改善和调理作用；长期按压这个穴位，还能够治疗失眠、心悸等。

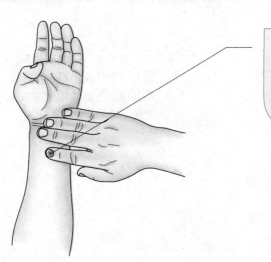

将右手三个手指头并拢，无名指放在左手腕横纹上，这时右手食指和左手手腕交叉点的中点，就是内关穴。

● 极泉穴 --

主治：能够有效治疗各种心脏疾病，如心肌炎、心绞痛、冠心病、心悸、心痛等；长期按揉此处穴位，对肩臂疼痛、臂丛神经损伤、臂肘冷寒、肩关节炎、肋间神经痛、黄疸、腋臭等疾患，具有很好的调理和保健作用；还能够缓解上肢麻木的现象；在现代中医临床中，常利用此穴位治疗心绞痛、肋间神经痛、颈淋巴结核等。

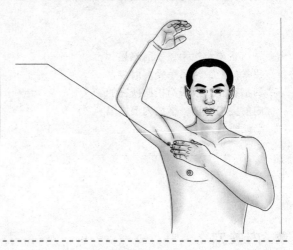

正坐，手平伸，举掌向上，屈肘，掌心向着自己头部，以另一手中指按腋窝正中凹陷处即是。

● 少泽穴 --

主治：对于初期中风、暴卒、昏沉、不省人事的患者，可以使其气血流通，有起死回生的作用；对头痛、目翳、咽喉肿痛、短气、肋间神经痛、前臂神经痛、颈项神经痛、耳聋、寒热不出汗等症状，都具有很好的保健和调理作用；能够治疗乳痛、乳汁少等乳疾；在现代中医临床上，常利用此穴治疗乳腺炎、乳汁分泌不足、神经性头痛、中风昏迷、精神分裂等症状。

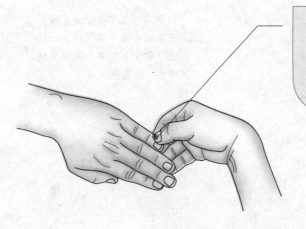

掌背向上、掌面向下，以另一手轻握小指，弯曲拇指，指尖所到达的小指指甲外侧下缘处即是该穴。

● 阳池穴 --

主治：此穴位能治妊娠呕吐、女性汗毛过长；按摩此穴，对腕关节及周围软组织风湿等疾患、腕痛无力、肩臂痛不得举等症状具有很好的疗效；此穴能治疗耳鸣、耳聋、眼睛红肿、咽喉肿痛；长期按压此穴，对糖尿病、子宫不正等病症具有调节、改善的作用。

正坐，手平伸，屈肘向内，翻掌，掌心向下，用另一手轻握手腕处，四指在下，拇指在上，弯曲拇指，以指尖垂直按手表腕横纹中点穴位即是。

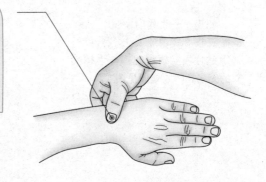

● 外关穴 --

主治：可以治疗头痛、颊痛、目赤肿痛、耳鸣、耳聋等头面五官疾患、热病、胁肋痛、上肢痹痛、瘰疬。临床常用于治疗偏头痛、高热、神经性耳聋、肋间神经痛、落枕、急性腰扭伤等。

取正坐或站位，一手屈肘手背向前，一手三指并拢，食指横纹贴住腕背横纹中点处，与之相对的无名指边缘处即是该穴。

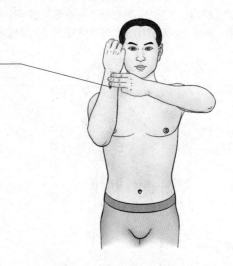

● 手三里穴 ---

主治：指压该穴对精神镇定有效，可治疗精神性阳痿；此外，对齿痛、喉肿也很有效。该穴为人体手阳明大肠经上的重要穴道之一，可以治疗手腕筋肉疼痛、精神性阳痿等。

侧坐，一手屈肘呈90°，一手三指并拢覆于其上，食指边缘贴住屈肘横纹处，与之相对的无名指横纹处即是该穴。

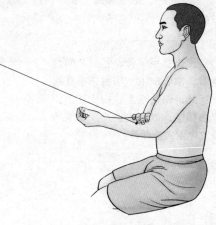

臀腿足部

● 足三里穴 ---

主治：此穴有养生保健的功能，能够增强体力、消除疲劳、强壮神经、预防衰老，对结核病、伤风感冒、高血压、低血压、动脉硬化、冠心病、心绞痛、风心病、肺心病、脑出血后遗症具有预防治疗的作用，经常按摩能够祛病延年，所以也称长寿穴；能够理脾胃、调气血、补虚弱，防治肠胃疾病，对胃肠虚弱、胃肠功能低下、食欲不振、羸瘦、腹膜炎、肠雷鸣、腹泻、便秘、消化吸收不良、肝脏疾患等，都具有很好的疗效。

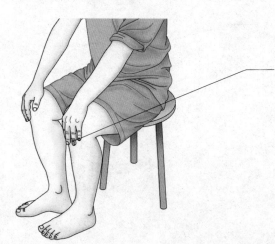

正坐，屈膝90°，手心对髌骨(左手对左腿，右手对右腿)，手指朝向下，无名指指端处即是该穴。

● 丰隆穴 --

　　主治：丰隆穴是中医针灸中最好的化痰穴，长期按压此处穴位，能够化痰湿、宁神志，主治痰多、咳嗽等疾患；长期按压此穴，还能够治疗头痛、眩晕、下肢神经痉挛、麻痹、便秘、尿闭等病症，具有很好的调理保健功能。

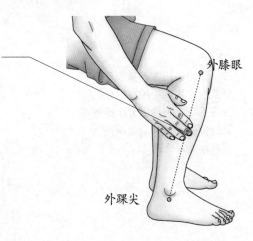

　　正坐、屈膝、垂足，一手手指放于同侧腿的侧部，其中中指位于外膝眼到外踝尖连线的中点处，则中指所在位置即是穴位。

外膝眼

外踝尖

● 三阴交穴 --

　　主治：对妇科疾病很有疗效，如子宫功能性出血、月经不调、经痛、带下、不孕、崩漏、闭经、子宫脱垂、难产、产后血晕、恶露不行等；还能治疗男女生殖器官的疾病，如遗精、遗尿、阳痿等；按压此穴能够使腹胀、消化不良、食欲不振、肠绞痛、腹泻、失眠、神经衰弱、全身无力、下肢麻痹、神经痛、脚气病、更年期综合征等得到缓解。

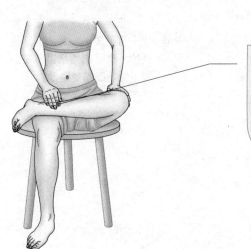

　　正坐，抬脚置另一腿上，以另一侧手除拇指外的四指并拢伸直，并将小指置于足内踝上缘处，则食指下，踝尖正上方胫骨边缘凹陷处即是该穴。

● 血海穴

主治：此穴具有祛淤血和生新血的功能，属于女子生血之海；能够清血利湿，可以治疗一切血病及月经不调、崩漏（月经过多）、闭经等病症；对荨麻疹、丹毒、湿疹、疤疮、膝痛等，具有很好的保健调理功效；按摩敲打此穴，可以缓解治疗湿痒疮毒。

正坐，跷左足置放在右腿膝上，将右手拇指以外的四指并拢，小指尖置于膝盖骨内侧的上角，则食指指肚所在位置即是该穴。

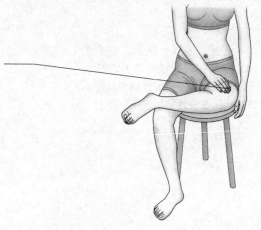

● 阴陵泉穴

主治：这个穴位能够清脾理热、宣泄水液、化湿通阳，对通利小便、治疗脐下水肿具有特效；能够使腹胀、腹绞痛、肠炎痢疾、膝痛等得到缓解；对尿潴留、尿失禁、尿路感染、月经不调、阴道炎、膝关节及周围软组织疾患，具有很好的改善、调理和保健效果。

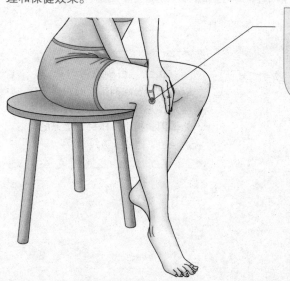

正坐，将一脚跷起，置放于另腿膝上。另一侧手轻握膝下处，拇指指尖所在的膝下内侧凹陷处即是。

● 委中穴 -

主治：这个穴位，具有通络止痛、利尿祛燥的作用；对腰背、腿部的各种疾病，如腰腿无力、腰痛、腰连背痛、腰痛不能转侧等，都有良好的疗效；长期按摩这个穴位，能够有效治疗四肢发热、热病汗不出、小便难，以及中暑、急性胃肠炎、坐骨神经痛、小腿疲劳、颈部疼痛、下肢瘫痪、臀部疼痛、膝关节疼痛、腓肠肌痉挛等病症。

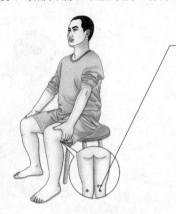

端坐垂足，双手轻握大腿两侧，拇指在上，其余四指在下，食指放于膝盖里侧，即腿弯的中央，则食指所在的位置即是该穴。

● 殷门穴 -

主治：这个穴位可以舒筋通络、强腰膝；可以治疗精神神经系统的疾病，如坐骨神经痛、下肢麻痹、小儿麻痹后遗症；对腰背痛、股部炎症等，也具有明显的调理和改善作用。

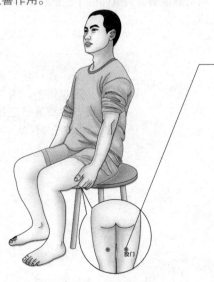

正坐，双手食指与中指并拢，其他手指弯曲，放于大腿后正中，臀部与膝盖的中间位置偏上处，则中指所在位置即是。

● 昆仑穴

主治：具有消肿止痛、散热化气的作用；这个穴位对于腿足红肿、脚腕疼痛、脚踝疼痛、踝关节及周围软组织疾病等具有疗效；对女性卵巢、男性睾丸功能等疾患，具有调整和改善作用；按摩这个穴位还能够缓解头痛、项强、目眩、肩痛、腰背痛、坐骨神经痛、关节炎等症状；此穴位对难产胞衣不下、脚气、小儿搐搦等病症也有很好的疗效。

正坐垂足，将要按摩的脚稍向斜后方移至身体侧边，脚跟抬起。用同侧手，四指在下，掌心朝上扶住脚跟底部。拇指弯曲，指腹置于外脚踝后的凹陷处，拇指所在位置即是。

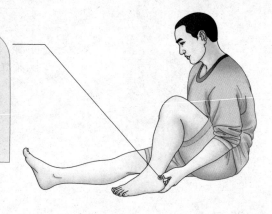

● 涌泉穴

主治：涌泉穴具有散热生气的作用；长期按摩这个穴位，能够益肾、清热、开郁；治疗咽喉肿痛、头痛、目眩、失音、失眠、小便不利、休克、中暑、中风、高血压、癫痫、对女子不孕、月经下调、阴痒、阴挺等疾病，具有特效；还能缓解并治疗神经衰弱、糖尿病、更年期障碍、肾脏等疾病。

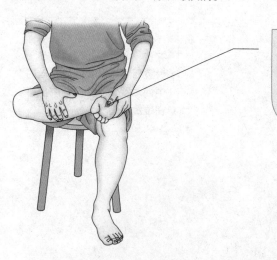

正坐，跷一足于另一膝上，足掌朝上，用另一手轻握，四指置于足背，弯曲拇指按压处即是。

超简单拔罐消百病全书

● 环跳穴 --

主治：这个穴位对腰痛、背痛、腿痛、坐骨神经痛等疾病具有特效；长期按摩这个穴位，对下肢麻痹、腰部肌炎、大腿肌炎、膝部肌炎、风疹、脚气等症状，具有很好的调理、改善、医治和保健作用。

自然站立，或侧卧，伸下足，屈上足，同侧手叉腿臀上，四指在前，拇指指腹所在位置的穴位即是。

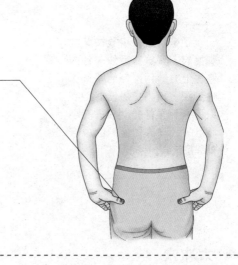

● 太溪穴 --

主治：这个穴位，有清热生气的作用；能够益肾、清热、健腰膝、调节内脏，并且对肾炎、膀胱炎、月经不调、遗尿、遗精、神经衰弱、腰痛、足底疼痛等病症具有一定的调节和缓解作用；通过刮按这个穴位，还能够有效治疗女性子宫疾患；对于咽喉肿痛、耳鸣、失眠、脱发、齿痛、气喘、胸闷、咯血、健忘等症状，也具有很好的保健和调理作用。

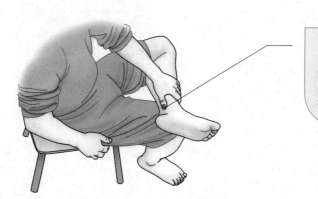

抬一足置于另脚膝盖上。用另一手轻握，四指置放脚背，弯曲拇指按压即是。

● 承山穴 ---

主治：承山穴，具有舒筋活血的作用；经常按摩这个穴位，对腰腿疼痛、坐骨神经痛、腓肠肌痉挛、腰背疼痛、足跟疼痛、膝盖劳累，具有非常明显的疗效；长期按摩这个穴位，还能够治疗并改善四肢麻痹、脚气、痔疮、便秘、脱肛等疾病。

正坐跷足，将欲按摩的脚抬起，置放在另外一腿的膝盖上方。用同侧的手掌握住脚踝，拇指指腹循着脚后跟正中(阿里基腱)直上，在小腿肚下，"人"字形的中点处即是该穴。

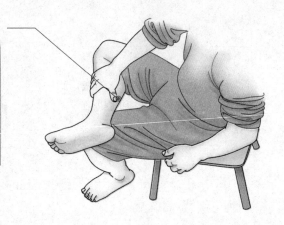

● 太冲穴 ---

主治：按摩该穴位，具有平肝、理血、通络之作用，能使头痛，眩晕、高血压、失眠、肝炎等症状都得到调理和缓解；长期按压这个穴位，对月经不调、子宫出血、乳腺炎、肾脏炎、肠炎、淋病、便秘等病症，具有很好的改善和保健作用。

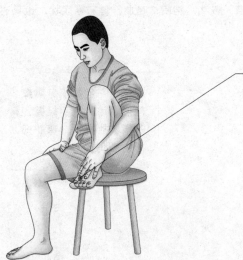

正坐，垂足，屈左膝，举脚置座椅上，臀前，举左手，手掌朝下置于脚背，弯曲中指，中指指尖所在的位置即是。

● 阳陵泉穴 --

主治：可以治疗黄疸、口苦、呃逆、呕吐、胁肋疼痛等肝胆病症、下肢痿痹、膝膑肿痛等下肢、膝关节疾患肩痛。现代常用于治疗胆囊炎、胆石症、肝炎、坐骨神经痛、下肢瘫痪、膝关节病变、肩关节周围炎、肋间神经痛、小儿舞蹈病等。

正坐，垂足，约呈90°，上身稍前俯，用右手手掌轻握左脚膝盖前下方，四指向内，拇指指腹所在位置的穴位即是。

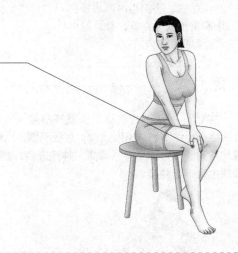

● 长强穴 --

主治：能够促进直肠的收缩，使大便畅通，还能治疗便秘，并且能迅速止腹泻；长期坚持按压这个穴位，具有通任督、调肠腑的作用，对肠炎、腹泻、痔疮、便血、脱肛等疾患，都具有良好的治疗效果；还对阴囊湿疹、引产、阳痿、精神分裂、癫痫、腰神经痛等病症，具有很好的调理和改善功能。

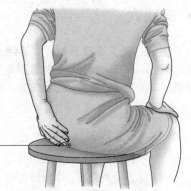

正坐，上身前俯，伸左手至臀后，以中指所在的位置的穴位即是。

● 委阳穴 -

主治：可治腰背痛、腓肠肌痉挛、小腹胀满、小便不利等。对治疗晕车有远近期疗效。

站位，将拇指内侧边缘贴于腘窝横纹中点处，其外缘中点处即是委阳穴所在。

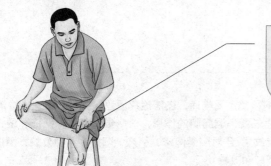

● 照海穴 -

主治：可以治疗痫证、失眠等精神、神志疾患、咽干咽痛、目齿肿痛等五官热性病症、小便不利、小便频数、月经不调、痛经、赤白带下等妇科病症、下肢痿痹等。现代常用于治疗尿道炎、肾炎、神经衰弱、癫痫、月经不调、功能性子宫出血等。配列缺主治咽喉肿痛。

坐位，右腿搭在左腿上，露出脚踝内侧踝尖，踝尖下方凹陷处即是该穴。

● 光明穴 -

主治：此穴有疏肝明目、活络消肿的功用。对治疗五官科系统疾病如睑缘炎、屈光不正、夜盲、视神经萎缩效果显著；也可以治疗精神神经系统疾病如偏头痛、精神病以及运动系统疾病如膝关节炎、腰扭伤。

坐位，一腿屈起，一手四指并拢，一手三指并拢，上下叠加，小拇指外缘贴在外踝尖处，另一手的食指外缘处即是该穴。

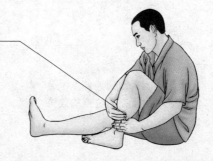

超简单拔罐消百病全书

至阳、筋缩、腰阳关、上髎、次髎、中髎、下髎、灵台诸穴

采站位或正坐位，挺直背部，低头，用手摸后颈部底端凸起（即大椎穴），然后沿脊椎骨向下数其节数，按照图中提示，便可找到相应穴位所在。

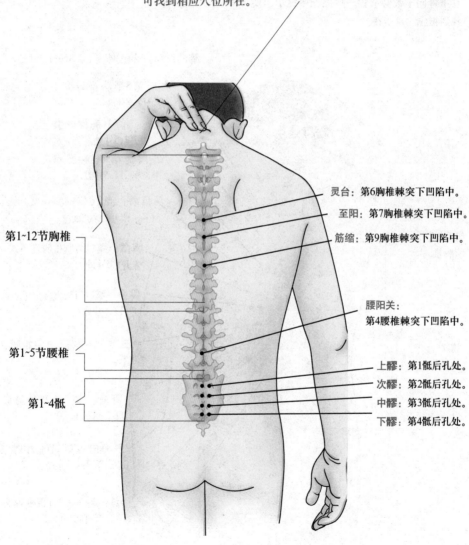

灵台：第6胸椎棘突下凹陷中。

至阳：第7胸椎棘突下凹陷中。

筋缩：第9胸椎棘突下凹陷中。

第1~12节胸椎

腰阳关：
第4腰椎棘突下凹陷中。

第1~5节腰椎

上髎：第1骶后孔处。

次髎：第2骶后孔处。

中髎：第3骶后孔处。

第1~4骶

下髎：第4骶后孔处。

心俞、膈俞、肾俞、脾俞、肺俞、胆俞、肝俞、胃俞、三焦俞、气海俞、关元俞、大肠俞诸穴

采站位或正坐位，挺直背部，低头，用手摸后颈部底端凸起（即大椎穴），然后沿脊椎骨向下数其节数，按照图中提示，便可找到相应穴位所在。

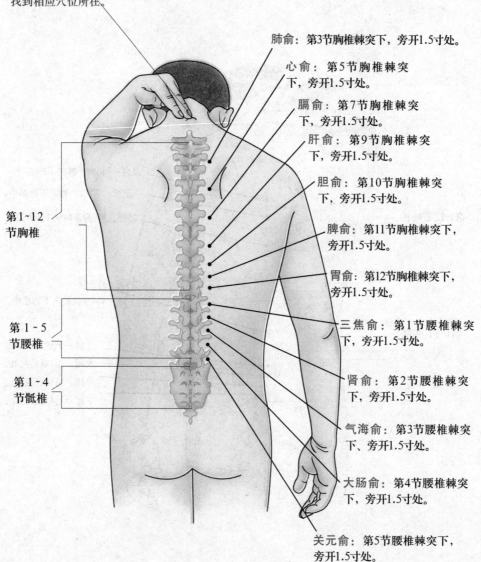

肺俞：第3节胸椎棘突下，旁开1.5寸处。

心俞：第5节胸椎棘突下，旁开1.5寸处。

膈俞：第7节胸椎棘突下，旁开1.5寸处。

肝俞：第9节胸椎棘突下，旁开1.5寸处。

胆俞：第10节胸椎棘突下，旁开1.5寸处。

脾俞：第11节胸椎棘突下，旁开1.5寸处。

胃俞：第12节胸椎棘突下，旁开1.5寸处。

三焦俞：第1节腰椎棘突下，旁开1.5寸处。

肾俞：第2节腰椎棘突下，旁开1.5寸处。

气海俞：第3节腰椎棘突下、旁开1.5寸处。

大肠俞：第4节腰椎棘突下，旁开1.5寸处。

关元俞：第5节腰椎棘突下，旁开1.5寸处。

第1~12节胸椎

第1~5节腰椎

第1~4节骶椎

超简单拔罐消百病全书

350

志室、胃仓、腰眼、秩边诸穴

采站位或正坐位，挺直背部，低头，用手摸后颈部底端凸起（即大椎穴），然后沿脊椎骨向下数其节数，按照图中提示，便可找到相应穴位所在。

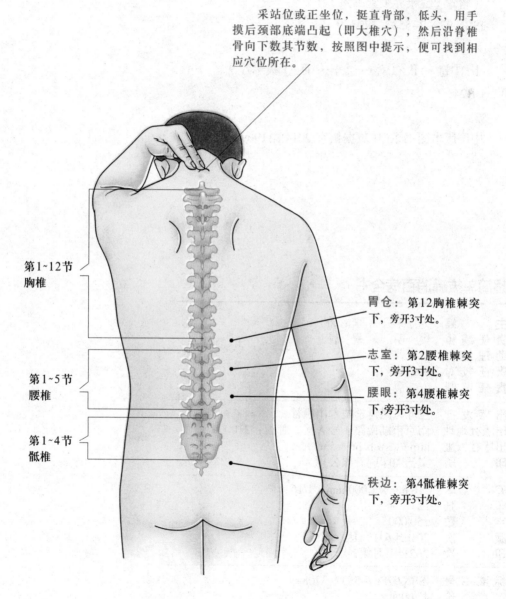

第1~12节
胸椎

第1~5节
腰椎

第1~4节
骶椎

胃仓：第12胸椎棘突下，旁开3寸处。

志室：第2腰椎棘突下，旁开3寸处。

腰眼：第4腰椎棘突下，旁开3寸处。

秩边：第4骶椎棘突下，旁开3寸处。

图书在版编目（CIP）数据

超简单拔罐消百病全书 / 孙平，李海涛主编. —南京：江苏凤凰科学技术出版社，2016.6（2021.1 重印）

（含章·健康养生堂书系）

ISBN 978-7-5537-3708-9

Ⅰ.①超… Ⅱ.①孙… ②李… Ⅲ.①拔罐疗法 Ⅳ.①R244.3

中国版本图书馆CIP数据核字(2014)第196908号

超简单拔罐消百病全书

主　　　编	孙　平　　李海涛
责 任 编 辑	樊　明　　祝　萍
助 理 编 辑	曹亚萍
责 任 校 对	郝慧华
责 任 监 制	方　晨

出 版 发 行	江苏凤凰科学技术出版社
出版社地址	南京市湖南路 1 号 A 楼，邮编：210009
出版社网址	http://www.pspress.cn
印　　　刷	文畅阁印刷有限公司

开　　　本	718 mm × 1 000 mm　1/16
印　　　张	22
字　　　数	250 000
版　　　次	2016年6月第1版
印　　　次	2021年1月第2次印刷

标 准 书 号	ISBN 978-7-5537-3708-9
定　　　价	45.00元

图书如有印装质量问题，可随时向我社出版科调换。